·内容全面·科学权威· 知名专家 精心打造

专家解答
糖尿病百科

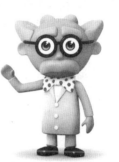

陈广垠
（医学博士）
编著

内容全面充实 语言通俗易懂

权威专家精心解答 稳定血糖防治并发症

陕西出版传媒集团
陕西科学技术出版社

图书在版编目（CIP）数据

专家解答糖尿病百科/陈广垠编著. —西安：陕西科学技术出版社，2012.7
ISBN 978-7-5369-5440-3

Ⅰ. ①专… Ⅱ. ①陈… Ⅲ. ①糖尿病—防治—问题解答 Ⅳ. ①R587.1-44

中国版本图书馆 CIP 数据核字（2012）第 115838 号

专家解答糖尿病百科

出 版 者	陕西出版传媒集团　陕西科学技术出版社
	西安北大街 131 号　邮编　710003
	电话（029）87211894　传真（029）87218236
	http://www.snstp.com
发 行 者	陕西出版传媒集团　陕西科学技术出版社
	电话（029）87212206　87260001
印　　刷	北京建泰印刷有限公司
规　　格	710×1000 毫米　　16 开本
印　　张	22.5
字　　数	340 千字
版　　次	2013 年 6 月第 1 版
	2013 年 6 月第 1 次印刷
书　　号	ISBN 978-7-5369-5440-3
定　　价	29.80 元

版权所有　翻印必究

（如有印装质量问题，请与我社发行部联系调换）

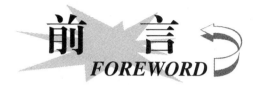

近些年随着生活水平的提高，糖尿病正在慢慢向我们每一个人靠近。据2007年资料显示，全球糖尿病患病率均为5.9%，2.46亿糖尿病患者；中国糖尿病患者已经近4000万，位居全球第二；糖尿病前期糖耐量受损者已经超过6000万，位居世界第一；而在我国糖尿病患者的知晓率和治疗率仅为30%。

以上这些触目惊心的数字，不得不引起我们的反思，也给我们敲响了警钟。值得庆幸的是，现代医学的进步，使糖尿病的治疗得到了长足的发展。同时，我国医学在糖尿病的防治和康复方面也积累了丰富的经验，有其独特的优势，如用除药物治疗以外的方法——针灸、按摩调养、食物、运动等传统方法进行防治，这些方法简便易行，无任何毒副作用，深受广大糖尿病患者的欢迎。

为此，本书收纳了糖尿病的各种预防和治疗方法，其中不仅内容丰富，涉及面广，实用性还很强。编者考虑到读者在阅读时思路能更加清晰，把全书分为上、中、下三篇，共计十个章节，首先介绍了糖尿病的基础知识与预防，发现与检查；其次对糖尿病的心理疗法、西医治疗、中医治疗、特殊疗法逐一详述；最后加入了生活中不可缺少的饮食、细节、运动保健。希望这本书可以为糖尿病朋友解疑答惑，最大限度的减少糖尿病给人们带来的困扰，提高生活质量。

编　者

目录 CONTENTS

上篇　糖尿病知识面面观
——揭开"甜蜜杀手"的面纱

第一章　初识糖尿病——基础知识

第一节　了解糖尿病的基本概况 /003
- 什么是糖尿病 /003
- 为什么糖尿病是世界四大难症之一 /003
- 世界糖尿病的流行情况及现状如何 /004
- 我国糖尿病的流行情况及现状如何 /004
- 糖尿病是富贵病吗 /004
- 中国糖尿病患者康复工程是怎么回事 /005

第二节　分清糖尿病的类型与症状 /005
- 糖尿病分为几种类型 /005
- 什么是Ⅰ型糖尿病 /006
- 什么是Ⅱ型糖尿病 /006
- 如何辨别Ⅰ型、Ⅱ型糖尿病 /006
- Ⅱ型糖尿病有哪几个阶段 /007
- Ⅰ型糖尿病和Ⅱ型糖尿病能不能相互转变 /007
- 糖尿病的其他特殊类型有哪些 /008
- 什么是脆弱糖尿病 /009
- 脆弱糖尿病的表现症状有哪些 /009
- 什么是应激性糖尿病 /009
- 什么是慢性糖尿病 /010
- 什么是假设性糖尿病 /010
- 空腹血糖受损和糖耐量异常是糖尿病吗 /010
- 葡萄糖耐量降低的表现有哪些 /010
- 什么是糖尿病的蜜月期 /011
- 什么是糖尿病的"三多一少" /011
- 糖尿病患者肯定都有"三多一少"吗 /012

第三节　糖尿病发病的各种因素 /013
- 糖尿病是吃糖引起的吗 /013
- Ⅰ型糖尿病的病因和发病机制是什么 /014
- Ⅱ型糖尿病的病因和发病机制是什么 /015
- 糖尿病的"促发剂"有哪些 /016
- 糖尿病发病是否和性格有关 /016
- 为什么有糖尿病家族史的人易患糖尿病 /017
- 妊娠糖尿病的发病原因有哪些 /017
- 为什么老年人易患糖尿病 /017
- 为什么肥胖的人易患糖尿病 /018
- 为什么精神紧张的人易患糖尿病 /018
- 为什么更年期妇女易患糖尿病 /018
- 糖尿病为何缠上了孩子 /019
- 哪个季节更容易得糖尿病 /020

应激是诱发糖尿病的原因吗 /020	影响体内胰岛素分泌的因素有哪些 /031
诱发糖尿病的病理原因有哪些 /021	胰岛素与糖尿病有什么关系 /032
病毒感染会引发糖尿病吗 /021	胰岛素对血糖有哪些作用 /032
喝牛奶和糖尿病有关系吗 /022	胰岛素和胰高血糖素有哪些关系 /032
患糖尿病与腿短有关系吗 /022	什么是胰淀素 /033
应酬多可诱发糖尿病吗 /023	胰淀素与胰岛素有哪些关系 /033
睡眠障碍者易患糖尿病吗 /023	什么是C-肽 /034

第五节 认识糖尿病带来的危害 /034

长期服降压药可诱发糖尿病吗 /023	
滥用激素会不会诱发糖尿病 /024	糖尿病对人体有哪些危害 /034
哪些疾病可诱发糖尿病 /024	患上糖尿病还能长寿吗 /034

第四节 血糖与糖尿病的关系 /024

什么是血糖 /024	糖尿病能置人于死地吗 /035
人体的血糖从哪里来的 /025	糖尿病的死亡原因是什么 /035
人体是如何调节血糖的 /025	糖尿病会剥夺你的"性"福 /035
糖分在人体内是如何转化的 /026	糖尿病会影响生育吗 /036
如何掌握正常血糖 /026	糖尿病会遗传吗 /036
饮食对血糖变化有哪些影响 /026	糖尿病对胎儿有哪些危害 /036
疾病对血糖变化有哪些影响 /026	糖尿病对孕妇有什么影响 /037
什么是低血糖 /027	高血糖对人体的危害 /037
低血糖有哪些表现症状 /027	儿童患糖尿病会影响生长发育吗 /038
低血糖对人体有哪些危害 /027	糖尿病患者易得哪些慢性并发症 /038
什么是高血糖"黎明现象" /027	什么是糖尿病性脑血管病变 /039
什么是苏木杰现象 /028	什么是糖尿病性心脏病变 /039
为什么患者要避免苏木杰反应 /028	糖尿病性心脏病变有什么特点 /039
血糖反复的常见原因有哪些 /029	什么是糖尿病足 /040
什么是拮抗作用 /029	糖尿病足的主要症状有哪些 /040
什么是胰腺 /029	什么是糖尿病肾病 /040
胰腺有哪些作用 /030	长期低血糖会引发胰腺瘤吗 /041
胰岛有什么作用 /030	糖尿病肾病分为哪5期 /041
什么是胰岛素 /030	糖尿病性眼病有哪些 /042
什么是胰岛素受体 /030	什么是糖尿病性神经病变 /042
什么是胰岛素抗体 /031	糖尿病性神经病变有哪些症状 /042
	糖尿病性神经病变对人体有什么危害 /043

什么是糖尿病消化系统病变 /044
糖尿病与骨及关节病变的关系如何 /044
什么是糖尿病性口腔病变 /045
糖尿病与皮肤病的关系如何 /045
糖尿病对男性生殖系统功能有什么
影响 /046
糖尿病与妇科疾病的关系如何 /046
什么是糖尿病性酮酸中毒 /047
糖尿病性酮酸中毒的表现症状有哪些 /047

第二章 预防糖尿病——防患于未然

第一节 糖尿病的预防常识 /048

糖尿病可以预防吗 /048
如何用"治未病"的思想预防糖尿病 /048
何为糖尿病的一级预防 /049
一级预防的对象和措施各有哪些 /050
何为糖尿病的二级预防 /050
何为糖尿病的三级预防 /051
什么是糖尿病四级预防 /051
糖尿病预防的三个层次是什么 /051
预防糖尿病的四个"一点"是什么 /051
干预糖耐量降低能预防糖尿病吗 /052
降血压可以预防糖尿病吗 /052
控制体重是预防糖尿病的关键吗 /052
预防糖尿病要从保护儿童胰腺做起 /052
哪些人更应提防糖尿病 /053

第二节 严防"病从口入" /054

科学合理饮食可以预防糖尿病吗 /054
吃早饭能降低患糖尿病的危害吗 /055
睡前喝杯蜂蜜水可以预防糖尿病吗 /055
常吃柑橘可以降低患糖尿病的概率吗 /055
适量饮酒能预防Ⅱ型糖尿病吗 /056
常喝红酒可以预防糖尿病吗 /056
适量饮用咖啡可以起到预防糖尿病

的作用吗 /056
香料有助预防糖尿病吗 /057
常吃零食易致白领糖尿病高发吗 /058
全麦食品可以预防糖尿病吗 /058
维生素D可以降低儿童患Ⅰ型糖尿病
的风险吗 /058
预防儿童遗传性Ⅰ型糖尿病的食物
有哪些 /059
镁可以预防儿童Ⅱ型糖尿病的发生吗 /059
老人补铬可以预防糖尿病吗 /060
钨酸钠在糖尿病中有防治潜力吗 /060
"酸碱配方"可以预防糖尿病吗 /060

第三节 调节生活防"糖"病 /061

健康的生活方式可以阻止、延缓
糖尿病吗 /061
越紧张就越会得糖尿病吗 /061
坚持运动可以预防糖尿病吗 /062
每日快步1小时可以预防糖尿病吗 /062
不良情绪会诱发糖尿病吗 /062
工作压力大和操劳过度会引发
糖尿病吗 /063
做家务可以预防糖尿病吗 /063
不熬夜、不睡懒觉可以预防糖尿病吗 /063

长期泡股市易患糖尿病吗	/064	是什么	/067
第四节 各种并发症的预防	/065	怎样预防糖尿病肢端坏疽	/067
怎样预防糖尿病并发症	/065	糖尿病患者如何预防尿路感染	/068
糖尿病高渗性昏迷如何预防	/065	糖尿病性脑血管如何预防	/069
如何预防糖尿病性肾病	/066	糖尿病患者如何预防神经性病变	/069
糖尿病性心脏病怎样预防	/066	糖尿病患者应怎样预防低血糖	/070
怎样预防糖尿病大血管病变	/067	如何预防葡萄糖耐量降低	/070
糖尿病患者多运动可以防治高血压吗	/067	如何预防脆弱糖尿病	/071
糖尿病患者防治高血压的第一步		怎样预防糖尿病性酮酸中毒	/071

第三章 发现与检查——战"糖"须知"糖"

第一节 糖尿病发出的种种信号		确诊糖尿病需要做哪些检查	/078
能从眼睛里发现糖尿病吗	/072	什么是肾糖阈值	/079
腰围可以预测糖尿病吗	/072	肾糖阈值起到什么作用	/079
肢端肥大症是糖尿病吗	/073	尿中含有糖分是否患有糖尿病	/080
库欣综合征是糖尿病吗	/073	尿糖呈现阳性是否患了糖尿病	/080
餐前饥饿难忍是不是患上了糖尿病	/073	尿糖检查有哪些优缺点	/080
血糖升高就是糖尿病吗	/074	血糖值保持多少为最佳	/081
女性糖尿病患者有哪些特有信号	/074	为什么进行血糖监测	/081
儿童遗尿与糖尿病有关系吗	/075	什么时候是监测血糖的最佳时间	/081
疲乏无力、体重下降是不是得了糖尿病	/075	怎样检测血糖的浓度	/082
通过口腔能发现糖尿病吗	/075	血糖中的"+"号代表什么意思	/082
低血糖是糖尿病的预警信号吗	/076	监测餐后2小时血糖有什么意义	/082
小便泡沫多意味着血糖高吗	/076	监测餐后2小时血糖应注意哪些问题	/083
厌食是否为酮症酸中毒早期信号	/076	空腹血糖正常可以排除糖尿病吗	/083
常出汗可能患有糖尿病吗	/077	糖化血红蛋白检查有什么意义	/084
皮肤瘙痒是糖尿病发出的信号吗	/077	餐后血糖复查要注意哪些事项	/084
第二节 准确诊断糖尿病	/078	哪些糖尿病患者应定期测血糖	/084
糖尿病的常规检查有哪些项目	/078	如何用血糖仪自测血糖	/085
		什么是糖耐量试验	/085

糖耐量试验应注意哪些问题 /086	如何正确使用尿糖试纸 /089
如何诊断儿童糖尿病 /086	测定血胰岛素及C-肽水平有什么意义 /089
怎样检测妊娠期糖尿病 /087	如何根据化验结果判断糖尿病的类型 /090
空腹血糖和糖耐量受损的诊断标准是什么 /087	尿糖阴性者是否都不是糖尿病 /090
为什么要查空腹血糖 /087	尿糖阳性者是否都有糖尿病 /091
什么是糖化血红蛋白 /088	为什么要做酮的测定 /091
糖胺测定有何意义 /088	如何实施尿糖尿酮检查 /092

中篇　治疗糖尿病的方法
——多管齐下显神威

第一章　糖尿病的心理疗法——治"糖"必须先治心

第一节　心理疗法与糖尿病的关系 /095

什么是心理疗法 /095
为什么说糖尿病也是种心理疾病 /096
心理疗法的作用和目的是什么 /096
糖尿病患儿的心理健康对治疗很重要吗 /096
心理疗法在糖尿病治疗中的价值有哪些 /097
心理因素对糖尿病患者有什么影响 /097
控制血糖心境很重要吗 /097
说理开导对患者病情有什么帮助 /098
说理开导法包括哪些内容 /098
什么是集体心理疗法 /098

集体心理疗法有哪些作用 /099
家庭心理疗法的作用是什么 /099
如何运用分析支持疗法治疗糖尿病 /099
选择心理医生时应考虑哪些因素 /099
患者接受心理治疗应注意哪些问题 /100
糖尿病患者的心理护理包括哪方面 /100
糖尿病患者心理护理的重要性是什么 /101
如何提高糖尿病患者心理护理的质量 /101

第二节　不良心态对糖尿病的影响 /101

糖尿病患者最容易出现哪些心理问题 /101
麻痹大意会对糖尿病患者造成哪些危害 /102
为什么说糖尿病患者讳疾忌医的态度

是可怕的	/102
恐惧心理对糖尿病患者有哪些危害	/102
心态失衡对糖尿病患者有什么影响	/103
为什么情绪不良会诱发糖尿病	/103
胸怀狭小、嫉妒心强对糖尿病患者有哪些不利影响	/103
抑郁状态对糖尿病患者有什么影响	/104
暴怒对糖尿病患者有什么影响	/104
心理压力过大会引发糖尿病吗	/104
精神压力对糖尿病患者有什么影响	/105
悲观会给糖尿病患者造成什么影响	/105
精神紧张对糖尿病患者有什么影响	/106
糖尿病患者出现焦虑都有什么表现	/106

第三节 培养良好的情绪 /106

如何正确对待糖尿病	/106
糖尿病患者如何对应压力	/107
保持良好情绪对糖尿病患者有什么帮助	/107
糖尿病患者如何保持一个好心情	/108
糖尿病患者如何自我放松	/108
糖尿病患者如何运用情志调养法	/109
大笑对糖尿病患者有益处吗	/109
糖尿病患者怎样克服孤独、愤怒和灰心	/109
怎样对抗拒治疗的糖尿病患者进行疏导	/110
注意力的转移对糖尿病患者的病情有什么改善	/110
如何对待不同疾病的不同心理	/110
如何保持乐观心态及调和喜怒哀乐	/110
对他人倾诉能缓解不良情绪吗	/111
严重的心理问题对糖尿病患儿有哪些影响	/111
如何正确地引导患儿面对糖尿病	/111
糖尿病患儿在青春期心理发展会出现哪些问题	/112
妊娠糖尿病孕妇有哪些心理问题	/112
如何对糖尿病孕妇进行心理辅导	/112
如何对糖尿病产妇进行心理调适	/113

第二章 西医治疗糖尿病——兵贵于神速

第一节 西药与糖尿病的关系 /114

西医治疗糖尿病有哪些特点	/114
糖尿病患者怎样做到按规律服药	/114
糖尿病患者为何应在医师指导下服药	/115
降糖药越贵越好吗	/115
跟着广告吃药行吗	/116
长期吃降糖药对肾脏有损害吗	/117
选择降压药的原则是什么	/117
什么时间口服降糖药效果最好	/118
血糖控制良好后是否可以停用降糖药	/118
什么情况下不能口服降糖药	/119
糖尿病患者在什么情况下可以做手术	/120
糖尿病的药物治疗应注意什么问题	/120
耐糖量受损者需要服用降糖药吗	/120
忘记服药了，应该怎么办	/120

第二节 口服降糖药的联合使用 /121

口服降糖药可不可以搭配使用	/121
口服降糖药联合应用有哪些好处	/122

常用的口服降糖药有哪些	/122
口服降糖药之间是如何联合使用的	/122
口服降糖药与胰岛素之间是如何联合应用的	/123
双胍类降糖药有哪些作用机制	/124
哪些患者适宜使用双胍类降糖药	/124
双胍类降糖药的优点有哪些	/124
双胍类降糖药有哪些不良反应	/125
磺脲类降糖药有哪些好处	/126
什么样的糖尿病患者适宜吃磺脲类降糖药	/126
甲磺丁脲的作用有什么特别	/127
哪些药物可能影响磺脲类降糖药的效果	/127
磺脲类口服降糖药有哪些副作用	/128
格列酮是一类什么药物	/128
格列奈类降糖药作用有什么特点	/128
格列奈服用时有什么好处	/129
格列齐特的作用有什么特点	/129
格列喹酮的作用有什么特点	/129
格列本脲的作用有什么特点	/130
格列美脲的作用有什么特点	/130
哪些糖尿病患者不能服用瑞格列奈药物	/131
服用瑞格列奈会有什么不良反应	/131
什么样的情况下不适合用磺脲类药	/131
如何避免磺脲类药物在应用中出现低血糖	/131
能增强磺脲降糖药作用的药物有哪些	/132
对抗磺脲类降糖作用的药物有哪些	/132
出现磺脲类降糖药物失效应如何处理	/133
阿卡波糖是一种什么药物	/133
α-葡萄糖苷酶抑制剂在治疗糖尿病时起到什么作用	/133
哪些糖尿病患者适合使用α-葡萄糖苷酶抑制剂	/133
使用α-葡萄糖苷酶抑制剂时有哪些注意事项	/134
α-葡萄糖苷酶抑制剂的不良反应主要有哪些	/134
为什么糖尿病患者要服用阿司匹林	/134
糖尿病患者使用阿司匹林应注意哪些问题	/135
哪些糖尿病患者可以使用阿司匹林	/135
糖尿病患者为什么要慎用氟喹诺酮类药物	/135
激素可以治疗糖尿病吗	/136

第三节 胰岛素治疗 /136

什么是胰岛素疗法	/136
胰岛素治疗的目的是什么	/136
胰岛素治疗糖尿病有哪些好处	/137
所有糖尿病患者都必须注射胰岛素来控制病情吗	/137
胰岛素的类型有哪些	/137
胰岛素制剂的选择及使用原则是什么	/138
胰岛素为什么不能口服	/138
选择胰岛素注射部位时应注意什么问题	/138
什么情况下可以使用胰岛素	/139
胰岛素注射的类别途径有哪些	/139
胰岛素皮下途径应用有哪些进步	/140
胰岛素腹腔内途径注射有哪些优点	/140
腹腔内途径注射的缺点有哪些	/140
腹腔内用药主要有哪几种方式	/140
何时是胰岛素注射最佳时间	/141

什么是胰岛素泵 /142	胰岛素抵抗是怎样引起的 /146
胰岛素泵是如何发挥作用的 /142	胰岛素抵抗综合征的防治措施有哪些 /147
胰岛素泵有哪些不足 /142	改用人胰岛素时应注意什么问题 /147
是否总是需要注射胰岛素 /143	夜间出汗、早起头痛和胰岛素有关吗 /148
胰岛素有没有正常剂量 /143	得了糖尿病不想注射胰岛素行吗 /148
注射胰岛素的腹部已有肿块该怎么办 /144	注射一次普通胰岛素能持续多久 /148
胰岛素治疗中出现过敏反应怎么办 /144	在注射胰岛素时如何防止体重增加 /149
胰岛素治疗中出现低血糖反应如何处理 /144	怎样调整胰岛素泵 /149
影响胰岛素剂量的因素有哪些 /145	使用胰岛素泵时如何护理插入部位 /150
在家注射胰岛素时怎样处理不良反应 /145	如何排查胰岛素泵出现的不良症兆 /150
怎样保管胰岛素 /146	糖尿病患者如何使用中效或长效胰岛素 /151
什么是胰岛素抵抗 /146	糖尿病患者如何使用短效胰岛素 /151

第三章 中医治疗糖尿病——轻松降血糖

第一节 中医的辨证论治 /152

中医如何看待"消渴症" /152	单味药治疗糖尿病有哪些好处 /157
中医对糖尿病作出了哪些历史贡献 /153	可以用于降糖的单味中药有哪些 /158
中医治疗糖尿病有希望吗 /153	灵芝对糖尿病患者有哪些好处 /158
中医可对糖尿病前期进行干预吗 /153	观音草能治疗糖尿病吗 /158
中医是如何对糖尿病进行分型的 /154	玉竹对治疗糖尿病有什么好处 /158
中医治疗糖尿病的"三要领"是什么 /154	桂皮对治疗糖尿病有哪些好处 /159
中医治疗糖尿病有哪三个目标 /154	葛根对治疗糖尿病有哪些好处 /159
中医辨证治疗糖尿病的医理是什么 /155	玉米须有降糖作用吗 /159
中医治疗糖尿病有什么优势 /155	知母对治疗糖尿病有哪些好处 /159
适合中医治疗的糖尿病有哪些 /156	刺五加对治疗糖尿病有哪些好处 /159
Ⅰ型糖尿病适合中医治疗吗 /156	丹参在治疗糖尿病时起到什么作用 /159
中医怎样对糖尿病进行分段治疗 /156	地黄在治疗糖尿病时有哪些好处 /160
中药能否延缓糖尿病微血管并发症的发生与发展 /157	人参在治疗糖尿病时有哪些好处 /160
	黄芪对治疗糖尿病有哪些好处 /160
	气阴两虚型糖尿病怎样选方用药 /160
第二节 中药治疗 /157	阴虚热盛型糖尿病怎样选方用药 /161

阴阳两虚型糖尿病患者怎样选方用药 /161
常用于降血糖的中成药制剂有哪些 /161
治疗糖尿病的经典名方有哪些 /162
治疗糖尿病并发高血压的经典名方
有哪些 /163
治疗糖尿病并发高血脂有哪些经典
名方 /164
治疗糖尿病并发肾病的经典名方
有哪些 /165
治疗糖尿病并发冠心病的经典名方
有哪些 /165
对糖尿病皮肤瘙痒辨证诊治有哪两种 /166
怎样对糖尿病皮肤瘙痒进行外治 /166
为什么要用中药外敷糖尿病性溃疡 /167

第三节 按摩疗法 /167

按摩治疗糖尿病有哪些优点 /167
按摩疗法有哪些疗效 /168
按摩治疗糖尿病的机制是什么 /168
经穴按摩的具体方法有哪些 /169
按摩治疗糖尿病的分期辨证是怎样的 /169
按摩哪些常用穴位可治疗糖尿病 /170
糖尿病患者如何进行腹部按摩 /170
如何进行肾压按摩治疗糖尿病 /171
如何进行上肢和下肢按摩 /171
如何进行糖尿病足部按摩 /171
如何进行糖尿病耳部按摩 /172
按摩劳宫穴的要点是什么 /173
如何按摩涌泉穴 /173
如何运用按摩法降血压 /173
如何运用按摩法减脂 /173
如何进行推法按摩治疗糖尿病 /174
如何进行打法按摩治疗糖尿病 /174

如何进行搓法按摩治疗糖尿病 /175
如何运用摩法按摩治疗糖尿病 /175
如何运用按法按摩治疗糖尿病 /175
如何运用拿法治疗糖尿病 /176
如何运用捶法按摩治疗糖尿病 /176
如何运用擦法治疗糖尿病 /176
如何运用捏法按摩治疗糖尿病 /176
如何运用揉法按摩治疗糖尿病 /177
如何运用滚法按摩治疗糖尿病 /177
如何运用分法按摩治疗糖尿病 /177
按摩疗法的注意事项有哪些 /177
糖尿病按摩治疗的禁忌有哪些 /178

第四节 针灸疗法 /179

针灸治疗糖尿病的作用有哪些 /179
针灸治疗糖尿病的优点有哪些 /179
针灸时的注意事项有哪些 /180
针灸有哪些常用穴位 /180
上、中、下消渴如何使用针灸治疗 /180
如何选择针灸的角度 /181
如何把握针灸的深度 /181
如何掌握针灸得气 /181
针灸时如何获得补泻 /182
针灸时如何留针 /182
针灸时出现滞针如何处理 /182
如何处理针灸时的晕针现象 /182
针灸时出现弯针如何急救 /183
针灸时出现断针情况如何采取
急救措施 /183
针灸时出现血肿如何处理 /183
如何用针灸治疗阴阳两虚型糖尿病 /183

第五节 拔罐疗法 /184

什么是拔罐疗法 /184

拔罐疗法治疗糖尿病的机制是什么 /184	什么是刮痧法 /190
拔罐疗法有哪些疗效 /185	什么是撮痧法 /190
拔罐疗法时常取穴位有哪些 /185	什么是挑痧法 /191
如何进行糖尿病的梅花针拔罐疗法 /185	什么是放痧法 /191
怎样进行糖尿病的梅花叩刺后拔罐法 /185	糖尿病刮痧治疗有哪些 /192
如何进行糖尿病的水罐疗法 /186	刮痧疗法有哪些禁忌 /194
如何进行糖尿病的针刺拔罐法 /186	**第七节 气功疗法** /194
如何进行糖尿病的拔罐、走罐疗法 /186	气功疗法有什么好处 /194
治疗糖尿病时拔火罐的方法有哪些 /186	如何练习气功治疗糖尿病 /195
家庭常用拔罐器各有什么优缺点 /187	气功疗法的姿势有哪些 /195
用拔罐疗法治疗糖尿病时要注意哪些事项 /187	练习气功时的呼吸方式是怎样的 /196
	什么是气功疗法的入静方法 /196
第六节 刮痧疗法除病痛 /188	什么是气功疗法的数息法 /196
什么是刮痧疗法 /188	什么是气功疗法的随息法 /196
刮痧疗法常用的工具有哪些 /188	练习气功应注意哪些事项 /197
刮痧时患者常用的体位有哪些 /189	
常见的刮痧疗法种类有哪些 /189	

第四章 糖尿病的特殊疗法——回归大自然

第一节 沐浴疗法 /198	治疗糖尿病有哪些药浴验方 /202
什么是日光浴 /198	足浴调理的作用机制是什么 /202
日光浴治疗糖尿病的机制是什么 /198	足浴疗法的原理是什么 /203
日光浴疗法的具体方法是什么 /199	足浴疗法有哪些优势和特点 /204
什么是森林浴疗法 /199	如何选择足浴的器具 /205
森林浴的治疗机制是什么 /199	如何掌握足浴的时间 /205
森林浴疗法如何进行 /200	如何做好足浴水的选择 /206
什么是温泉浴疗法 /200	足浴疗法的注意事项有哪些 /206
温泉浴对糖尿病有哪些作用机制 /200	气阴两虚型糖尿病患者如何足浴 /207
温泉浴治疗糖尿病的方法和注意事项是什么 /201	阴虚燥热型糖尿病患者如何足浴 /207
什么是药浴疗法 /201	**第二节 音乐疗法** /208
	什么是音乐疗法 /208

音乐疗法的机制是什么	/208	什么是五色疗法	/212
什么是单纯音乐疗法	/208	什么是冥想疗法	/212
什么是音乐电针疗法	/209	什么是舌下喷药疗法	/212
什么是音乐电流疗法	/209	如何正确运用"子午流注"概念	
为何音乐疗法选曲很重要	/209	指导疗法	/213
身心疲倦的糖尿病患者适合听哪类乐曲	/210	什么是梳头疗法	/213
忧郁悲观的糖尿病患者应选择什么样的乐曲	/210	怎样正确看待民间偏方疗法	/214
烦燥焦虑的糖尿病患者应选择什么样的乐曲	/210	如何进行推拿法治疗糖尿病	/215
糖尿病并发高血压患者应选择什么样的乐曲	/211	糖尿病患者如何进行自我推拿法治疗糖尿病	/216
糖尿病并发冠心病患者应选择什么样的乐曲	/211	糖尿病患者如何进行点穴疗法	/216
音乐疗法应注意哪些事项	/211	糖尿病患者如何进行赖式按揉法治疗	/217
第三节 其他特色疗法	/212	玩物疗法是如何改善糖尿病病情的	/217
		花香疗法是如何改善糖尿病病情的	/217
		生物反馈疗法对糖尿病患有哪些帮助	/218

下篇　加强糖尿病的日常保健
——精致生活，远离糖"腻"

第一章　糖尿病的饮食保健——吃出健康的血糖

第一节　饮食营养与原则	/221	糖尿病患者为什么要补锌	/223
糖尿病患者能进食蛋白质吗	/221	糖尿病患者为什么要补铬	/223
糖尿病患者能进食脂肪吗	/222	糖尿病患者为什么要补镁	/223
糖尿病患者摄入食物纤维为何能降糖	/222	糖尿病患者每日进食热量如何换算	/223

糖尿病患者需要额外补充钙片与维生素吗	/224	糖尿病患者常食大麦有什么好处	/235
		糖尿病患者多食陈小米有哪些好处	/235
糖尿病患者可以用多少油	/224	糖尿病患者多食黄豆有哪些益处	/236
清香油可以吃吗	/225	糖尿病患者食用扁豆有什么好处	/236
是不是甜的食物就要少吃	/225	糖尿病患者食用黄鳝有什么益处	/236
是不是酸的东西都可降糖	/225	糖尿病患者食用海参有什么好处	/237
无糖食品能治糖尿病吗	/226	糖尿病患者食用鸽肉有哪些益处	/237
糖尿病患者控制饮食有何意义	/226	糖尿病患者多食黑芝麻有什么好处	/237
糖尿病患者要如何控制饮食	/226	糖尿病患者食用荞麦有哪些好处	/238
糖尿病患者吃得越少越好吗	/227	糖尿病患者食用麸皮有什么好处	/238
控制饮食后感到饥饿怎么办	/227	糖尿病患者可以吃南瓜吗	/239
糖尿病患者要控制饮水吗	/228	糖尿病患者吃苦瓜有什么好处	/239
鱼类算肉吗	/228	糖尿病患者吃洋葱有哪些益处	/240
素食糖尿病患者如何用其食物取代肉类	/229	糖尿病患者多吃空心菜有什么好处	/240
		糖尿病患者吃山药有什么益处	/241
糖尿病患者要节制哪三类食品	/229	为什么银耳对糖尿病患者有益处	/241
糖尿病患者膳食安排的原则是什么	/230	糖尿病患者为什么宜食芹菜	/241
糖尿病患者如何安排好餐次	/230	为什么丝瓜对糖尿病患者有益处	/242
糖尿病患者三餐中的主食为什么不能少	/231	为什么糖尿病患者宜吃苋菜	/242
		为什么糖尿病患者宜吃番茄	/242
糖尿病患者的主食吃多少为宜	/231	为什么藕对糖尿病患者有益处	/243
为何糖尿病患者的饮食要注意烹调方式	/232	为什么生姜对糖尿病患者有益处	/243
		为什么猪肉对糖尿病患者有益处	/243
糖尿病患者冬季如何科学进补	/232	为什么猪血对糖尿病患者有益处	/244
糖尿病患者日常饮食有哪些禁忌	/233	为什么鹅肉对糖尿病患者有益处	/244
第二节 糖尿病患者选对食物是关键	/233	为什么蚌肉对糖尿病患者有益处	/244
		为什么鲤鱼对糖尿病有益处	/244
糖尿病患者常喝牛奶有什么好处	/233	为什么鲫鱼对糖尿病患者有益处	/244
糖尿病患者常喝豆浆有什么好处	/234	为什么虾对糖尿病患者有益处	/245
茶叶对糖尿病患者有哪些益处	/234	为什么核桃仁对糖尿病患者有益处	/245
糖尿病患者常食莜麦面有哪些好处	/235	糖尿病患者常食香蕉有什么好处	/245

糖尿病患者常食山楂有什么益处	/246	糖尿病性便秘患者的保健食谱	/262
糖尿病患者食用柚子有什么好处	/246	糖尿病性高血脂患者的保健食谱	/263
为什么桃子对糖尿病患者有益处	/246	糖尿病性眼病患者的保健食谱	/265
为什么猕猴桃对糖尿病患者有益处	/246	糖尿病性皮肤瘙痒患者的保健食谱	/266
有没有适合糖尿病患者的甜食替代品	/247	糖尿病性骨质疏松患者的保健食谱	/268
糖尿病患者如何选择甜味剂	/247	糖尿病性阳痿患者的保健食谱	/270

第三节 不同糖尿病并发症的保健食谱 /247

		糖尿病性性冷淡患者的保健食谱	/271
肥胖型糖尿病患者的保健食谱	/247	糖尿病性扁桃体炎患者的保健食谱	/273
糖尿病性高血压患者的保健食谱	/250	糖尿病性感冒患者的保健食谱	/274
糖尿病性脑血管病的保健食谱	/252	糖尿病性气管炎患者的保健食谱	/276
糖尿病性冠心病患者的保健食谱	/253	糖尿病性肺炎患者的保健食谱	/278
糖尿病并发口腔疾病患者的保健食谱	/254	糖尿病性腹泻患者的保健食谱	/279
糖尿病性咽炎患者的保健食谱	/255	糖尿病性肾病患者的保健食谱	/281
糖尿病性肺结核患者的保健食谱	/257	糖尿病性前列腺炎患者的保健食谱	/283
糖尿病性脂肪肝患者的保健食谱	/259	糖尿病并发尿路感染患者的保健食谱	/284
糖尿病并发失眠患者的保健食谱	/260	糖尿病并发外阴炎患者的保健食谱	/286

第二章 糖尿病的细节保健——从小事做起

第一节 居家细节要注重 /288 　　注意事项 /291

糖尿病患者常戴隐形眼镜有哪些危害	/288	糖尿病病患的个人卫生很重要吗	/291
糖尿病患者对衣服有哪些要求	/288	糖尿病患者用水有什么讲究	/292
糖尿病患者对居住环境有什么要求	/289	糖尿病患者安全洗澡时要注意哪些问题	/292
糖尿病患者穿什么鞋最合适	/289		
糖尿病患者为什么不宜穿布鞋	/289	看电视上网时有哪些注意事项	/293
糖尿病患者为什么不能穿棉袜子	/289	糖尿病患者频繁使用手机危害多吗	/293
糖尿病患者修剪趾甲时应注意什么	/290	经常吹空调对糖尿病患者有什么危害	/294
老年糖尿病患者行走时如何防跌倒	/290	糖尿病患者夏季睡凉席要注意哪些问题	/294
糖尿病患者上卫生间要注意哪些问题	/290		
糖尿病患者使用电热褥时有哪些		糖尿病患者夏季用竹枕有哪些讲究	/294

糖尿病患者使用热水袋有什么注意
事项 /295
糖尿病患者开灯睡觉好吗 /295
糖尿病患者睡觉期间窗户为什么
要留缝 /296
糖尿病患者仰卧而眠有好处吗 /296
糖尿病患者清晨为什么不能赖床 /296
早上晨起糖尿病患者为什么"行动"
要慢拍 /297

第二节 身体保健很重要 /297

保护眼睛对糖尿病患者到底有多重要 /297
糖尿病患者保护眼睛时应注意哪几点 /297
糖尿病患者为什么不能随意洗牙 /298
糖尿病患者为什么要经常检查口腔 /298
为什么说糖尿病患者是口腔保健的
重点人群 /298
糖尿病患者如何保护口腔和牙龈 /298
糖尿病患者为何宜经常清洗活动假牙 /299
糖尿病患者如何清洗假牙 /299
糖尿病患者如何进行皮肤护理 /300
糖尿病患者如何养成定时排便的
好习惯 /300
糖尿病患者春季如何严防传染病 /301
糖尿病患者春季如何护咽喉 /301
糖尿病患者要遵循"春捂"的原则吗 /302
春天糖尿病患者的足部护理很重要吗 /302
糖尿病患者夏天防暑降温有什么讲究 /302
糖尿病患者夏季午休有什么好处 /303
糖尿病患者如何防秋燥 /303
糖尿病患者秋季如何保护双手 /303
糖尿病患者"秋冻"有什么讲究 /303
冬季防流感对糖尿病患者有什么

重要意义 /304
为什么说冬天里糖尿病患者要
注意护足 /304
糖尿病患者冬季如何晒太阳 /305
冬天里糖尿病患者情绪上需注意什么 /305
性生活过分紧张对糖尿病患者
有什么危害 /305
女性糖尿病患者为何会出现性交痛 /305
过度性生活对糖尿病患者有什么
危害 /306
女性糖尿病患者的最佳避孕方式
是什么 /306
性生活时要防低血糖吗 /307
女性糖尿病患者如何进行经期的保健 /307
女性糖尿病患者如何进行孕期的保健 /307
哺乳期女性糖尿病患者如何进行
自我保健 /308

第三节 出门在外需小心 /308

糖尿病患者坐公车时为什么不宜
坐窗边 /308
糖尿病患者在什么情况下不宜开车 /308
糖尿病患者开车时会出现什么情况 /309
糖尿病患者乘坐飞机要注意什么 /309
糖尿病患者出差前应做哪些准备 /309
糖尿病患者旅游时应做好哪些准备 /310
糖尿病患者可以登高吗 /310
糖尿病患者登山时应注意哪些事项 /311
糖尿病患者在旅途中应注意哪些问题 /311
旅途中如何不让胰岛素变质 /312
旅行时为什么不能改变药物治疗方案 /312
糖尿病患者可以出国旅游吗 /312

第三章 糖尿病的运动保健——与"糖"共舞

第一节 "糖"与运动的关系 /313

运动对糖尿病有哪些方面的改善 /313
运动对血糖有什么影响 /314
糖尿病患者运动的原则是什么 /314
适宜糖尿病患者的运动项目有哪些 /315
剧烈运动对糖尿病患者有什么危害 /315
运动保健的适应症有哪些 /315
在什么情况下糖尿病患者不宜进行
体育锻炼 /316
哪些患者不宜做无氧运动 /316
有氧运动的适应症是什么 /317
有氧运动有什么价值 /317
运动量不足的表现有哪些 /317
运动量过大的表现有哪些 /317

第二节 运动保健要科学 /318

什么时候是糖尿病患者运动的
最佳时间 /318
怎样用心率计算适宜的运动量 /319
运动前应做哪些准备 /319
糖尿病患者应如何掌握运动强度 /319
糖尿病患者的运动时间及频度如何
掌握 /320
糖尿病患者运动时的天气及环境
如何选择 /320
糖尿病患者如何根据服药时间做运动 /320
运动调理后的注意事项有哪些 /321
糖尿病患者运动时如何选择食物
或饮料 /321
怎样做好体育锻炼的防护工作 /322
糖尿病患者锻炼时如何测试血糖 /322

运动中出现低血糖如何处理 /322
如何让自己保持参加运动的积极性 /323
清晨运动的注意事项有哪些 /323
室外锻炼的注意事项有哪些 /323
家务劳动能代替运动吗 /324
Ⅰ型糖尿病患者该怎样运动 /324
Ⅱ型糖尿病患者该怎样运动 /324
儿童糖尿病患者该怎样进行运动 /325
老年糖尿病患者该怎样进行运动 /325
糖尿病性心脏病患者该怎样进行运动 /326
糖尿病性肾病患者该如何进行运动 /326
糖尿病并发视网膜病变该如何进行
运动 /326

第三节 运动方式应正确 /327

为什么说散步是治疗糖尿病的良药 /327
跑步也是糖尿病患者保健的
有效"良方"吗 /327
糖尿病患者跑步锻炼时的注意事项
有哪些 /328
游泳对糖尿病患者有哪些好处 /328
踢毽子可以降血糖吗 /329
中老年糖尿病患者踢毽子的注意事项
有哪些 /329
体操可以降血糖吗 /330
糖尿病患者怎样做拍手操 /330
放风筝可以有利于控制糖尿病吗 /331
放风筝时糖尿病患者要注意哪些问题 /331
登楼梯对糖尿病患者有什么好处 /331
糖尿病患者登楼梯时的注意事项
有哪些 /331

哑铃对糖尿病患者有什么影响　/332
瑜伽对糖尿病有哪些好处　/332
适合糖尿病的瑜伽姿势有哪些　/332
舞蹈对糖尿病患者有什么影响　/334
太极拳对糖尿病患者有什么影响　/335
五禽戏对糖尿病患者有什么益处　/335
骑马对糖尿病患者有哪些益处　/335
糖尿病患者可以骑自行车吗　/336
骑自行车的正确姿式和有效方法有哪些　/336
糖尿病患者如何进行足球、篮球和排球运动　/336
观看篮球比赛对糖尿病患者有哪些帮助　/337
观看足球比赛对糖尿病患者有哪些帮助　/337
观看排球比赛对糖尿病患者有哪些好处　/337
羽毛球对糖尿病患者的健康有哪些好处　/337
乒乓球对糖尿病患者的健康有哪些好处　/338
台球对糖尿病患者的健康有什么好处　/338

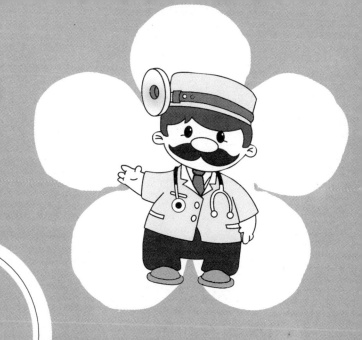

上篇

糖尿病知识面面观
—— 揭开"甜蜜杀手"的面纱

对于糖尿病患者来说,缺乏糖尿病知识就像缺乏胰岛素一样危险。糖尿病患者及其家属应全面地了解糖尿病基本常识,认清糖尿病的发病机制,明确其危害性,从而有效改善和控制糖尿病病情。

第一章 初识糖尿病——基础知识

糖尿病意为甜味的多尿性疾病。中医称为"消渴",就是消瘦加上烦渴。现代医学认为,糖尿病是在遗传因素和环境因素共同作用下而引起的一种慢性、全身性、代谢性疾病。

第一节 了解糖尿病的基本概况

什么是糖尿病

糖尿病是一种古老的疾病,在我国最早的古典医书《黄帝内经》中就有关于"消渴病"的记载,也就是消瘦加上烦渴。现代医学认为,糖尿病是一种病因非常复杂的终身性疾病,是全身慢性代谢性疾病,其基本生理特征是血糖水平增高,主要是由于胰岛素分泌相对或绝对不足,或者β细胞对胰岛素的敏感性降低而引发的。

为什么糖尿病是世界四大难症之一

人一旦得了糖尿病,体内的胰岛素就会出现分泌不足甚至缺失,从而导致血糖、尿糖的升高,这时就会有多饮、多食、多尿、乏力等症状。有的糖尿病患者甚至没有一点症状,只是在偶然的检查中才发现自己的血糖、尿糖很高,如不能按照糖尿病专家制订的治疗方案实施及时准确而有效的治疗,就会出现各种各样的糖尿病并发症。

最常见的并发症有心脑血管病变、肾病、眼病、神经性病变、糖尿病足

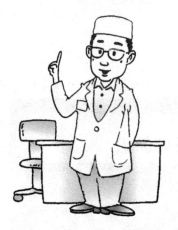

病、性欲减退、月经失调、糖尿病皮肤病变等。糖尿病患者的死亡病例中，心脑血管病变引起的病死率约占80%；糖尿病者肾病变率是非糖尿病者的17倍，如治疗不当或不及时，几年内就会成为尿毒症，危及到生命，糖尿病肾病也成了影响糖尿病患者寿命的主要因素之一；糖尿病视网膜病变也是糖尿病患者中最常见的特殊血管并发症，它会导致患者视网膜微血管的闭塞和血液漏出，最终出现视网膜病变，造成彻底失明……正是由于糖尿病可以导致多种严重的并发症，严重时可以危及患者生命，所以它才被列为世界四大难症之一。

世界糖尿病的流行情况及现状如何

根据世界卫生组织估计，2004年全世界约有糖尿病患者1.94亿人，预计到2025年，全球糖尿病患者人数将增加到3.66亿人。值得注意的是，糖尿病患病率在发展中国家增长的速度特别快，甚至远远超过发达国家，特别是那些经济和生活水平发生剧变的国家，以及富裕国家中的贫困人口，糖尿病的流行状况令人担忧。

我国糖尿病的流行情况及现状如何

我国是糖尿病患者最多的三个国家之一，据2002年调查结果显示，我国18岁及以上居民糖尿病患病率为2.6%，估计全国糖尿病患者已达到2000多万，而城市患病率明显高于农村。与1996年糖尿病抽样调查资料相比，大城市20岁以上糖尿病患病率由4.6%上升到6.4%、中小城市由3.4%上升到3.9%。

糖尿病是富贵病吗

人们总认为糖尿病是富贵病、文明病，这个观点并不全面。糖尿病患病率急剧增高的地方往往是迅速由穷到富的发展中国家，文化程度滞后于经济发展，保健意识相对欠缺。可见，糖尿病是一种流行于刚刚开始富裕、走进文明的"欠富裕、不文明病"。

我国人民饮食以天然糖类或粗粮为主。粗粮的血糖指数并不高，而且营养较丰富，糖尿病并不会大规模出现。真正的"杀手"是精制糖类，例如糖、精粉和白米。我国从20世纪80年代开始，淀粉加工日益精细，并引入高糖食品和包装饮料，因此到21世纪糖尿病患者层出不穷。

中国糖尿病患者康复工程是怎么回事

近年来，随着生活水平的提高，饮食结构的改变及不良生活习惯等诸多因素影响，全球糖尿病发病率增长迅速，糖尿病已成为继肿瘤、心血管病变之后第三大严重威胁人类健康的慢性疾病。

为此，"中国糖尿病患者康复工程"大型糖尿病健康教育活动于2004年10月下旬正式启动。活动期间，中国医学基金会糖尿病基金管理委员会和民政部中国社会工作协会康复医学工作委员会，对糖尿病患者及"亚健康"居民进行了系统科学的糖尿病预防与治疗知识的普及，同时为100万名糖尿病患者提供科学的治疗方案。

糖尿病患者康复工程计划在未来3～5年内，在全国主要城镇社区，通过一系列健康知识讲座、专家义诊、热线咨询、健康体检等多种形式，让广大糖尿病患者与糖尿病高危人群正确认识糖尿病，真正做到对糖尿病的早防早治。

第二节 分清糖尿病的类型与症状

糖尿病分为几种类型

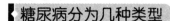

1997年7月，世界卫生组织根据美国糖尿病协会提交的报告对糖尿病的分型进行了修改。

修改后的糖尿病病因分型为四大类,即Ⅰ型糖尿病、Ⅱ型糖尿病、其他特殊类型糖尿病及妊娠糖尿病。其中80%左右的糖尿病属Ⅱ型糖尿病,我们平常所说的糖尿病一般也是指Ⅱ型糖尿病。

什么是Ⅰ型糖尿病

Ⅰ型糖尿病又叫青年发病型糖尿病,这是因为它常常在35岁以前发病,占糖尿病的10%以下。Ⅰ型糖尿病是依赖胰岛素治疗的,患者从发病开始就需使用胰岛素治疗,并且终身使用。原因在于Ⅰ型糖尿病患者内胰腺产生胰岛素的细胞已经彻底损坏,从而完全失去了产生胰岛素的功能。在体内胰岛素绝对缺乏的情况下,就会引起血糖水平持续升高,出现糖尿病。

在1921年胰岛素发现以前,人们没有较好的方法来降低糖尿病患者的血糖,患者大多在发病后不久死于糖尿病的各种并发症。随着胰岛素的发现和应用于临床,Ⅰ型糖尿病患者同样可以享受正常人一样的健康和寿命。

什么是Ⅱ型糖尿病

Ⅱ型糖尿病也叫成人发病型糖尿病,多在35~40岁之后发病,占糖尿病患者90%以上。Ⅱ型糖尿病患者体内产生胰岛素的能力并非完全丧失,有的患者体内胰岛素甚至产生过多,但胰岛素的作用效果却大打折扣,因此患者体内的胰岛素是一种相对缺乏。

可以通过某些口服药物刺激体内胰岛素的分泌。但到后期仍有部分患者需要像Ⅰ型糖尿病那样进行胰岛素治疗。

胰岛素依赖型糖尿病和非胰岛素依赖型糖尿病是以前对Ⅰ型和Ⅱ型糖尿病的叫法,由于这种叫法常常会引起糖尿病患者对胰岛素治疗的误解,现已被国际和国内的糖尿病界弃之不用。

如何辨别Ⅰ型、Ⅱ型糖尿病

糖尿病是由于胰岛素的不足或胰岛素的功效下降所致,因此胰岛素在糖尿病的发病中有着非常重要的地位,但是因为糖尿病患者的胰岛素水平可以降低,也可以正常甚至升高,所以不能仅根据胰岛素水平来诊断糖尿病。

通常在临床上应用胰岛素释放试验来区别糖尿病的类型,也可作为选择治疗方案的参考,试验时进食 75 克葡萄糖,空腹及进食后 30 分钟、60 分钟、120 分钟、180 分钟各抽血一次测胰岛素及 C 肽。若空腹血胰岛素及 C 肽低于正常,且进食后不增高者考虑为 I 型糖尿病患者;若空腹血胰岛素及 C 肽正常、增高或稍低,进食后有增高但高峰值延迟,则考虑 II 型糖尿病患者。C 肽与血胰岛素的测定有着同样的意义,因为 C 肽在体内分解少,其测定值不受胰岛素抗体和外源性胰岛素的影响,所以认为更有价值。

II 型糖尿病有哪几个阶段

II 型糖尿病的自然病程可以分为 3 个阶段,最早阶段可称为糖尿病的"高危人群",所谓"高危人群",就是指目前血糖完全正常,但得糖尿病的危险较大的人群。II 型糖尿病高危人群包括有糖尿病家族史者,肥胖者,曾有过高血糖或尿糖阳性者,生过 8 斤以上的巨大胎儿者以及血压或血脂不正常者。

高危人群者如果不注意,血糖就会一定程度地升高,走进第二阶段,即糖调节受损(IGR),也可称为糖尿病前期。所谓糖调节受损阶段,就是指血糖已经升高,但还没有达到糖尿病诊断标准,血糖介于正常与糖尿病之间的一种情况。

处于糖调节受损阶段的人是预防糖尿病和糖尿病心血管病变的重要人群。糖调节受损者要是还不提防,在不久的将来,就很有可能发展到最后阶段——变成糖尿病患者。

I 型糖尿病和 II 型糖尿病能不能相互转变

这个问题是一个令人关注的问题,也是一个难以回答的问题。就目前的观点来看,I 型与 II 型糖尿病不是同一类疾病,它们的病因和病理改变截然不同,之间不会互相转变。I 型不会转变为 II 型,这个问题比较好理解和接受,确实没见过 I 型糖尿病患者自动转变为 II 型糖尿病的。但是 II 型糖尿病会不会转变为 I 型糖尿病呢?如果不会的话,为什么许多 II 型糖尿病患者最后打胰岛素了呢？实际上正如Ⅰ型糖尿病不打胰岛素也是Ⅰ型糖尿病一样，Ⅱ型糖尿病即使打了胰岛素也还是Ⅱ型糖尿病。这些患者打胰岛素是因为随着病程的延长，胰岛功能越来越差，血糖老是控制不好，或者因为并发症逐渐加重，为了保住眼睛和肾脏，不得不打胰岛素。但这些情况并不能说明患者的糖尿病已经从Ⅱ型转变为Ⅰ型了，他们不打胰岛素，只会造成血糖控制不佳，不至于引起糖尿病急性并发症而危及生命。

糖尿病的其他特殊类型有哪些

其他特殊类型糖尿病是指病因明确的糖尿病，其分类如下：

（1）胰岛β细胞基因缺陷 ①成年发病型青幼年糖尿病（MODY）。25岁以前发病，有糖尿病家族史，可连续3代都有发病者，呈常染色体显性遗传。目前发现有6种基因突变可引起本病，分别称为MODY1～MODY6。

②线粒体DNA点突变糖尿病。临床有3个特征：多在45岁以前发病，无肥胖；伴有神经性耳聋；均呈母系遗传。其突变位点常见于线粒体DNA3243位点tRNA亮氨酸基因突变。

③其他。家族性高胰岛素原血症：胰岛素原转变为胰岛素发生障碍，即胰岛素原不能脱掉C肽。目前发现有7个家系，呈3种突变；胰岛素基因突变：胰岛素分子结构中的B链第24，25位碱基突变及A链第3位碱基点突变，基因突变的胰岛素称变异胰岛素，不能发挥正常胰岛素的功能，发生糖尿病。

（2）胰岛素受体基因突变 主要表现为胰岛素抵抗。如黑棘皮病，多囊卵巢综合症。

（3）胰腺外分泌疾病导致糖尿病 胰腺炎、胰外伤、胰腺癌、胰切除、胰囊性纤维变性、胰腺纤维钙化性糖尿病。

（4）内分泌疾病所致糖尿病 如肢端肥大症（生长激素分泌增多），皮质醇增多症（皮质醇分泌增多），胰升糖素瘤（胰升糖素增加），嗜铬细胞瘤（肾上腺素分泌增多）。

（5）药物或化学物质引起糖尿病 糖皮质激素的长期应用可引起类固醇性糖尿病。

(6) **感染** 病毒感染，如先天性风疹、巨细胞病毒及其他。

(7) **少见自身免疫性疾病** 此病可伴随糖尿病。

(8) **其他遗传综合征** 此病可伴糖尿病。

什么是脆弱糖尿病

脆弱糖尿病指的是血糖水平不可预测的宽范围波动。在过去，许多患者都感到失望，因为他们始终不知道是什么因素引起了这种血糖的激烈变化。这个名称现在已不常用了，因为血糖自我监测的广泛应用已使患者能更好的地控制血糖。通过经常测量血糖水平，就有了一条了解引起血糖升高和降低各因素的线索，并能更好地控制住血糖。但是，有些人仍然难以控制血糖水平，因为他们的身体对食物、药物、体育锻炼和压力的反应过分敏感。

脆弱糖尿病的表现症状有哪些

如果患有脆弱糖尿病，会经常经历低血糖和高血糖的症状。低血糖的症状包括发抖、神经过敏、出汗、易怒、急躁、寒战和湿冷、心搏加快、焦虑、头昏、头晕、失眠、愤怒、任性、悲伤、不易合作、视力模糊、恶心、舌唇有麻刺感或麻木感、做恶梦、睡眠中大声喊叫、头痛、行为或个性改变、谵妄、意识模糊，在严重病例中还会出现意识不清。高血糖的症状包括有口干、口躁、过度渴感和频繁排尿。无论是血糖过高还是过低，若不进行治疗都会在短期内导致意识不清、癫痫、昏迷，甚至死亡。重要的是要了解高血糖和低血糖的症状，知道在血糖波动太大时该如何处理。临床证明血糖大范围波动会大大增加糖尿病并发症的严重性和患病率，这些并发症包括有眼病、肾病、神经病、心脏病和传染病。

什么是应激性糖尿病

应激性糖尿病是由意外、手术、高热、剧烈疼痛等等引起身体应激反应，而造成的短暂性糖尿病。

什么是慢性糖尿病

糖尿病是由遗传和环境因素共同作用而引起的一组以糖代谢紊乱为主要表现的临床综合征。胰岛素分泌、胰岛素作用或两者同时存在的缺陷引起糖类、脂肪、蛋白质、水和电解质等代谢紊乱，临床以慢性（长期）高血糖为主要的共同特征，最严重的急性并发症是糖尿病酮症酸中毒、非酮症高渗性昏迷或乳酸性酸中毒。

什么是假设性糖尿病

通常检测尿糖的硫酸铜试验是利用糖的还原性来显色。硫酸铜还原为一氧化铜时有黄、橘黄或砖红色沉淀。但尿中不少物质具有还原性，如尿酸、葡萄糖醛酸等，或随尿排泄的药物如青霉素、某些利尿剂等，当这些物质在尿中浓度升高时，常可使尿糖定性试验出现假阳性反应，称为假性糖尿病。

空腹血糖受损和糖耐量异常是糖尿病吗

空腹葡萄糖受损（IFG）相应的就是指空腹血糖升高，也未达到糖尿病的诊断标准，即空腹血糖在 6.2~7.0 之间。

糖耐量异常（IGT）是指 OGTT 试验 2 小时后的血糖水平升高，超过正常的 7.8 毫摩尔/升，但仍未达到 11.1 毫摩尔/升的糖尿病诊断标准。这些患者称为葡萄糖耐量异常。

糖耐量异常和空腹葡萄糖受损可以说是一种正常人向糖尿病的过度状态，这部分人虽然现在还不是糖尿病，但是将来发生Ⅱ型糖尿病危险性非常高，可以说是糖尿病的后备军。据有关研究报道，每年有 5%~8% 的糖耐量异常者将发展成为Ⅱ型糖尿病。此外，糖耐量异常者发生心血管病变，如心肌梗死、心绞痛的危险性也大大提高。

葡萄糖耐量降低的表现有哪些

葡萄糖耐量降低的症状，在正常生活状态下可能出现一些糖尿病的症状，而且本人可能不知道到底是怎么回事。但是,在某些情况下也会出现其他一些症状,比如在紧张时,感到不舒服时,或者摄入糖量多的时候。即使在日常生活中没有任何典型的糖尿病证状(极度渴感、尿频和视力模糊)但如果你发现在吃下大量蛋糕或喝下大量软饮料后感到不舒服,此时就要请医生进行葡萄糖耐量试验。这样就会知道你的葡萄糖耐量是否降低,以及是否处于易患糖尿病的危险中。

什么是糖尿病的蜜月期

糖尿病的蜜月期是Ⅰ型糖尿病患者可能经过的一个阶段。Ⅰ型糖尿病发病后用胰岛素治疗数周或数月后病情缓解,胰岛素用量明显减少甚至完全停用,血糖也能维持在正常范围,患者的情况良好,能正常的生活学习,此时期称为糖尿病的蜜月期。一般报道此期大约持续数月至1年左右。其发病机制还不清楚,可能这种患者的胰岛β细胞受到免疫损伤,经一段时期的胰岛素治疗后,β细胞产生了自我修复功能。内源性胰岛素分泌暂时性恢复,糖、脂代谢基本正常。但由于β细胞的自身免疫反应不断被破坏,最后使β细胞功能完全丧失,患者又必须终身完全依赖外源素治疗。

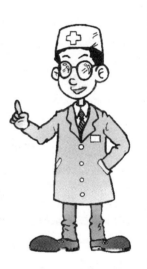

什么是糖尿病的"三多一少"

糖尿病典型的症状是"三多一少",即多尿、多饮、多食及消瘦。

(1) **多尿、多饮** 把多尿多饮放在"三多"之首,是因为多尿多饮在"三多"中最为常见,约有2/3的糖尿病患者有多尿多饮。这里把多尿放在前面,多饮放在后面也是有所考虑的,这是因为多尿与多饮是一个因果关系,多尿是多饮的原因,多饮是多尿的结果。也就是说糖尿病患者不是"喝得太多,不得不尿",而是"尿得太多,不得不喝"。糖尿病患者血糖升高,而高血糖对人体损害很大,人体为了保护自己,不得不通过尿液排出多余糖分，致使尿量明显增多。人如果尿得太多，体内损失了大量的水分，就会感到口渴难忍。多尿多饮的临床表现为，口唇干燥，舌头发粘，有时还发麻。每天饮水量超过2250毫升，白天、夜间尿次和尿量都多，特别是夜间尿多。有的人喝了很多水，肚子都胀了，仍感到口渴。也有的人口干，却不想喝水，中医管这种情况叫"渴不欲饮"，认为是体内湿热郁积所致，虚热则口干，湿滞则不欲饮。这里说约有2/3的糖尿病患者有多尿多饮症状，也就是说，还有1/3的患者没有多尿多饮或者多尿多饮的症状不太明显。

（2）**多食** 由于尿中丢糖过多，身体不能很好地利用糖分，机体处于半饥饿状态，能量缺乏引起食欲亢进，食量增加，血糖上升，尿糖增多。

约有一半的糖尿病患者有多食症状，表现为饭量比以前增大，或者进食明显多于同年龄、同性别、同劳动强度者时，仍有饥饿感。一般来说成年人随着年龄的增大，人的食量会逐渐减少，性别、年龄和活动量相近者饭量应该相差不多。如果一个人突然或者逐渐食量增加，反而体力不支，体重下降，就要高度怀疑发生糖尿病的可能性。

（3）**消瘦** 由于胰岛素不足，机体不能充分利用葡萄糖，使脂肪和蛋白质分解加速来补充能量和热量。其结果使体内碳水化合物、脂肪及蛋白质被大量消耗，再加上水分的丢失，患者体重减轻、形体消瘦，严重者体重可下降数十斤，以致疲乏无力，精神不振。

除此之外，有些糖尿病患者还出现了皮肤瘙痒、视力下降等症状。也有手足麻木、心慌气短、腹泻、便秘、尿潴留和阳痿等糖尿病慢性并发症的表现。

糖尿病患者肯定都有"三多一少"吗

糖尿病患者不一定都要有所谓"三多一少"症状。因为"三多一少"仅是糖尿病典型和较晚期的表现，若以此来诊断糖尿病，不但无助于其早期诊断，而且不利于其慢性并发症的早期防治。"三多一少"是在血糖升高到较高水平，超过肾排糖阈值出现尿糖时，由于利尿导致多尿，进而因失水导致多饮；又由于糖分从尿液中排出，致使细胞内能量不足而引起饥饿感，表现多食；这一糖代谢障碍使体内蛋白质和脂肪分解增加最终出现消瘦。

因此，患者在早期是不会出现"三多一少"症状的。所以，只有定期测定血糖（包括空腹和餐后血糖）才有助于疾病的早期检出，为获取有效防治糖尿病争得宝贵的时间。

第三节 糖尿病发病的各种因素

糖尿病是吃糖引起的吗

20世纪，工业发达国家把白糖消耗量的多少视为文明的尺度之一。20世纪80年代，有报道说欧洲某些发达国家每年人均用糖50千克左右；1985年美国人均用糖约60千克；古巴人均用糖量为52千克，1986年竟达66千克。似乎吃糖越多的国家文明程度越高。但是随着生活水平的提高和医学科学的进步，糖已不再受人青睐，更有不少人认为"糖尿病就是吃糖引起的，如果不吃糖自然就不会患糖尿病了"，其实这种认识是错误的，患糖尿病的原因绝不仅限于此，其主要因素如下：

（1）**遗传因素** 糖尿病是遗传性疾病已被公认。国内外的资料表明，糖尿病患者亲属中的糖尿病患病率显著高于普通人群。Ⅱ型糖尿病的遗传因素更明显，父母患糖尿病的，其子女约一半患有糖尿病。Ⅱ型糖尿病的基因遗传占主导地位，其遗传方式可能是常染色体隐性遗传，并且是多基因遗传（体内存在两个或两个以上的致病基因），把异常基因传给下一代，使后代具有糖尿病易感性，在遇有外因如肥胖等情况下，就会发生糖尿病。

（2）**环境因素** 环境因素对Ⅱ型糖尿病也很重要，特别是肥胖者或采取西方生活方式的人易患Ⅱ型糖尿病，如营养过剩，进食高脂肪、低糖类饮食和体力活动减少等因素。约有60%~80%的Ⅱ型糖尿病患者都有体重超重或肥胖的历史。

病毒感染是Ⅰ型糖尿病的重要环境因素。具有Ⅰ型糖尿病易感性的人如果感染了肝炎、心肌炎、腮腺炎及柯萨奇B_4病毒后，病毒可直接侵犯胰岛β细胞，使之发生急性炎症、坏死而丧失功能；或病毒长期滞留在β细胞内，激发自身免疫系统，从而引起体内β淋巴细胞产生抗胰岛细胞抗体，这种抗体使胰岛β细胞损伤破坏，造成胰岛素合成减少，胰岛素缺乏，引起Ⅰ型糖尿病。但Ⅱ型糖尿病一般不会因病毒感染引起，它可使隐性糖尿病成为显性，使化学性糖尿病转化为临床糖尿病而已。

(3) **自身免疫** 糖尿病患者常伴有内分泌和自身免疫性疾病，例如甲状腺功能亢进症、甲状腺炎、周期性麻痹、重症肌无力及恶性贫血等。由于病毒感染严重，特别是柯萨奇B_4病毒、巨细胞病毒等使胰岛组织及β细胞产生炎症并坏死，引起自身免疫反应。在自身免疫反应的作用下，胰岛细胞大量的破坏，使胰岛素分泌加速减少，导致Ⅰ型糖尿病。在Ⅰ型糖尿病患者血中可检出胰岛细胞抗体，如胰岛细胞膜、核、胞浆中抗体等，这些均可证明Ⅰ型糖尿病的发病与自身免疫关系重大。

以上所述各因素均与吃糖无直接关系，所以吃糖就可引起糖尿病，不吃糖就不会患糖尿病的说法是缺乏根据的。人们不必惧怕吃糖，当然这是对没有糖尿病的人和非肥胖者而言，若是胖人就应该注意少吃糖了，从而才能远离糖尿病。

Ⅰ型糖尿病的病因和发病机制是什么

Ⅰ型糖尿病的病因和发病机制，目前研究认为主要与遗传因素、环境因素和免疫因素有关。

(1) **遗传易感性** 研究发现，Ⅰ型糖尿病易感性与人类组织相容性抗原HLA-Dw3、HLA-Dw4呈阳性相关，HLA-D w2阴性相关。用血学方法鉴定HLA-DR亚型，发现Ⅰ型糖尿病易感性与HLA-DR3、HLA-DR4呈阳性相关。80%~90%的Ⅰ型糖尿病患者中DQA-52为精氨酸［Arg（+）］有肯定的易感作用。另据临床研究报道，Ⅰ型糖尿病患者的父母患病率为11%，三代直系亲属中患病率为6%，主要系基因变异所致。

(2) **自身免疫** 目前研究表明，大约90%新发病的Ⅰ型糖尿病患者血循环中有多种胰岛细胞自身抗体。另外，细胞免疫在Ⅰ型糖尿病发病中也有重要作用，细胞因子是Ⅰ型糖尿病细胞免疫中主要的效能分子，其中主要是白细胞介素-1（IL-1）对胰岛细胞有毒性作用。

(3) **病毒感染** Ⅰ型糖尿病与病毒感染密切相关。研究已经阐明与Ⅰ型糖尿病发病有关的病毒有柯萨奇 B_4 病毒、腮腺炎病毒、风疹病毒、巨细胞病毒等。病毒感染可直接损伤胰岛组织，引起糖尿病。也可能在损伤胰岛组织后，诱发自身免疫反应，进一步损伤胰岛组织而引起糖尿病。

综上所述，具有Ⅰ型糖尿病遗传易感性的个体在遇到环境因素特别是病毒感染或化学毒性物质刺激后，直接或间接通过自身免疫反应，引起胰岛β细胞破坏，以致胰岛素产生不足，发生Ⅰ型糖尿病。

Ⅱ型糖尿病的病因和发病机制是什么

Ⅱ型糖尿病有更强的遗传基础。其发病机制主要是胰岛素抵抗和胰岛素分泌障碍，而不是胰岛素细胞自身免疫破坏。其危险因素包括人口老龄化，现代社会生活方式：如体力活动减少，高热能方便食品以及肥胖等。目前认为，Ⅱ型糖尿病的发生、发展可分为如下4个阶段：

(1) **遗传易感性** 通过孪生子发病共显性研究，家族聚集发病情况调查等，已确定Ⅱ型糖尿病的遗传倾向，并一致认为，Ⅱ型糖尿病不是一种单一疾病，而是多基因疾病，具有广泛的遗传异质性。除遗传易感性外，糖尿病的发病也与环境因素有关，包括人口老龄化、营养因素、体力活动不足、肥胖、应激反应、化学毒物等。

(2) **高胰岛素血症和胰岛素抵抗** 胰岛素抵抗和胰岛素分泌障碍是Ⅱ型糖尿病发病机制中的两个基本环节和特征，并且与高脂血症、肥胖症、高血压病、动脉粥样硬化、冠心病等有关，是所谓"代谢综合征"的成分之一。

胰岛素抵抗是指机体对一定量的胰岛素的生物学反应低于预计正常水平的一种现象。胰岛素抵抗是Ⅱ型糖尿病临床过程中的早期缺陷，在不同种族、年龄、体力活动程度的个体中差异很大。处于这个阶段的患者，血浆胰岛素水平可正常或者高于正常。但胰岛素与胰岛素受体的结合能力以及胰岛素与胰岛素受体结合后的效应均减弱，同时肝脏生成葡萄糖增加。为降低血糖，胰岛素分泌增多，出现高胰岛素血症，但仍然不能使血糖恢复到基础水平，最终导致高血糖。持续的高血糖又能刺激胰岛素分泌，促进高胰岛素血症的发展。高胰岛素血症可使胰岛素受体数量减少，亲和力降低，又反过来加重胰岛素抵抗。

有学者研究指出，从血糖升高至出现临床症状的时间可长达7年，在此期间，如果改变自己的生活方式，重视均衡饮食，提倡体力活动，改变不良生活环境，将有助于延缓糖尿病的发生，降低糖尿病的患病率。

（3）糖耐量减低　目前，多数学者认为，大部分Ⅱ型糖尿病患者均经过糖耐量减低阶段。据统计，每年大约有1%～5%的糖耐量减低者发展成为Ⅱ型糖尿病。

（4）临床糖尿病　在这一时期，患者可以不出现糖尿病明显症状，但血糖肯定升高，并且达到糖尿病的诊断标准。随着病情的进展，患者可以出现代谢紊乱症候群，或者出现糖尿病并发症的临床表现。

糖尿病的"促发剂"有哪些

所谓"促发剂"，就是指能加速糖尿病形成的外因。例如，过多的甜食及劳累、感染等其他的突发应激状态。虽然吃甜食本身不会引起糖尿病，但对于处在糖尿病边缘的人来说，一顿大量的甜食，将导致血糖水平迅猛升高，会使已经负荷过重、疲惫不堪的胰岛β细胞雪上加霜，最终导致衰竭，血糖浓度失控，直至糖尿病发生。

目前认为，糖尿病"促发剂"还包括高度紧张、过度劳累、强烈精神刺激、严重感染、意外伤害、各种手术、难产分娩等其他重大疾病，以及能使血糖升高的药物等。这些都是导致Ⅱ型糖尿病的"促发剂"及诱因。

糖尿病发病是否和性格有关

具有某些性格特征的人易患疾病，即疾病的个性特征，这是社会心理因素致病的一个方面。有人发现，在A型行为模式的人血中肾上腺素、肾上腺皮质激素，以及血脂、血糖常处于较高水平。A型行为具有攻击性、上进心强、易冲动、精力充沛、表现力强、行动迅速、性急、不沉着等特点，根据这些行为特点，有人推断A型行为模式可能作为糖尿病的致病潜因之一。然而，德国学者Meuter在对相同年龄、性别、文化背景的800名糖尿病患者和800名非糖尿病患者进行的比较性心理和个性特征研究中观察到，总的来说，糖尿病患者具有较少的侵略性，他们不容易感情冲动、大多缺乏自主性，多趋向抱怨更多的生理不适，需要更多的社会交往，他们很少能公开开展自我批评。Ivanyi等以

20名溃疡病患者作对照,对45名Ⅰ型糖尿病患者进行了3种不同的心理试验研究,其结果表明不存在特殊的糖尿病个性特征。所以,糖尿病患者是否存在个性特征的问题,目前仍无统一的看法,仍有待进一步研究。

为什么有糖尿病家族史的人易患糖尿病

遗传学研究表明,糖尿病是一种遗传性疾病。导致糖尿病发生的主要原因是调节血糖的基因组合异常。调查中发现,糖尿病患者的亲属比非糖尿病患者亲属的糖尿病发病率要高得多。糖尿病患者的父或母有糖尿病者为8.33%,其亲属糖尿病发病率为1.62%~5.85%。一般认为,隐性遗传常隔代或隔数代,糖尿病患者遗传给下一代的不是糖尿病本身,而是容易发生糖尿病的体质遗传,即突变基因,临床称之为糖尿病易感性。糖尿病易感者,对胰岛素的适应能力很差,极易发生糖尿病。

妊娠糖尿病的发病原因有哪些

妊娠糖尿病的发病原因不太清楚。但科学家们正在发现一些线索。这些线索包括:

(1) **激素异常** 妊娠时胎盘会产生多种供胎儿发育生长的激素,这些激素对胎儿的健康成长非常重要,但却可以阻断母亲体内的胰岛素作用,因此引发糖尿病。妊娠第24周到28周是这些激素产生的高峰时期,也是妊娠型糖尿病的常发时间。

(2) **遗传基础** 发生妊娠糖尿病的患者将来出现Ⅱ型糖尿病的危险很大(但与Ⅰ型糖尿病无关)。因此有人认为引起妊娠糖尿病的基因与引起Ⅱ型糖尿病的基因可能彼此相关。

(3) **肥胖症** 肥胖症不仅容易引起Ⅱ型糖尿病,同样也可引起妊娠糖尿病。

为什么老年人易患糖尿病

现代科学研究认为,老年人易患糖尿病的原因主要有:

(1) 基础代谢率下降,饮食不合理、不科学。

(2) 体力活动减少。

(3) 胰岛β细胞衰老以及全身各脏器衰老、不协调，胰岛素的质量和分泌量下降，机体消除氧自由基的作用下降。

总之，老年人的身体各脏器趋于老化，逐渐发生衰弱性的变化，在罹患糖尿病的基础上，身体损伤更甚，以致表现为各种糖尿病并发症。

此外，老年人常有高血压、高血脂、高血黏度、高尿酸和高胰岛素血症，这些均使老年人成为糖尿病高发人群。

为什么肥胖的人易患糖尿病

肥胖往往是多种疾病的病理基础。例如血脂异常、高血压、胆囊疾病、高尿酸血症与痛风等，也包括糖尿病，都与之有关。

肥胖者为何易患糖尿病呢？主要有3个方面的因素：

(1) 肥胖者脂肪细胞肥大，脂肪细胞上受体的密度减低，对胰岛素敏感度减退，血糖容易升高。

(2) 肥胖者活动不便，体力活动减少，糖代谢减慢，血糖容易升高。

(3) 肥胖者往往同时伴有高血压和高脂血症，血黏度也高，这又是导致糖尿病的危险因素。

为什么精神紧张的人易患糖尿病

人不同于动物，人是有复杂的思想和心理活动的，故心理治疗对糖尿病血糖控制至关重要。一方面，精神紧张可能造成血糖波动；另一方面，血糖波动又会引起精神紧张，结果陷入恶性循环的怪圈。精神紧张、焦急、忧虑、愤怒、恐惧等，都会使交感神经兴奋性增强，体内的肾上腺素和肾上腺皮质激素等浓度急剧升高，血糖水平上升，血脂分解加速，甚至会造成酮症。反过来，血糖升高、酮体阳性又会加重患者的心理负担，使患者心慌意乱，进一步刺激交感神经，使血糖上升。

为什么更年期妇女易患糖尿病

糖尿病是一种多基因遗传病，其主要病因是由于胰岛β细胞中的胰岛素分泌减少或缺失。根据医学资料，40岁以后糖尿病患者占总发病患者人数的75%以上，妇女更年期的生理变化也开始于40岁左右，这两类病理和生理的变化正好处于同一年龄阶段，因此，更年期妇女原发性糖尿病的发病率较年轻人高，就不足为奇了。

同时，更年期是妇女内分泌调整和变化的时期，这也是容易引发糖尿病的一个因素。

糖尿病为何缠上了孩子

美国科学家的最新研究结果表明，患有Ⅱ型糖尿病的儿童人数正在急剧上升。Ⅱ型糖尿病过去认为基本上是"成人型"糖尿病。20年前，在美国9~19岁被初次诊断患有糖尿病的患者中只有2%的患者得的是Ⅱ型糖尿病。一向被认为是成年人尤其是中老年人才会得的糖尿病正日渐年轻化，近几年，儿童患糖尿病的人数在不断上升。通过分析，其原因有多种。

（1）**生活方式因素**　根据美国糖尿病协会的调查，现在美国新增的儿童糖尿病患者中有50%属于Ⅱ型糖尿病。其出现的原因：一是肥胖，特别是腹部堆积许多脂肪后，会使人体组织对胰岛素的需求减少，从而将糖分"锁"在了血液中。二是缺乏必要的锻炼，现在儿童户外活动与锻炼的机会大大减少。运动不但是良好的减肥手段，也是抵御糖尿病侵袭的有效方法，因为运动除了本身可以消耗糖，使血糖降低外，还有利于胰岛素受体的增加。

（2）**遗传因素**　糖尿病患者中带病生存者较多，造成群体基因库的改变，进而使儿童糖尿病的患者数增加。此外，研究表明，亚洲人体内有一种能使人体产生更多能量的基因，原本与人的饮食习惯和食物的消化是平衡的，一旦饮食习惯改变，进入人体内的能量大大增加，超过了基因负荷，不能将能量分解，而易出现肥胖。

（3）**环境因素**　儿童糖尿病主要分为两类。Ⅰ型糖尿病多发于儿童期或青春期，由于胰岛受损，胰岛素分泌绝对不足所致，需用胰岛素治疗，故也称胰岛素依赖型糖尿病。Ⅱ型糖尿病本多发于中老年人，是胰岛功能减退，胰岛素相对不足或胰岛素抵抗所致，故又称非胰岛素依赖型糖尿病。如果儿童肥胖，致使其机体胰岛分泌功能逐渐下降，对胰岛素不敏感，血糖升高，而导致Ⅱ型糖尿病的发生。

糖尿病不但糖代谢紊乱，还存在脂肪和蛋白质代谢紊乱。如控制不良，可出现生长发育迟缓，严重者可致糖尿病矮小综合征。

儿童糖尿病一般发病较急，有些甚至是在突然出现糖尿病性昏迷后才得知。如果孩子一直身体很好，突然间出现喉咙干渴，并因大量饮水而发生遗尿，或并未患过湿疹的孩子出现湿疹，且一直难以治愈，则需带孩子到医院检查化验，及时治疗。在医师的指导及家长的密切配合下，严格控制高血糖，病情就能得到有效的控制，糖尿病儿童也能和正常儿童一样享有属于自己的一片天地。

哪个季节更容易得糖尿病

Ⅰ型糖尿病通常在30岁以下的人群中发生，而且在每年的秋季引发糖尿病更为普遍。秋季是发生多种病毒感染（例如水痘、流感及麻疹）的季节，在秋季的几个月中，Ⅰ型糖尿病的高发率使人们以为Ⅰ型糖尿病可以通过会引起感染的病毒而开始得病，但目前尚不清楚这种看法是否属实。

Ⅱ型糖尿病通常发生在30岁以上的肥胖人群中。Ⅱ型糖尿病的发展似乎与季节无关。糖尿病的形成在季节上的差别是两类糖尿病许多不同表现的方式之一。

应激是诱发糖尿病的原因吗

人们在了解应激与疾病相关的同时，也逐步研究致病的作用机制。科学家认为，不同的应激刺激可激活下丘脑——垂体——肾上腺素系统，引起血中肾上腺皮质激素含量的升高，而后者具有明显的生理和病理作用。Selye早就认为，一些临床常见病如高血压、糖尿病、胃溃疡及某些精神病，其发病机制与下丘脑——垂体——肾上腺素分泌的不适当增多有关。近年来的研究证实，应激致病的机制远较此要复杂得多。新近发展起来的心理神经免疫学的研究表明，心理社会刺激（如丧偶）可以抑制淋巴细胞的功能（如T细胞有丝分裂），这种T细胞反应比对照组慢10倍。社会心理因素对机体免疫功能产生的明显影响主要是通过神经、内分泌系统的作用所致。机体免疫功能低下有利于致病微生物的入侵发生感染而诱发糖尿病，同时，应激时导致多种可抵抗胰岛素的激素等物质，如肾上腺素、肾上腺皮质激素、生长激素、胰高血糖素和一些神经内分泌激素的释放量增加，进而可直接影响胰岛素的分泌或扰乱糖代谢。

总之，生活事件对疾病的作用是以个性特征为中介因素的。从整体上看，生活事件是疾病的"危险因素"。著名哲学家 Epitetus 说过："扰乱人的精神的与其说是事件，不如说是人对事件的判断。对于同一生活事件，不同气质和性格的人可以有不同的认识和评价。"个性特征和体质将影响并决定其对精神应激的耐受程度和情绪感受，它反过来又能影响植物神经系统或整个机体的功能，包括垂体——肾上腺皮质和其他内分泌功能，从而引起机体各系统的功能改变。

诱发糖尿病的病理原因有哪些

（1）胰岛病变（特别是 β 细胞），例如患胰腺炎、胰腺癌、创伤等。
（2）生长激素和促肾上腺皮质激素过多，对抗胰岛素。
（3）肾上腺皮质功能亢进，皮质醇增厚。
（4）脑部疾患，如脑震荡、脑炎等。

除此之外，在肝脏或胆囊受到慢性感染时，也会影响胰腺功能，同样会导致糖尿病。

病毒感染会引发糖尿病吗

从流行病学角度看，糖尿病发病率在夏末、秋初及冬季最高，这与柯萨奇 B_4 病毒流行季节很相近，这间接说明糖尿病的发病与病毒感染有联系。柯萨奇 B_4 病毒引起糖尿病最明显的病例是由美国人在 1979 年报告的。他们用柯萨奇 B_4 病毒、脑炎心肌病毒分别感染小鼠，结果发现小鼠胰岛组织有细胞浸润、细胞变性及坏死，胰岛内细胞呈不同程度的变性及破碎，有淋巴细胞或单细胞浸润的现象，这种胰岛炎的改变酷似 I 型糖尿病胰岛的病理改变，这样从病理上证实了病毒感染可引起糖尿病。

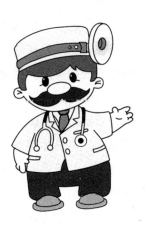

喝牛奶和糖尿病有关系吗

芬兰科学家近期完成的一项研究表明，对于那些Ⅰ型糖尿病高危婴儿来说，一种含有牛奶成分的婴儿奶粉会显著增加他们患这种遗传性糖尿病的危险，可达50%。但专家表示，这种研究结果只是在芬兰这个局部地区成立，到目前为止，还没有相应的研究证明我国人群Ⅰ型糖尿病的发病与喝牛奶有关。

虽然对Ⅰ型糖尿病的诱发因素还没有完全弄清楚，但一般认为基因和婴儿的早期食品都具有非常重要的作用。有关专家建议，如果婴儿的直系亲属中患有这种遗传性糖尿病，最好还是尽可能采用母乳哺育，或至少要吃母乳1年以上以及在头6~8个月避免那些含有牛奶成分的奶粉。

患糖尿病与腿短有关系吗

腿短的人患糖尿病的概率会增加，这是美国霍普金斯大学研究人员的一项研究成果。研究表明，大腿长度与糖尿病发病率所呈现的反比关系在拉丁美洲和美国白种女性身上体现得最为明显。对美国白种女性来说，大腿长度比白种女性平均大腿长度每短1厘米，患糖尿病的概率就增加19%。那么，中国人是否也是这种情况呢？

实际上这个问题的核心并不是大腿的长度与糖尿病发病有关，而是肥胖与糖尿病发病有关。大腿长度和糖尿病发病的关系在拉丁美洲和美国白种妇女中最明显。最根本的原因就是：拉丁美洲和美国白种妇女的肥胖有一个共同特点，就是以臀部大为主，称之为离心性肥胖，而大腿长度的测量值能间接地反映肥胖度。另外，臀部大也会影响到腿长短的测量，因为测量腿的长度是以股骨大转子作为体表标志，测量它到脚的长度，臀部的部分是被算在腿长里面的。所以，臀部越大的妇女测量出来的腿长就和她实际的腿长相差得越多。在具体测量过程中，对于较胖的女性，股骨大转子的位置也不好找，测量出来的误差会更大。所以，欧美女性测量出来的大腿长度越短，糖尿病发病危险越大。

由于中国人离心性肥胖的较少，主要以腹部肥胖为主，或叫向心性肥胖或中心性肥胖，脂肪积聚在腹部，所以大腿长度和糖尿病发病的关系并不明显。但不管哪种肥胖，都会增加糖尿病发病的危险。

特别提醒家长，孩子肥胖不能掉以轻心，这和他将来患糖尿病是很有关系的，所以一定要帮助孩子控制体重，最重要的就是从小让孩子运动，这也可以刺激人体生骨中心，让孩子长得更高。

应酬多可诱发糖尿病吗

某研究机构公布了一项专门针对办公族的抽样调查结果，在4010名办公族中，脂肪肝患病率达12.9%，肥胖病和高血脂患病率分别高达31.6%和28.9%，高血压和冠心病患病率分别为12.8%和3.1%。

其原因与办公族外餐多、快餐多、夜宵多的情况有关，进而因为高血脂、高血压而促使糖耐量下降，诱发糖尿病。

睡眠障碍者易患糖尿病吗

法国医学博士尼古拉·麦斯勒最新公开的科学研究结果表明，在打鼾人群及一种被称为睡眠呼吸暂停综合征的患者中，更容易发现糖尿病患者或者糖尿病前期症状，通常被称为"胰岛素抵抗"。

他们的研究表明，睡眠呼吸暂停综合征可能会导致胰岛素抵抗，甚至患上糖尿病。研究选择了595名患有障碍性睡眠呼吸暂停综合征患者作为测试对象，检查他们是否患Ⅱ型糖尿病和胰岛素抵抗，结果发现除101人最终被诊断为单纯性打鼾外，其余494人均患有Ⅱ型糖尿病，或者出现了胰岛素抵抗症状。

长期服降压药可诱发糖尿病吗

口服复方降压片能够调节血糖代谢，这是医学专家经过3年的探索，对200余名高血压患者以口服葡萄糖耐量试验为随访指标的严格测试得出的结果。研究发现，长期口服抗高血压药吲哚帕胺可严重损害部分高血压患者的糖代谢，导致血糖升高，诱发糖尿病。复方降压片，则未发现此副作用。

滥用激素会不会诱发糖尿病

有专家指出：如果因为个子矮而滥用生长激素，可能会由于体内激素含量过高而诱发糖尿病，骨骼已愈合没有生长潜力的人则会出现肢端肥大。

哪些疾病可诱发糖尿病

继发性糖尿病是指那些由于其他疾病而造成的糖尿病。引起继发性糖尿病的原因主要包括以下几种：

（1）**胰腺疾病**　胰岛素是胰腺中胰岛分泌的，胰腺发炎或胰腺切除，当然会严重影响胰岛素的产生或分泌，进而造成糖尿病，比如急性或慢性胰腺炎、胰腺癌导致胰腺切除或者因其他疾病造成胰腺破坏等情况，原来所谓的"营养不良相关型糖尿病"也属于此类。

（2）**其他内分泌疾病**　糖尿病是一种内分泌疾病，除了糖尿病外，还有不少内分泌疾病可能使人体胰岛素分泌受到影响，或者使人体对胰岛素的需求增加而导致糖尿病，比如说人脑内垂体长瘤子分泌太多的生长激素所造成的肢端肥大症，肾脏上方的肾上腺分泌过多的肾上腺皮质激素所引起的库欣综合征，或者分泌过多肾上腺素的嗜铬细胞瘤，或者胰岛长了胰升糖素瘤分泌过多的对抗胰岛素的胰升糖素，甚至甲状腺功能亢进，都可能给患者带来糖尿病。

这些也是一大类继发性糖尿病。

（3）**药物性糖尿病**　患者因吃一些可能影响血糖的药物而造成糖尿病。首先是肾上腺糖皮质激素，平常被人称为"激素"的可的松、泼尼松（强的松）、地塞米松，均可引起糖尿病发生，或者加重糖尿病的病情。另外，有些避孕药和利尿剂，也可能诱发糖尿病，所以在使用这些药物时，应当谨慎。

第四节　血糖与糖尿病的关系

什么是血糖

血糖就是指人体血液中的葡萄糖，其他各种糖类，如果糖、双糖、多糖都只有转化为葡萄糖进入血液之后才能称之为血糖。正常人体的血糖浓度一般处于稳定和平衡之中。一旦平衡被破坏，就会出现各种疾病，如血糖异常升高，就会出现糖尿病。

人体的血糖从哪里来的

人体血液中的葡萄糖称为血糖。饭后，血糖来自食物，正常人进食后血糖会升高，刺激胰岛 β 细胞分泌胰岛素。在胰岛素的作用下，可以产生以下生理过程：

（1）血糖进入肝脏，变为肝糖原储藏起来。

（2）血糖进入肌肉细胞，变为肌糖原储藏起来。

（3）血糖进入脂肪组织，转化为脂肪储藏起来。

（4）血糖进入组织细胞，转化为细胞的组成部分。

（5）糖在各种组织细胞中被利用产生能量和热量，以供人体的利用和消耗。空腹时，血糖来自肝脏，肝脏储藏的肝糖原分解生成葡萄糖，进入血液，以补充血液中的葡萄糖，使血糖不至于降低。空腹时的血糖主要供给脑组织，其他组织主要利用和消耗脂肪酸。餐后 2～3 小时内，体内的各个组织都利用葡萄糖。

人体是如何调节血糖的

虽然血糖的来源和去路大体一致，但人体内仍然有调节血糖的精密系统。这个血糖调节系统主要由肝脏、神经系统、内分泌系统组成。

（1）**肝脏** 肝脏对血糖的调节作用犹如银行的活期存款，存取自由。血糖升高时，葡萄糖进入肝细胞，在那里合成为糖原储存起来，使血糖不致过高；而当人体饥饿，血糖水平偏低时，脑细胞和血细胞急需血糖供应，肝脏就通过糖原分解与糖异生途径，生成葡萄糖以提高血糖浓度。可以看出在葡萄糖稳定平衡方面，肝脏起着举足轻重的作用。

（2）**神经系统** 由中枢神经系统及周围神经系统组成，中枢神经系统犹如司令部，掌管全局。中枢神经的下丘脑有摄食中枢和饱食中枢，前者促进摄食要求，后者下达拒食命令，均可对血糖产生影响。周围神经系统中的自主神经有功能相互对立的一对神经，一是交感神经，它能抑制胰岛素分泌，使血糖升高；而另一个是副交感神经，它能刺激胰岛素分泌，使血糖降低。这一对神经相辅相成，共同调节血糖的变化。

（3）内分泌系统　由分泌系统可分泌各种激素，调节血糖。升高血糖的激素有胰高血糖素、肾上腺素、糖皮质激素、生长激素；使血糖降低的激素仅有胰岛素一种。这些激素功能各异，综合形成一个糖代谢的调节系统。

肝脏、神经系统与内分泌系统三者共同合作，达到稳定血糖，使血糖相对平衡的目的。

糖分在人体内是如何转化的

糖分是我们身体必不可少的营养之一。人们摄入谷物、蔬果等，经过消化系统转化为单糖（如葡萄糖等）进入血液，运送到全身细胞，作为热量的来源。如果一时消耗不了，就转化为糖原储存在肝脏和肌肉中，肝脏可储糖70～120克，占肝重的6%～10%。细胞所能储存的肝糖是有限的，如果摄入的糖分过多，多余的糖即转变为脂肪。

如何掌握正常血糖

血糖是指血液中含有的葡萄糖，血糖值表示血液中的葡萄糖浓度。正常人的血糖在一定范围内波动，用葡萄糖氧化酶法测定静脉血浆血糖水平时，空腹血糖在3.4～6.2毫摩尔/升；饭后2小时血糖不超过7.8毫摩尔/升。

饮食对血糖变化有哪些影响

当人体摄取食物后，消化系统会通过一系列的消化活动，将食物中的糖分分解成为葡萄糖。因此，血液中的葡萄糖水平（即血糖水平）就会升高。由于不同食物中所含有的糖分量是不尽相同的，因此，在进食不同的饮食时，血糖水平升高的幅度也是不尽相同的。

疾病对血糖变化有哪些影响

当糖尿病患者出现其他疾病时，如感冒、发热等，患者的血糖水平会有较大幅度的升高,这是因为在患病时,肝脏会产生较多的葡萄糖,以对付这些疾病给人体带来的消耗,此外,人体会分泌出许多拮抗胰岛素作用的激素,因而使血糖水平升高。再有,某些治疗咳嗽及感冒的药物中,有些成分可以升高血糖水平及血压水平。

什么是低血糖

低血糖是指血糖浓度低于 2.77 毫摩尔/升(50 毫克/分升),是糖尿病患者用口服降糖药或胰岛素治疗的常见的并发症。可见于饥饿时间过长,持续的剧烈体力活动,严重肝肾疾病,腺垂体功能减退、肾上腺皮质功能减退等。低血糖时,脑组织首先对低血糖出现反应,表现为头晕、心悸、出冷汗以及饥饿感等。如果血糖持续下降到低于 2.5 毫摩尔/升,就可发生低血糖昏迷。

低血糖有哪些表现症状

低血糖早期症状以自主神经尤其是交感神经兴奋为主,表现为心悸、乏力、出汗;饥饿感、面色苍白、震颤、恶心呕吐等,较严重的低血糖常有中枢神经系统缺糖的表现,如意识模糊、精神失常、肢体瘫痪,大小便失禁、昏睡、昏迷等,值得注意的是每个患者的低血糖表现可以不一样,但对患者本身来说,每次发作的症状基本相似,因此糖尿病患者及家属应注意识别低血糖症状。

低血糖对人体有哪些危害

人类的大脑和神经细胞的运动必须要靠糖类来提供热量,而不是脂肪或蛋白质。血糖略微降低时,头脑即混乱不清,反应迟钝;血糖降到正常以下时,人会变得暴躁易怒、情绪低劣。

什么是高血糖"黎明现象"

"黎明现象"就是指糖尿病患者黎明时分出现的高血糖症。这类患者白天时血糖控制还算满意,只是在每天早晨血糖很高。仔细地测定血糖可以发现,患者前半夜血糖还不太高，大概从清晨 4 时许血糖逐渐升高，到早晨查血糖时，血糖已经相当高了，这就是所谓的"黎明现象"。引起空腹高血糖现象的主要原因可能有两种，其一是晚间药量不够，或者用药时间过早，结果药物的效力达不到早晨，致使清晨 4 时起血糖逐渐升高，这就是"黎明现象"。

什么是苏木杰现象

苏木杰反应，就是通常所说的"低血糖后高血糖"，由于应用胰岛素治疗的严重糖尿病的患者，容易在午夜发生中度低血糖。原因是在午夜时对抗激素的增加，如肾上腺素、生长激素、糖皮质激素、胰高血糖素等，使血糖上升。但此时胰岛不能分泌足够的胰岛素，不能使血糖保持正常，而产生高血糖症，也可产生酮症。对此种空腹高血糖应需与真正的血糖升高相区别。最好是查清晨 3 时的血糖，以明确有无低血糖。对此种患者的处理，不是增加胰岛素剂量，而是减少晚餐前或睡前的胰岛素剂量。现象需要和无知觉性低血糖综合征相鉴别。

为什么患者要避免苏木杰反应

因为低血糖会在很短的时间内给人体带来严重危害。正常人一旦出现低血糖，机体就会充分调动所有的升糖机制，以防低血糖症的发生。如肝脏立刻加紧工作，释放所储存的糖原，并将脂肪、蛋白质转化为糖以补充糖分的不足；神经和内分泌系统也积极活动，使肾上腺素、胰高血糖素、肾上腺糖皮质激素和生长激素分泌增多，以刺激血糖的回升。与此同时，胰岛素等降糖激素分泌减少，使糖分变为糖原或者转化为其他物质加以储存的量也显著减少。这些变化就使血糖迅速升高。遗憾的是，糖尿病患者的降糖能力有限，这种低血糖后的反跳性高血糖往往难以控制，结果使病情又走向另一个极端，从低血糖变成了高血糖。所以苏木杰反应造成的血糖波动，对糖尿病患者是有害的。

避免苏木杰反应的办法就是患者合理安排饮食、运动和药物治疗，如少食多餐，加强有氧运动，尽可能避免低血糖症的发生。

血糖反复的常见原因有哪些

（1）气候因素：寒冷刺激可促进肾上腺素分泌增多。肝糖原输出增加，肌肉对葡萄糖摄取减少，而使血糖升高病情加重；夏季炎热多汗，注意补充水分，否则血液浓缩而血糖增高。

（2）感冒：感冒后可使血糖升高。

（3）患者因外伤、手术、感染、发热、严重精神创伤、呕吐、失眠、生气、劳累，以及急性心肌梗死等应激情况，可使血糖迅速升高，甚至诱发糖尿病酮症酸中毒。

（4）药物剂量不足：有的患者自行将治疗高血糖药物减量；有的长期不复查血糖，以致血糖升高后原来剂量未及时调整，会因药物剂量不足，造成血糖升高，甚至出现酮症酸中毒。

什么是拮抗作用

拮抗作用是指不同激素对某一生理效应发挥相反的作用，从而稳定身体内环境。

胰岛素与胰高血糖素对血糖含量的调节就是一种典型的拮抗作用。胰高血糖素是由胰岛α细胞分泌的，它的主要作用是促进糖原分解和非糖物质转化为葡萄糖，从而使血糖升高。而当血糖含量较高时，胰岛素分泌增加，胰高血糖素分泌减少，两种激素拮抗作用的结果是促进血糖合成为糖原，并抑制非糖物质转化为葡萄糖，使血糖的含量降低。当血糖含量较低时，胰岛素分泌减少，胰高血糖素分泌增加，结果是促使糖原分解为葡萄糖，并促使非糖物质转化为葡萄糖，使血糖含量升高。可见，胰岛素的降血糖作用与胰高血糖素的升血糖作用相互拮抗，共同实现对血糖代谢的调节，使血糖含量维持在相对稳定的水平。

什么是胰腺

在身体上腹部深处有一个非常不显眼的小器官，它就是胰腺。胰腺是一细长的红褐色器官，全长12～15厘米，宽3～4厘米，厚1.5～2.5厘米，重60～100克。胰腺位于上腹部的后下方，紧贴胃后壁，是一个具有外分泌和内分泌功能的腺体，是人体内仅次于肝的第二大消化腺。

胰腺有哪些作用

胰腺是人体中最重要的器官之一。胰腺为混合性分泌腺体，由外分泌腺体和内分泌腺体两部分组成。所以胰腺主要有外分泌和内分泌两大功能。它的外分泌主要成分是胰液，内含碱性的碳酸氢盐和各种消化酶，其功能是中和胃酸，消化糖、蛋白质和脂肪。内分泌主要成分是胰岛素、胰高血糖素，其次是生长激素释放抑制激素、肠血管活性肽、胃泌素等。

胰岛有什么作用

人的胰岛一般由 A、B、D 及 PP 等 4 种细胞组成，A 细胞位于胰岛最外层，占胰岛细胞的 20%，β 细胞位于胰岛内部，在胰岛细胞中所占比例最大，大概占 75%，胰岛细胞中 3%～5% 为 D 细胞，PP 细胞只占胰岛细胞的不到 2%。

胰岛具有充足的血液供应，几乎每个细胞都和毛细血管接触，其血液量是胰外分泌物的 5～10 倍。现在医学界公认的是，胰岛内部的血液在把分泌的胰岛素由中央部位输送到周边部位的过程中，调节胰岛周边部位的胰岛素及降低胰岛 A 细胞释放胰高血糖素。所以，胰岛是调节人体血糖水平和内分泌平衡的重要器官。

什么是胰岛素

胰岛素是一种蛋白质类激素，体内胰岛素是由胰岛 β 细胞分泌的。胰岛素是由胰岛 β 细胞受内源性或外源性物质，如葡萄糖、乳糖、核糖、精氨酸、胰高血糖素等的刺激而分泌的一种蛋白质激素。胰岛素是机体内唯一降低血糖的激素，也是唯一同时促进糖原、脂肪、蛋白质合成的激素。

什么是胰岛素受体

各种激素都是通过与它们的受体相结合而发挥作用的，各种激素的受体都有其高度的亲和力和特异性。亲和力是指受体和某种激素相结合的能力，特异性是指此种受体只与这种激素结合，不与其他激素相结合。胰岛素受体能够而且仅与胰岛素相结合，也就是说，胰岛素受体就是胰岛素作用的靶子。胰岛素受体是一种糖和蛋白质结合的产物，位于胰岛素靶细胞，如肝细胞、肌肉细胞和脂肪细胞的膜上。胰岛素能与其受体结合，使这些细胞发生结构和功能上的改变，细胞外的葡萄糖、氨基酸等营养物质容易进入细胞，而且细胞内的酶等活性物质也被激活，从而调节了糖、脂肪、蛋白质、核糖核酸等重要物质的合成与代谢。胰岛素受体的数量和亲和力正常是胰岛素发挥降糖作用的先决条件，如果胰岛素受体数量减少，或其亲和力下降，都会引起血糖的升高。

什么是胰岛素抗体

胰岛素抗体与胰岛素受体仅一字之差，但却是完全不同的两种物质。抗体是人体在遇到异物时体内产生的一种化学物质，它生成的意义在于中和异物，减轻异物对人体的影响。胰岛素抗体主要指的是糖尿病患者在打了胰岛素后，对外来胰岛素中的杂质产生的抗体，因此所注射的胰岛素的结构与人自身的胰岛素差得越多，纯度越低，患者体内就越容易产生胰岛素抗体，而影响胰岛素制剂的功效。胰岛素抗体能与胰岛素结合，降低胰岛素降糖作用的强度，使患者不得不用更大量的胰岛素，胰岛素抗药性与胰岛素抗体的产生关系密切。除了对外来胰岛素外，人体在某些情况下也可能对自身的胰岛素产生抗体，我们把这种抗体称为胰岛素自身抗体。胰岛素自身抗体与Ⅰ型糖尿病的发生有一定关系。

影响体内胰岛素分泌的因素有哪些

（1）糖浓度是影响胰岛素分泌的最重要因素。口服或静脉注射葡萄糖后，胰岛素释放是两相反应。早期快速相，门静脉血浆中胰岛素在2分钟内即达到最高值，随即迅速下降；延迟缓慢相，10分钟后血浆胰岛素水平又逐渐上升，一直延续1小时以上。早期快速相显示葡萄糖促使储存的胰岛素释放；延迟缓慢相显示胰岛素的合成与胰岛素原的转变。

（2）进食含蛋白质较多的食物后，血液中氨基酸浓度升高，胰岛素分泌也增加。精氨酸、赖氨酸、亮氨酸和苯丙氨酸均有较强的刺激胰岛素分泌的作用。

(3) 进餐后胃肠道激素增加,可促进胰岛素分泌如胃泌素、胰泌素,胃抑肽、肠血管活性肽都刺激胰岛素分泌。

(4) 自由神经功能状态可影响胰岛素分泌。迷走神经兴奋时促进胰岛素分泌,交感神经兴奋时则抑制胰岛素分泌。

胰岛素与糖尿病有什么关系

胰岛素是一种蛋白质类激素,体内胰岛素是由胰岛 β 细胞分泌的。

糖尿病患者由于病毒感染、自身免疫、遗传基因等各种发病因素引起,其病理生理主要是由于胰岛素活性相对或绝对不足以及胰升糖素活性相对或绝对过多所致,即 β 细胞和 α 细胞双边激素功能障碍所致。I 型糖尿病胰岛素分泌细胞严重损害或完全缺损,如,内源性胰岛素分泌极低,需用外源性胰岛素治疗。II 型糖尿病,胰岛素分泌障碍较轻,基础胰岛素浓度正常或增高,而糖刺激后胰岛素分泌则一般均较相应体重为低,即胰岛素相对不足。

胰岛素对血糖有哪些作用

胰岛素能加速葡萄糖的利用和抑制葡萄糖的生成,即使血糖的去路增加而来源减少,于是血糖降低。

(1) 加速葡萄糖的利用。胰岛素能提高细胞膜对葡萄糖的通透性,促进葡萄糖由细胞外转运到细胞内,为组织利用糖提供有利条件,又能促进葡萄糖激酶(肝内)和己糖激酶(肝外)的活性,促进葡萄糖转变为 6-磷酸葡萄糖,从而加速葡萄糖的酵解和氧化;并在糖原合成酶作用下促进肝糖原和肌糖原的合成和贮存。

(2) 抑制葡萄糖的生成,能抑制肝糖原分解为葡萄糖,以及抑制甘油、乳酸和氨基酸转变为糖原,减少糖原的异生。

胰岛素和胰高血糖素有哪些关系

(1) 胰高血糖素亦称胰增血糖素,或抗胰岛素。它是伴随胰岛素由胰腺的胰岛 α 细胞分泌的一种激素。

(2) 在血糖平衡调节中,胰岛素的分泌量增加会抑制胰高血糖素的分泌,而胰高血糖素的分泌会促进胰岛素的分泌。

（3）胰岛素的作用是当血糖浓度升高时降低血糖浓度。而胰高血糖素的作用是当血糖浓度降低时升高血糖浓度。两者互为拮抗。

（4）胰岛素的分泌量增加会抑制胰高血糖素的分泌，这是在血糖浓度本身就高的情况下发生的。一方面胰岛素分泌直接降低血糖，另一方面通过抑制胰高血糖素的分泌，间接降低血糖浓度（摄食后）。

（5）胰高血糖素的分泌会促进胰岛素的分泌，这是在血糖浓度本身就低的情况下发生的，但升高血糖，在于利用血糖。而血糖的利用必须进入细胞内，血糖能否进入细胞内，就取决于胰岛素了。胰岛素之所以起降低血糖浓度的作用，是因为其能够促进葡萄糖进入细胞中，进一步实现葡萄糖的氧化分解，或合成糖原，或转变成脂肪、氨基酸等。因此，胰高血糖素的分泌势必会促进胰岛素的分泌。

什么是胰淀素

胰淀素是胰岛β细胞的一种正常分泌产物，与胰岛素共同贮存在β细胞的分泌颗粒中，两者以一定比例相伴释放出来。胰淀素原纤维形成与β细胞的死亡有关。胰淀素一旦沉积便可导致胰岛β细胞血液供应减少，乃至缺乏，使胰淀素沉积物直接侵占β细胞，引发β细胞的凋亡，导致高血糖。

胰淀素与胰岛素有哪些关系

编码胰岛素和胰淀素的基因共享一个启动子序列。在生理量葡萄糖等营养物质刺激下胰淀素和胰岛素同步从胰岛分泌囊泡中排出，在正常血液循环中胰淀素呈现高频振荡式分泌。而在高浓度葡萄糖刺激下，胰岛分泌呈现胰淀素、胰岛素之值升高式分泌。大多数实验资料表明，胰淀素只有在处于极高浓度时才能抑制胰岛素的分泌。在接受检测的糖尿病患者或志愿者中观察到胰淀素所引起的全部代谢调节效应均为高浓度状态下发生的，因此提示胰淀素的这些效应是药理性的，而不是生理性的。

生理状态下胰淀素与胰岛素协同控制血糖，而当胰淀素分泌紊乱时则出现血糖的不稳定，导致糖耐量异常。

什么是 C-肽

胰岛素是从胰岛素原分解而来的，每生成一个胰岛素分子，就同时放出一个分子的 C-肽，C-肽有一定的生物活性，有人认为它可能有调节胰岛素合成与分泌的作用，还能防治糖尿病并发症。C-肽的分泌有一定特点：首先，C-肽与胰岛素是等分子释放的，测定 C-肽的量就反映胰岛素分泌的水平，这是 C-肽的第一个特点。其次 C-肽分子比胰岛素稳定，在体内保存的时间比较长，这对测定胰岛功能来说较为有利。更重要的是 C-肽的分子与胰岛素相差甚远，打胰岛素的患者没法测自身产生的胰岛素水平，但是测定 C-肽就不受打胰岛素与否的影响。所以说 C-肽是反映自身胰岛素分泌能力的一个良好指标，对于鉴别糖尿病是 I 型糖尿病（原来叫胰岛素依赖型糖尿病）还是 II 型糖尿病有所帮助。

第五节　认识糖尿病带来的危害

糖尿病对人体有哪些危害

糖尿病对人体主要有以下危害：
(1) 糖尿病患者死亡率比一般人增加 2～3 倍。
(2) 糖尿病患者患心脏病及中风的概率比一般人增加 2～3 倍。
(3) 糖尿病患者患失明的概率比一般人多 10 倍。
(4) 糖尿病患者患坏疽和截肢的概率约比一般人高 20 倍。
(5) 糖尿病是引发致命肾脏病的主要原因。
(6) 糖尿病易导致其他慢性损害，如神经病变、感染和性功能障碍等。

患上糖尿病还能长寿吗

糖尿病是一种终身性疾病，然而，糖尿病又是一种可以控制的疾病。虽然目前还没有一种特效药可以根治糖尿病，但只要患者能积极配合治疗，做好自我保健，那么糖尿病患者在积极采取措施控制病情的情况下，也能长寿。

糖尿病本身不可怕，可怕的是得了糖尿病后不以为然，认为血糖高一点无所谓而不进行治疗，或放纵自己的生活。在不知不觉中，由于持续高血糖的作用使蛋白质发生过度糖基化，全身血管管腔变细，形成血栓，以致减少或中断了脏器和组织的血液供应，引起心、脑、血管、肾脏的损害，以及引起糖尿病眼病、神经功能障碍、糖尿病足等并发症。

糖尿病能置人于死地吗

就目前的认识来说，糖尿病还是不可痊愈的一种终身疾病，若不强化治疗实现达标控制，糖尿病依然是当今威胁人类健康的严重疾病。但处理得当，糖尿病的死亡率应当与非糖尿病者相同。

糖尿病的死亡原因是什么

糖尿病动脉硬化及微血管病变基础上产生的慢性并发症，已成为左右糖尿病患者预后的主要因素，因糖尿病慢性并发症致残、致死的患者逐渐增加。其中糖尿病性心脏病（主要是缺血性心脏病）、脑血管病、肾病是糖尿病的主要死亡原因。

糖尿病会剥夺你的"性"福

阳痿在糖尿病患者中发病率很高，并随年龄增高与病情加重而发病率上升。糖尿病并发阳痿的发病率达30%～60%，与非糖尿病患者相比，其发病早10～15年。国外报道，约有23%～60%男性糖尿病患者并发有不同程度的阳痿。在有增殖性视网膜病变患者中几乎全部患有阳痿。现在认为，糖尿病性阳痿多伴有膀胱神经症状与糖尿病性血管病变引起的末梢循环障碍，这与自主神经功能损害有密切关系，糖尿病性阳痿是以器质性病变为主，但同时伴有较多精神因素。如

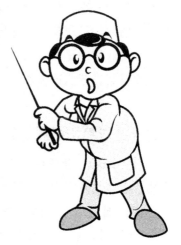

因患了糖尿病产生的压力造成的精神忧虑症，吸烟、嗜酒等引起的精神负担。

糖尿病会影响生育吗

一般说来，糖尿病不会影响生育能力，但女性要承担怀孕、分娩的任务，糖尿病患者怀孕后比正常女性的情况要复杂一些，母婴的病死率较高，病情越重，危险性也越高。

糖尿病会遗传吗

糖尿病是有遗传倾向的，糖尿病患者的子女比其他人更容易患糖尿病。早在20世纪70年代，科学家就在研究中发现，糖尿病患者的家属中，糖尿病的发病率远高于普通人，因而认为糖尿病会通过基因遗传给子女。目前的研究表明，糖尿病的遗传涉及多个基因，这些基因的变异使人更易患糖尿病。如果父母双方都是糖尿病患者，子女患糖尿病的机会就更大（6%左右）。Ⅰ型和Ⅱ型糖尿病均有遗传倾向，与Ⅰ型糖尿病相比，Ⅱ型糖尿病的遗传倾向更加明显。它们遗传的不是糖尿病本身，而是糖尿病的易感性，即遗传容易发生糖尿病的体质。糖尿病易感者对胰岛素的适应能力很差，在各种诱发因素的作用下，使得他们比一般人容易患糖尿病，但是这并不是说糖尿病患者的子女就一定会患糖尿病。糖尿病的发生还受环境、肥胖等后天因素的影响，积极的预防对于这些易患糖尿病的人来说是非常有意义的。糖尿病患者的子女由于对糖尿病的相关知识了解比较多，因此比较注意饮食起居，即使是血糖水平轻微升高，他们也会采取相应的措施，使得病情不但不发展，反而能缓解。所以说糖尿病是有遗传倾向的，但也是可以预防的。

值得注意的是，近亲结婚者患糖尿病的可能性大大增加。因为近亲结婚不仅使得有糖尿病遗传基因的后代人数增加，而且也使遗传作用增强。

糖尿病对胎儿有哪些危害

（1）**畸胎** 糖尿病患者妊娠后畸胎发生率为正常胎儿的2~3倍，多见于骨骼、心血管及中枢神经系统畸形。孕期高血糖或低血糖均可能致畸胎。

（2）**围生儿** 死亡率增加可能是糖尿病导致胎盘功能障碍，供氧减少，而孕36周后，胎儿对氧需求量增加，故使围生儿死亡率增加。

（3）**巨大儿** 发生率增加巨大儿（指胎儿体重＞4000克）可使分娩受

阻，难产率提高，胎儿及孕妇的死亡率增加。

（4）**新生儿易发生呼吸窘迫综合征** 糖尿病患者的新生儿肺发育大多不良，肺泡表现活性物质较少，可致新生儿呼吸困难，呼吸衰竭而死亡。

（5）**新生儿低血糖** 母亲血糖越高，新生儿低血糖的发生率亦越高。

（6）**易发生的症状** 新生儿高胆红素血症、红细胞增多症、低血钙、低血酸、低血磷等。

由于糖尿病对妊娠有很大的影响，因而受孕时间应选择在血糖控制良好时。妊娠后应密切监测，严格控制血糖值，防止血糖过高或过低，以减少母婴并发症及死亡率。

糖尿病对孕妇有什么影响

（1）**受孕率低** 糖尿病患者不孕占2%。约2/3妇女月经不调，重症糖尿病患者由于性腺功能受影响而不易受孕。

（2）**流产率高** 糖尿病患者妊娠后流产率高达15%，主要是由于女性激素比例失调所致。

（3）**妊娠高血压综合征发生率高** 一般为正常孕妇的3~4倍，主要是由于小血管内皮细胞增多，管腔变窄、血管阻力增加所致。

（4）**羊水过多** 会使孕妇的心肺负担加重，从而使孕妇心肺功能失常的发生率增加。

（5）**尿路感染** 尿糖阳性有利于致病菌在尿路中繁衍，故易发生尿路感染。同时由于糖尿病患者的白细胞吞噬及杀菌功能下降，易产生尿路感染性败血症。

（6）**滞产及产后出血** 因糖原下降、能量较少，虽有高血糖但缺乏胰岛素而不能利用，导致子宫收缩力较差，引起滞产或产后出血。

（7）**孕母围生期死亡率较高** 由于妊娠高血压综合征、心肺功能失常、出血、感染等因素，使孕母围生期死亡率增加。

高血糖对人体的危害

（1）血液中葡萄糖浓度很高，但是缺乏胰岛素，葡萄糖不能进入靶细胞被利用，组织细胞中缺乏葡萄糖，脂肪及蛋白质分解加速。

(2) 全身广泛的毛细血管管壁增厚，管腔变细，红细胞不易通过，组织细胞缺氧。

(3) 肾脏出现肾小球硬化、肾乳头坏死等。

(4) 眼底视网膜毛细血管出现微血管瘤、眼底出血、渗出等。

(5) 神经细胞变性，神经纤维发生节段性脱髓鞘病变。

(6) 心、脑、下肢等多处动脉硬化。高血糖常伴有高脂血症，冠状动脉、脑血管及下肢动脉硬化比一般正常人发生得早而且严重。

儿童患糖尿病会影响生长发育吗

糖尿病不但有糖代谢紊乱（高血糖），还存在脂肪及蛋白质代谢紊乱，如蛋白质合成减少，分解增多，机体蛋白质不足。因此，糖尿病控制不良，患儿会出现生长发育迟缓现象，严重者可致糖尿病矮小综合征（生长发育落后、肝大、身体肥胖或消瘦等）。但只要能在医生的指导和帮助下，加之家长的密切配合，使患儿的血糖得到良好的控制，是能够和正常儿童一样生长发育的。

糖尿病患者易得哪些慢性并发症

慢性并发症与急性并发症不同，发生和进展较为缓慢，但发展到一定阶段，就难以逆转。也就是说，糖尿病慢性并发症不会一下就得上，得上后也别指望一下就治好。糖尿病患者容易得的慢性并发症有3种，第一种是大血管并发症，指高血压、脑血管、心血管和其他大血管，特别是下肢血管的病变。第二种是微血管并发症，主要包括肾脏病变和眼底病变。其实人的全身都有微血管，一般认为，大血管病变及神经病变的基础也还是大血管和神经上的微血管病变。但因肾脏病变我们容易查出，眼底病变我们能够直接看见，所以通常临床上所说的微血管并发症主要是指肾脏和眼底病变。第三种则是神经病变，包括负责感官的感觉神经，支配身体活动的运动神经，以及司理内脏、血管和内分泌功能的自主神经病变等等。预防和治疗糖尿病各种并发症的原则基本相同。也就是说，通过糖尿病教育和心理治疗、饮食治疗、运动治疗、药物治疗以及糖尿病监测等综合治疗，使糖尿病患者的体重、血糖、血压、血脂、血黏控制到满意范围，以避免或延缓糖尿病慢性并发症的发生或发展。这个问题下面还要展开来说明。

什么是糖尿病性脑血管病变

脑血管病不是糖尿病所特有的，但是糖尿病，特别是控制不良的糖尿病是引起脑血管病变的重要原因之一，糖尿病患者的脑血管病变比非糖尿病者高3倍，调查研究结果显示我国住院糖尿病患者脑血管病变患病率为12.2%，脑血管病变造成糖尿病患者残废和死亡的问题在我国比在西方国家更为严重。糖尿病患者由于高血压的存在，脑血管的硬化，血管内壁的损伤，红细胞变形能力的下降以及血液黏稠度的增加，血管阻塞性的脑血管病的发生率明显增加，心脑血管破裂造成的脑出血则比糖尿病患者高不了多少。有人发现糖尿病性脑卒中患者88%为脑血栓形成或腔隙性脑梗塞等阻塞性脑血管病变。还有人发现，约43%的急性脑卒中患者的血糖升高，说明二者关系密切。糖尿病性脑血管病变和非糖尿病者在临床表现上很相似，包括头痛、头晕、肢体麻木、严重者可发生偏瘫、残疾，甚至威胁生命。

什么是糖尿病性心脏病变

糖尿病与心血管病关系极为密切，心血管病是糖尿病患者第一位致死原因。为此，国内外专家已达成共识："糖尿病与心血管是等危症"，"糖尿病即冠心病"。糖尿病性心脏病包括心脏和大血管上的微血管病变、心肌病变、心脏自主神经病变和冠心病，尤以冠心病为多见。

糖尿病性心脏病变有什么特点

糖尿病性冠心病和非糖尿病者十分相似，但也有其临床特点，主要有以下三条：

（1）发病率高而且发病时间早，糖尿病性冠心病比非糖尿病者高2~4倍。

（2）心脏病变的发生率在女性糖尿病患者较非糖尿病者要高4倍，男性则要高21倍，平均3倍。

（3）不典型症状常见，由于心脏神经功能障碍，糖尿病性心脏病变的临床表现可能很不典型，如 1/3 以上的糖尿病性心脏病患者发生心肌梗死时不痛，其他表现包括心动过速、心律不齐、直立性低血压、难以纠正的心力衰竭或休克，甚至造成猝死。

什么是糖尿病足

糖尿病足又称糖尿病脚，是糖尿病下肢血管病变的结果。糖尿病患者因糖尿病脚而造成截肢者，要比非糖尿病者高 5～10 倍，糖尿病脚是引起糖尿病患者肢体残疾的主要原因。典型的糖尿病脚是指糖尿病患者因血管病变造成供血不足、因神经病变造成感觉缺失并伴有感染的脚。实际上类似的病理改变也可以发生在上肢、面部和躯干上，不过糖尿病脚发生率明显高于其他部位而已。

按坏疽部位局部表现的不同，坏疽可分为湿性、干性和混合性三种。坏疽严重者不得不接受截肢而导致残疾。

糖尿病足的主要症状有哪些

糖尿病脚的主要症状是下肢疼痛及皮肤溃疡，从轻到重可表现为间歇跛行、下肢休息痛和足部坏疽。病变早期体检可发现下肢供血不足的表现，如抬高下肢时足部皮肤苍白，下肢下垂时又呈紫红色，足部发凉，足背动脉搏动减弱以至消失。所谓间歇跛行就是患者有时走着走着突然下肢疼痛难忍，以至不得不一瘸一拐地走路，或者干脆就不能行走，这是下肢缺血的早期表现。休息痛则是下肢血管病变进一步发展的结果，不只行走时下肢供血不足引起疼痛，而且休息时下肢也因缺血而疼痛，严重时可使患者彻夜难眠。病情再进一步发展，下肢特别是脚上可出现坏疽，创口久久不愈，甚至皮开肉裂，脚趾逐个脱落，让人惨不忍睹。

什么是糖尿病肾病

糖尿病肾病是糖尿病最严重的微血管并发症之一。糖尿病肾病是引起糖尿病患者，特别是Ⅰ型糖尿病患者死亡的主要原因之一。肾脏最基本的功能结构是肾单位，每个人总计共有 100 万个肾单位。肾单位是由肾小球囊、肾小球和肾小管组成，肾小球之间是系膜区。糖尿病肾病最主要的病理改变是肾小球硬化、肾小动脉玻璃样变、基底膜增厚、肾小球间的系膜区扩增。

长期低血糖会引发胰腺瘤吗

胰腺瘤是一种少见的疾病，来源于胰腺的胰岛 β 细胞，每年发病率为 0.004%。其中 10% 为恶性。常在劳累或空腹时出现低血糖，也可由发热和精神刺激诱发低血糖。轻者表现为心慌、出冷汗、头晕等，重者表现为意识丧失，嗜睡叫不醒，表情淡漠，反应迟钝，癫痫样发作。许多患者都首诊于内科或精神科，常常被误诊为癫痫和精神病。

长期低血糖的患者，要高度警惕患有胰腺瘤的危险，并及时检查和治疗。

胰腺瘤以手术切除治疗为主，若术前不能准确定位，也不应盲目等待，而要及时剖腹探查，术中联合 B 超、快速活检、血糖监测等，这些检测有助于发现和切除肿瘤。胰腺瘤若得不到有效的治疗，会因长期的低血糖而引起脑损害，严重时可以导致死亡。

糖尿病肾病分为哪 5 期

临床上常将糖尿病肾病从轻到重分为 5 期，第一期主要是代偿性的肾脏功能亢进，肾脏还没有什么病理改变，有的患者肾脏体积有所增加。第二期肾脏发生了组织学上的改变，但此时化验检查还没有什么阳性发现，也就是说还查不出什么问题，患者也还没有什么感觉，仅少数患者有时血压偏高。从第三期开始患者已有临床上的不正常，尿蛋白出现，血压也开始增高，此阶段关键性的化验结果是尿中微量白蛋白分泌率已高于 20 微克/分钟（μg/min），临床上通常将这一期肾病称为早期肾病。早期肾病是糖尿病肾病得以完全恢复的最后机会，再向前发展，糖尿病肾病就无法完全消失了。如果尿微量白蛋白分泌率超过 200 微克/分钟，病情就进入了第四期，第四期又称为临床肾病，其主要特点就是尿中出现大量蛋白，血压持续性地升高。到了第五期，糖尿病肾病已进入晚期，我们常称之为终末肾病。此时患者因肾功能不全，血液中的废物，如肌酐和尿素氮也开始升高，其中血肌酐水平升高超过 2.0 毫克/分升是终末肾病的诊断指标，终末肾病患者往往伴有显著的高血压和水肿。根据血肌酐的水平，我们把终末肾病又分为3个阶段，血肌酐高于2.0毫克/分升叫做肾功能不全，血肌酐高于5.0毫克/分升叫做肾功能衰竭，如果血肌酐超过8.0毫克/分升，我们就称该患者已经发生了尿毒症。

糖尿病性眼病有哪些

糖尿病对眼睛的影响非常之大，糖尿病眼病引起的双目失明要比非糖尿病者高出25倍，世界上引起双目失明最重要的原因就是糖尿病眼病，万万不可忽视。可以说，糖尿病可影响眼睛从外到里各种组织结构。比如糖尿病可使角膜溃疡的机会增多，可因眼睛内房水回流不畅而增加青光眼的发生率，可使白内障发生的早而且严重，可引起玻璃体积血，可造成不同程度的糖尿病视网膜病变，如果糖尿病性视网膜病变正好发生在眼睛感光作用最灵敏的黄斑部位，那视力受到的影响就更大了。这些眼病中，最常见而且对视力影响最大的是白内障和糖尿病视网膜病变。

什么是糖尿病性神经病变

导致糖尿病患者发生神经病变的原因，主要是由于患者长期的血糖、血压、血脂和血流变控制不良，引起滋养神经的小血管发生病变，神经细胞缺血、缺氧、缺营养；长期糖代谢紊乱可使神经内山梨醇和果糖聚集增多，神经细胞发生肿胀变性，影响神经的传导功能，神经内蛋白质糖化使神经组织本身发生节段性脱髓鞘和轴突变性。

可以说，神经病变是糖尿病慢性并发症中发病率最高的一种，葡萄糖进入神经细胞时不需要胰岛素的帮助，所以糖尿病患者神经细胞中葡萄糖浓度常较高，这些葡萄糖在醛糖还原酶的催化下，先生成山梨醇，进而又转变为果糖，使神经细胞中的渗透压升高。同时由于患者血糖高，神经细胞中蛋白质发生糖化变性，再加上糖尿病微血管病变造成局部缺氧，最终导致神经细胞肿胀，神经纤维的鞘膜脱落，糖尿病神经病变发生。

糖尿病性神经病变有哪些症状

患者可有感觉异常，如有烧灼感、蚁走感、触觉过敏，但真正受到高温、低冷或刺伤等外界刺激时反而不能有正常的感觉，不能立即采取自我保护的措施而容易受伤。还有的患者叙述"脚下没根"，"像踩在棉花上一样"，容易跌倒。与感觉神经相比，运动神经受累的情况比较少见，主要表现为血管神经性病变，如全身无力、肌肉萎缩、肢体疼痛等，偶有单神经麻痹引起肢体瘫痪者，多数患者经过积极治疗，症状可以消失。糖尿病自主神经病变也非常多见，患者常诉说大汗，特别是头面部和躯干部大汗，四肢汗不多，吃饭或稍事活动就大汗淋漓，有的患者半身出汗。腹胀、大便失常、腹泻便秘交替出现的情况也不少见。患者还可有直立性低血压，他们往往躺着时血压高，一站起来血压就下降，甚至头晕跌倒。另外不少患者排尿障碍、或有尿尿不出来，或小便滴滴不尽。糖尿病患者的阳痿、不育也很常见。这些症状都与糖尿病神经病变有关。

糖尿病性神经病变对人体有什么危害

糖尿病性神经病变是给糖尿病患者带来巨大痛苦的一类慢性并发症，病变累及广泛，从中枢神经如脑、脊髓到周围神经的各个部位都可能累及到。

糖尿病性神经病变可以发生在中枢神经的脑部，使患者发生半身偏瘫；发生在脊髓使患者发生下半身截瘫；可以发生在周围神经使感觉神经、运动神经、颅神经以及支配内脏的植物神经发生病变，往往可以使多个神经系统同时受累。

最常见的末梢神经病变常表现为肢体远端的足部和手指麻木、刺痛、发凉和感觉异常，如烧灼感、蚁走感（有如蚂蚁在皮肤上爬动），对冷热刺激的过敏或感觉迟钝，严重时走路如踏棉花，下楼梯时举步不稳，肢体无力，走路时鞋掉了也不知道。如果四肢肌肉萎缩（小腿瘦细）说明病变已累及运动神经，此时往往患者下肢的大血管伴有严重动脉狭窄甚至闭塞，足背动脉搏动消失。

支配内脏的植物神经病变，可引起内脏的功能发生紊乱。如胃肠神经受累，患者可表现为胃瘫（即进食后上腹饱胀、恶心、食欲减退，严重者可呕吐）、便秘或腹泻与便秘交替出现。支配膀胱的神经发生病变，膀胱的排尿功能障碍，导致膀胱残余尿量增多，严重时可发生尿潴留，甚至引起输尿管和双肾的积水，引发肾功能不全。生殖器官神经病变可引起性功能减退，严重者发生阳痿。心脏植物神经病变，常表现为无痛性心肌梗死和持久的心动过速、休息、睡眠时心率仍达 100 次/分以上。

患者如果头颅神经受累，可以引起如三叉神经痛，表现为额部、面颊皮肤发生电击样的疼痛。动眼神经病变表现为复视（看东西成双），眼睑下垂。一侧面神经病变表现为口眼及面部歪斜。患者出现耳聋耳鸣，可能是内耳听神经受累所致。

什么是糖尿病消化系统病变

糖尿病对消化系统的影响是多方面的，并与糖尿病性消化系统病变互相影响，必须同时给予治疗。糖尿病患者食管和胃肠多出现蠕动减弱、排空时间延长，严重者可发生胃轻瘫。胃轻瘫患者可出现恶心、餐后上腹胀痛、呕吐，由于吸收障碍，患者的血糖常难以控制，低血糖和高血糖反复发作。不少患者诉说大便不正常，多为便秘，也有腹泻的，或者是腹泻便秘交替出现，弄得患者不知所措。胰腺也可能受到影响，糖尿病患者中胰腺炎和胰腺癌的患病率都增高，而急、慢性胰腺炎或胰腺癌也可能成为糖尿病的诱发原因。糖尿病与肝胆系统间相互影响的关系也是如此。

糖尿病与骨及关节病变的关系如何

糖尿病可影响全身各个器官，也包括骨和关节。有些骨及关节病变在糖尿病患者中相当常见，而且比一般人要重，也有些骨及关节病变不属于糖尿病慢性并发症。糖尿病肯定能并发的骨及关节病变包括骨质疏松和夏科关节。非糖尿病者当然也会发生骨质疏松，特别是老年人和绝经后的妇女。但糖尿病患者由于代谢紊乱造成破骨细胞活性增强，成骨细胞活性减弱，骨质疏松发生得早而且重。骨质疏松可引起骨骼疼痛，更严重的是引起骨折，造成残疾。为了预防骨质疏松，及早补充钙剂和维生素 D 是十分必要的。夏科关节好发于脚和踝部，主要表现为骨骼畸形，特别是发生于轻度外伤后较重的持久的骨关节，如脚踝肿胀，疼痛倒不太明显。这种骨病可能与糖尿病血管和神经病变有关，确切机制还不大清楚。夏科关节的处理主要是局部护理，包括避免患肢过度负重，或者穿特制的鞋来保护患肢，必要时可行关节固定手术。糖尿病患者可能伴发的骨关节病变包括脊柱骨质增生、关节周围炎、骨性关节炎等，治疗上与单纯的骨病无不同。

什么是糖尿病性口腔病变

在糖尿病患者中可以见到各种口腔病变，如口腔黏膜病变、龋齿和牙周病等等，其中一部分与目前或长期糖尿病控制有关。口腔病变可以作为发现糖尿病的线索，而且在一定程度上与糖尿病互相影响。口腔黏膜病的症状包括嘴干，口唇黏膜灼痛、瘀血、水肿或痛性干裂，患者的口腔黏膜抵抗力下降，细菌和真菌生长，严重者可引起球菌或酵母菌性口炎，甚至造成组织坏死。多数人认为血糖控制不佳者，龋齿发生的机会增多，而且龋洞进展迅速，牙齿破坏严重。有人认为这是由于患者唾液流量减少，冲洗作用减弱，而且唾液中含糖量增加的结果。糖尿病患者得牙周病的机会增多，患者常有牙龈充血、肿胀、牙龈增生，最终导致牙槽骨破坏和牙齿松动，不少患者年龄不大却满口牙脱落殆尽，因而显得老态龙钟。糖尿病患者口腔病变的处理原则包括：控制好糖尿病，注意口腔卫生和口腔保健，积极、正确地处理糖尿病患者的牙龈炎和牙周炎。

糖尿病与皮肤病的关系如何

糖尿病的急性和慢性皮肤病变多种多样，这与患者血糖升高，局部抵抗力下降有密切关系。糖尿病皮肤病变多数不是糖尿病患者所特有的，但这些病变在糖尿病患者身上比非糖尿病者发生的机会要大得多，包括：

（1）皮肤瘙痒症，在糖尿病患者中十分常见，这是高血糖刺激神经末梢的结果，外阴部还有尿糖的刺激和局部感染的影响，瘙痒更加多见，有人发现瘙痒症在糖尿病患者中发生率可达7%~43%。

（2）皮肤真菌感染，真菌感染在糖尿病皮肤病变中占首位，也远多于非糖尿病者，如手癣、足癣、甲癣、股癣、体癣以及外阴白色念珠病等。

（3）皮肤细菌性感染，如疖、痈等，在糖尿病患者的发生率远高于非糖尿病者，常成为检出糖尿病的线索。

（4）胫前色素斑，多见于男性糖尿病患者，发生在小腿前侧，开始时可发生皮肤红斑、水疱、紫癜、糜烂或溃疡，以后逐渐形成数目不定、形状不一的褐色斑，不痛不痒，一二年后可自行消退。

（5）糖尿病大疱，是糖尿病患者少见但有特征性的皮肤病变，发病前无明显诱因，突然在四肢肢端出现大疱，大小在0.5~10厘米不一，疱壁紧张，菲薄而透明，内含清水，类似烫伤的水疱，自觉症状不明显，1～2周后水疱自行消失，不留痕迹。

糖尿病皮肤病变的治疗也包括糖尿病控制、局部处理，必要时须全身治疗。

糖尿病对男性生殖系统功能有什么影响

糖尿病对男性性功能影响很大，可能严重降低患者的生活质量，有人说性功能障碍仅次于失明和截肢的第三大致残性病变，所以在糖尿病治疗中必须予以注意。男性糖尿病患者性功能障碍的临床表现多种多样，主要包括性欲减退、性感高潮消失、勃起功能障碍（原称阳痿）、早泄、逆向射精或者不射精，婚后不育等。造成这些异常的原因是多方面的，既包括全身代谢紊乱、体质下降的因素，也包括局部血管神经功能障碍的因素和精神、心理因素，多数患者体内男性激素水平的下降并不明显。患者可能因勃起功能障碍或早泄而不能进行正常的性生活；因为调节排精管道的神经功能障碍，使精液无法正常排出体外，反而逆向射入膀胱，结果造成男性不育。这些异常会给患者带来很大的精神压力和难以启齿的痛苦，严重影响患者糖尿病病情的控制和生活质量。男性糖尿病患者性功能减退的处理也包括血糖的良好控制。神经并发症的预防和治疗，全身用药如万艾可（伟哥）、前列地尔和中药治疗，局部用药如复方罂粟碱和酚妥拉明局部注射等，还可以用阴茎的负压勃起装置促使患者性生活能力的恢复。由于糖尿病患者性功能减退常有明显的精神及心理因素的影响，所以心理治疗十分重要。

糖尿病与妇科疾病的关系如何

糖尿病与妇科方面的问题有一定关系，表现在：

（1）糖尿病控制不佳可能影响少女的性发育，使她们身高突长、乳腺萌发及月经来潮延迟。

（2）女孩在青春期发生Ⅰ型糖尿病的机会相对较多。

（3）成年糖尿病妇女在月经期间血糖也不太容易控制，容易发生血糖过高或者过低的情况。

（4）糖尿病妇女的生殖道感染的机会增多，所以，糖尿病与妇科疾病的关系问题必须给予足够的重视。

什么是糖尿病性酮酸中毒

糖尿病性酮酸中毒（也称之为DKA）是一种危及生命的病证，常发生于患Ⅰ型糖尿病的人群。但是，患Ⅱ型糖尿病的人也会出现糖尿病性酮酸中毒。在血液中的胰岛素太少而增加血液中葡萄糖水平的激素太多时，即会出现糖尿病性酮酸中毒。发生此病证时，身体不能把血液中的葡萄糖用作能量，而是开始分解脂肪和蛋白质。当脂肪分解时，便会产生酮，酮可以蓄积，从而导致呼吸困难、休克、肺炎、癫痫、昏迷，甚至死亡。

糖尿病性酮酸中毒的表现症状有哪些

如果定期监测血糖，那么糖尿病性酮酸中毒的最重要前兆体征是持续的高血糖水平达13.9毫摩尔/升或更高。此外，还会有缺乏食欲、胃痛、恶心、呕吐、视力模糊、发热、潮红感觉、呼吸困难、感到疲倦、倦睡、呼吸有水果味、强烈渴感、口干或常想排尿等征兆。

第二章 预防糖尿病——防患于未然

"管住嘴,迈开腿"是现代医学专家普遍提倡的预防糖尿病的健康生活方式。预防糖尿病并不是一件很难的事情,只要注意纠正生活中的不良习惯,做到科学健康的饮食,进行适量的运动,形成规律的睡眠习惯,就足够了。

第一节 糖尿病的预防常识

糖尿病可以预防吗

糖尿病已成为当前严重威胁人类健康的一种疾病,与冠心病、肿瘤并称为威胁人类生命的三大杀手。糖尿病为终身性疾病,其慢性并发症是致死、致残的主要原因,由于慢性迁延、转归不佳,人们自然把目光投向早期预防。这是医师和患者乃至患者亲属共同的心愿。那么糖尿病能否预防呢?回答是肯定的,糖尿病是可以预防的!而且糖尿病的预防不仅仅局限于未患糖尿病的健康人,即使你已经患有糖尿病,也会面临预防糖尿病并发症的问题,所以,对于有关预防糖尿病的知识,你了解得越多越有利于健康!

糖尿病的预防应构筑三道"防线",医学上称之为三级预防,如果"防线"的布设和构筑及时、合理和牢固,大部分糖尿病都是可以预防的。

如何用"治未病"的思想预防糖尿病

降低糖尿病的发生率,就必须做到"未病先防、既病防变"。未病先防就是要大力向社会普及糖尿病预防知识,密切监控糖尿病的高危人群;既病防变就是要促进糖耐量低减人群向正常糖耐量转化,阻断Ⅱ型糖尿病的发生,使"预备役"复员。

何为糖尿病的一级预防

所谓一级预防就是指对公众进行糖尿病教育和行为干预,尽可能减少糖尿病的发生率。

(1) **糖尿病教育** 糖尿病教育的重要性和迫切性日益突出,尤其是在发展中国家的现实意义更加明显,因为文化程度与经济收入是糖尿病发病的重要因素。随着发展中国家经济迅速崛起,现代化生活开始进入寻常百姓家庭,而文化程度的提高和文明意识的养成却不能与经济同步,因而出现了热能摄入过多、缺少运动等一些不良的生活习惯。糖尿病是一种非传染性疾病,虽有一定的遗

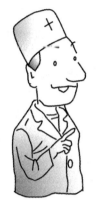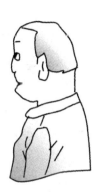

传因素在起作用,但起重要作用的却是后天的生活和环境因素。现已知道哪些不良习惯是糖尿病发病的重要原因,而这些原因与人们的生活方式息息相关,一旦养成习惯,再去纠正就很难了。然而,与糖尿病及其并发症的治疗相比之下,改变不良的生活习惯就容易多了。

(2) **行为干预** 在您享受现代化生活的同时,糖尿病这个"杀手"已经将黑洞洞的枪口指向了您。不合理的饮食习惯(高脂肪、低纤维、过于精细的食物)、缺乏运动(长时间从事电脑工作、长时间观看电视节目)、全方位高度现代化生活(洗衣机、洗碗机、电梯和发达的公交车)和长期的思想压力(各行各业的竞争越来越激烈),这些都是糖尿病这个杀手为您准备的"糖衣炮弹",如果不及时消除或减少这些危险,您就有可能被击中,从而患上糖尿病。行为干预就是帮助您及时发现并祛除这些危险因素,使您避免遭受糖尿病的侵害。

行为干预包括以下这些内容:①帮助您选择最佳的饮食配伍(适当的热能摄入,低糖、低盐、低脂、高纤维,充足的维生素)。②对您的体重定期进

行监测，以便长期维持在正常水平，当发现体重增加时，及时提醒您采取限制饮食和增加运动量使其尽早回落至正常。③提供一些运动常识，帮您发现运动的科学和艺术，使运动成为您生命中的必不可少的一个有机部分，运动不但可消耗多余的热能、维持肌肉量，而且能提高充实感和欣快感，同时还可以减轻您的精神压力。④帮您杜绝一切不良习惯，戒烟和少饮酒。对高危人群，如糖尿病患者的Ⅰ级亲属（父母、子女、兄弟姊妹）、肥胖多食者、血糖偏高者、中老年人、缺乏运动者，我们还要加强预防和监测。

一级预防的对象和措施各有哪些

（1）**一级预防的对象** ①有糖尿病家族史的一级亲属；②肥胖者；③以往有妊娠期糖尿病史，或巨大儿分娩史者；④高血压、高血脂及早发冠心病者；⑤糖耐量减低或空腹血糖异常的患者。

（2）**预防措施** ①防止和纠正肥胖。②避免高脂肪饮食。③适量的碳水化合物。④避免或少用对糖代谢有影响的药物。⑤增加运动量。⑥给予药物干预。

何为糖尿病的二级预防

由于绝大多数糖尿病患者早期无明显症状，因而我们应高度重视对糖尿病的早期发现。尽可能早期发现糖尿病患者并进行积极的治疗，是糖尿病治疗的关键阶段，也是Ⅱ级预防的主要内容。如果您已步入中老年人的行列，您应该定期检测血糖，不要因为45岁时血糖正常，就认为50岁时血糖仍正常。凡有糖尿病蛛丝马迹可寻者，如有皮肤感觉异常、性功能减退、视力不佳、多尿、白内障等症状者，更应仔细鉴别，以期尽早诊断，争得早期治疗的可贵时间，力争将糖尿病扼杀在萌芽状态。一旦被确诊为糖尿病，您就要树立终身作斗争的观念，坚持进行饮食、运动、药物的综合调整，将血糖长期、平稳地控制在正常或接近正常的水平。空腹血糖宜在6.0毫摩尔/升（110毫克/分升）以下，餐后2小时血糖在7.8毫摩尔/升（140毫克/分升）以下，糖化血红蛋白应在7.0%以下。

何为糖尿病的三级预防

延缓糖尿病慢性并发症的发生和发展，减少其伤残率和死亡率，是糖尿病预防的补救措施，即三级预防的目的。应加强监测糖尿病慢性并发症，做到早期发现。对出现并发症的糖尿病患者，在控制高血糖的同时，应针对不同并发症进行积极治疗。正所谓亡羊补牢，为时不晚。

目前，糖尿病还是一种终身性疾病，尚无根治性办法，但不能持听之任之、消极等待的态度，相反更应积极行动起来。

什么是糖尿病四级预防

四级预防的目的是延缓或阻止糖尿病并发症的恶化，减少糖尿病患者的致残和死亡。主要措施是：①对已确诊的糖尿病患者应定期查眼底、尿微量白蛋白、心血管及神经系统功能状态，及早发现并发症，并有效地治疗。②对已确诊的糖尿病并发症应采用中西医结合综合治疗，有效地阻止或延缓并发症的恶化，降低糖尿病血管神经并发症严重的致死致残率。

糖尿病预防的三个层次是什么

糖尿病的预防可分为三个层次，首先是糖尿病的预防，也就是说让能不得糖尿病的人不得糖尿病；其次是糖尿病并发症的预防，也就是说得了糖尿病，要及早发现，积极正确的治疗，使患者不得糖尿病的并发症；最后是降低糖尿病的致残率和致死率，也就是说有了糖尿病的并发症，要认真治疗并发症，使糖尿病并发症造成的残废和过早死亡的比例降到最低水平。

预防糖尿病的四个"一点"是什么

（1）**多懂一点** 即对糖尿病的知识、危害、防治措施多懂一点。这样，就能够发挥人的主观能动性，积极地预防糖尿病。

（2）**少吃一点** 控制摄取总热量。主食、副食都要少吃。多吃蔬菜。

（3）**勤动一点** 经常保持一定的运动量。控制体重不至过胖，得糖尿病的机会就会减少。英国有一句谚语说："腰带越长寿命越短"。

(4) 放松一点 指心理调节方面。好的心态对糖尿病的预防有积极作用。因为各种心理不平衡会加强胰岛素抵抗，促使糖尿病的发生。

干预糖耐量降低能预防糖尿病吗

糖耐量降低是Ⅱ型糖尿病的前期，研究表明，糖耐量减低患者 5～10 年后 1/3 发展成糖尿病。而在这个阶段进行干预，可以减少糖尿病的发生。

降血压可以预防糖尿病吗

据报道，一种普遍使用的降血压药能帮助有糖尿病隐患的人预防糖尿病的发生。

初步的研究表明，服用名为雷米普利的 ACE 抑制剂的人患糖尿病的概率下降了 30% 多，同时发现雷米普利可以减少死亡、心脏病和其他糖尿病的并发症。

控制体重是预防糖尿病的关键吗

肥胖会引发一系列的疾病，它是高血压、高血脂、糖尿病、胰岛素抵抗、痛风等疾病的共同病理基础。其中，腹型肥胖是Ⅱ型糖尿病的独立高危因素。

在长期肥胖的人群中，糖尿病患病率达到普通人群的 4 倍多，严重的肥胖症患者患糖尿病的概率是体重正常者的 7 倍。因此，控制体重就成了一项紧迫而重要的任务。肥胖者细胞膜上的胰岛素受体数目减少、敏感度降低。长期肥胖，胰岛 β 细胞就会因过度负荷而使功能受损，导致胰岛素分泌不足，糖耐量减低，从而发展为临床糖尿病。

如果能尽早减轻体重，胰岛素抵抗就可以得到明显改善，血浆胰岛素水平也会下降，能避免患糖尿病。

预防糖尿病要从保护儿童胰腺做起

糖尿病发病年龄越来越趋向年轻化，对人们健康的威胁也越来越大。要想预防儿童糖尿病的发生，就需要人们对胰腺功能有正确的认识，并培养保护儿童胰腺的意识。

胰腺是人体内一个重要的消化腺，能分泌很多消化液参与食物的消化过程。胰腺中一个十分重要的结构就是胰岛，胰岛分泌的胰岛素对调节血糖起主要作用。正常情况下，当血糖较高时，胰岛素分泌就多一些；当血糖较低时，胰岛素分泌就少一些，这样能确保血糖在正常范围内波动。

酒精、药物、病毒感染以及持续的高血脂、高血糖，都会对胰腺造成不同程度的损伤，导致胰岛功能异常。所以，从儿童期开始保护胰腺组织，对预防糖尿病有重要的意义。

（1）注意合理饮食。儿童如果长期吃得过饱、饮食中脂肪和糖的含量过高，胰岛就需要超负荷工作，可能会导致胰岛功能衰竭。家长应该注意，饮食量只要足够孩子生长发育所需即可，多吃无益。同时，家长应对孩子的饮食习惯给予正确指导：少吃高脂、高糖的食物，多吃富含纤维素和维生素的新鲜瓜果、蔬菜。

（2）预防各种病毒感染。很多病毒如腮腺炎病毒、乙肝或丙肝病毒感染人体后，会通过各种途径破坏胰岛细胞的分泌功能，致使血糖升高。家长应让孩子按时接种各类疫苗以防病毒感染，一旦孩子感染上腮腺炎或病毒性肝炎，要及时就医，积极治疗。

（3）家长要注意避免儿童接触汞、苯、砷及其他各种化学毒物，避免儿童误食各种药物。因为毒物及部分药物进入儿童体内后，会直接损伤胰腺组织，导致胰岛素分泌异常。

哪些人更应提防糖尿病

（1）40岁以上的中老年人，尤其是肥胖者。

（2）出现了糖尿病的典型症状，如口渴、多饮、多尿，特别是夜间尿多。

（3）不明原因的体重减轻。

（4）突然出现视力障碍，眼前有黑影飞舞或因白内障而出现视物模糊，视力下降。

（5）年龄较轻即有白内障或视力明显减退。

（6）身上反复长疖及易出现化脓性感染。

（7）感染上了肺结核且病情发展迅速。

(8) 四肢对称性的麻木、疼痛或感觉过敏。

(9) 女患者外阴出现瘙痒。

(10) 突然发生的心肌梗死等。

(11) 原因不明的水肿。

(12) 下肢溃烂或坏疽。

(13) 凡有糖尿病家族史,特别是孪生姐妹或兄弟中有糖尿病。

(14) 女患者发生过期妊娠、胎儿过大或死胎病史者。

(15) 有过自发性低血糖病史。

(16) 有过尿糖阳性而空腹血糖正常者。

(17) 妊娠妇女,尤其有糖尿病家族史、体重超重和年龄25岁以上者。

第二节 严防"病从口入"

科学合理饮食可以预防糖尿病吗

人每天都需要从食物中获取人体需要的各种营养,各种营养素的供给必须足够并且平衡才能满足人体的正常生理需要、维持人体健康。因此,既要保障每天的热量摄入,又要控制总的热量,即通过平衡饮食达到控制体重的目的。

蛋白质的热量应控制在占总热量的15%~20%,普通人群和糖尿病患者可按每天1.2~1.5克/千克体重供给;糖尿病合并肾病患者在饮食上要注意进食生理价值高的优质蛋白质(动物蛋白质,如鱼、牛肉、猪肉等),有显性蛋白尿的患者蛋白质摄入量应限制在0.8克/千克体重以下。另外,脂肪摄入量可控制在占总热量的20%~25%,饱和脂肪酸摄入量应小于总热量的7%,糖尿病患者每天胆固醇摄入量应小于200毫克,要限制动物性脂肪及含饱和脂肪酸高的脂肪摄入,少吃油煎、炸、油酥及猪、鸡、鸭皮、腰花、肝、肾等动物内脏类食物。碳水化合物的热量控制在55%~60%,每天总进食量不宜超过300克(干重)。多食用粗粮有益健康。

吃早饭能降低患糖尿病的危害吗

胰岛素耐药性是机体对胰岛素丧失了敏感性,这常常是糖尿病发生的先兆。与那些每周吃早饭少于两次的人相比,每天都吃早饭的人患肥胖症和胰岛素耐药性症状的危险会降低35%～50%。

除了吃早饭的频率之外,早饭的质量也很重要。比如完全由谷类构成的早饭能降低患病的危险,而经过加工的谷类早饭则不会。吃早饭之所以能降低患肥胖症、Ⅱ型糖尿病和心血管疾病的危险,是因为这样人们能更好地控制自己的食欲,减少白天过度进食的可能性。

睡前喝杯蜂蜜水可以预防糖尿病吗

睡前喝蜂蜜水不会患上糖尿病,因为蜂蜜本身的含糖量就不高,某些糖尿病患者甚至可以把它当作甜味剂适量食用。糖尿病患者可以食用任何食物,不用忌口,但关键是量的把握。

同时,糖尿病的预防要做到"四不"原则:不要吃得太饱,不要吃得太好,不要长得太胖,不要运动过少,糖尿病患者在节日期间要注意减少熬夜的时间,定时运动,不要久坐,同时还要保持良好的心情。

常吃柑橘可以降低患糖尿病的概率吗

新鲜柑橘的果肉中含有丰富的维生素C,维生素C能提高机体的免疫力,同时柑橘还能降低罹患心血管疾病、肥胖症和糖尿病的概率。柑橘虽然好吃,但每天别超过3个。

每人每天如需补充足够的维生素C,吃3个柑橘即可,吃多了反而对口腔、牙齿有害。同时,柑橘含有叶红质,如果摄入过多,血中含量骤增并大量积存在皮肤内,使皮下脂肪丰富部位的皮肤,如手掌、手指、足掌、鼻唇沟及鼻孔边缘发黄。

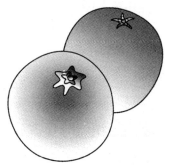

另外,柑橘也不要与萝卜同食,也就是吃完萝卜后不要立即吃橘子,若两者经常一同食用,会诱发或导致甲状腺肿。

适量饮酒能预防Ⅱ型糖尿病吗

男性每天消耗15～29毫升酒精（乙醇），与那些完全不喝酒或较少饮酒者相比，在12年之后，将使其患糖尿病的危险性降低36%。对于那些饮用啤酒、白葡萄酒或白酒者也是如此。

每周饮酒不超过2次者并不能降低糖尿病的发病危险。这一发现是建立在对近47000名中老年医务工作者进行调查的基础上得到的。这些受试者回答了关于饮酒习惯的调查。体重指数和年龄并不会改变研究结果。研究人员在报告中指出："关于酒精消耗的问题，需要全面评价饮酒对个体的益处和弊端。我们的研究结果显示饮酒可以降低Ⅱ型糖尿病的发病危险是饮酒的益处之一。"

常喝红酒可以预防糖尿病吗

红酒作为一种高贵的饮品，其保健作用也不容忽视。红酒中有一种物质叫做白藜芦醇，该物质能改善能量消耗，防止肥胖。科学研究发现，白藜芦醇能让一只能活1个月的果蝇的寿命延长十多天。红葡萄酒中的白藜芦醇含有一种叫做SIRTI的蛋白，这种蛋白与长寿、胰岛素分泌和糖代谢有密切联系。

据此，研究者也对糖尿病患者进行了研究。其结果是，白藜芦醇可提高胰岛素的敏感性，从而对Ⅱ型糖尿病起到控制作用。

白藜芦醇主要存在于葡萄皮和花生中，而红酒中的含量最高。红葡萄酒中的白藜芦醇正好可以使SIRTI蛋白活跃，产生疗效。

体重为60千克的人每天需要摄入3升红葡萄酒，才能获取大概每天15毫克/60千克体重的足量白藜芦醇。所以，用红酒来控制血糖几乎是不可能的。但是，红酒的保健作用应该引起人们的重视，这一饮品可以作为一种日常保健品，预防糖尿病。

适量饮用咖啡可以起到预防糖尿病的作用吗

人们在提起咖啡的时候首先想到的是它浓浓的香气和略带点苦的味道，很少有人知道适当地饮用咖啡可以调节人体内的糖和脂肪的新陈代谢。而且适当地喝点咖啡可以预防糖尿病的发生。

国外的一个医学研究小组做了一项调查，他们通过调查发现，那些有每天饮用咖啡习惯的人，他们空腹的时候和吃过饭后的血糖很明显地低于那些经常不喝咖啡的人；调查结果还显示那些每天喝2～3杯咖啡的人，他们的糖耐量受损和糖尿病发生的危险会大大地降低。

研究结果表明，咖啡可以有效预防糖尿病的主要原因是咖啡中含有丰富的抗氧化物质——氯原酸。氯原酸其实是一种可以减少肠道糖吸收的有机酸，可以通过促进葡萄糖的转运和氧化的作用，加强葡萄糖在人体内的新陈代谢，这样就能有效地控制人体血糖的浓度，预防高血糖。同时，氯原酸还能降低血总胆固醇、低密度脂蛋白胆固醇，而且能够对血管内皮起到很好的保护作用，从而预防动脉粥样硬化和心血管疾病。

氯原酸除了具备促进人体新陈代谢的作用以外，还能抗氧化和清除自由基，从而达到抗诱变、抗癌和抑制炎性反应的作用，这样对抗血小板凝集有一定的帮助作用。这些作用对促进身体健康和预防糖尿病等疾病的发生都有重要意义。

糖尿病患者或肥胖症患者最好饮用黑咖啡，因为黑咖啡中氯原酸含量最高。另外在喝咖啡的时候要注意，如果有人对咖啡因比较敏感，那么就应该选择低咖啡因的咖啡，这样就不会因为喝咖啡而兴奋过度。

香料有助预防糖尿病吗

香料是一种源自植物、果实等具有芳香气味的物质，分为化学用品香料、食用香料和烟草香料。这里所提到的对糖尿病有预防作用的香料指的是食用香料。食用香料大多出自种子、莓果、皮或根部，含有丰富的抗氧化剂和抗发炎剂，对降低血糖有利。

香料中的抗发炎剂叫做多酚，与血糖的降低有联系。当人体血糖升高时，会发生一种蛋白质糖化作用，出现发炎的成分，即晚期糖化终产物 AGE 成分。多酚的含量与阻断 AGE 成分形成的能力成正比。

在所有的香料和草药中，含多酚最多的是丁香粉，其次是肉桂。肉桂更具有使用价值，所以经常被糖尿病患者当做补品服用。

许多草药和香料的萃取物中都含有大量的多酚。其中墨角兰、山艾和马郁兰的多酚含量最高，意大利香料、麝香草、薄荷、黑胡椒等多酚含量较低。意大利面用的意式调味酱和燕麦中的肉桂都对健康有利。多种香料中不同的多酚在人体内有不同的作用，能有效控制糖尿病和阻断其他慢性疾病引起的发炎现象。

常吃零食易致白领糖尿病高发吗

大多数的年轻白领一族都喜欢用零食给自己加餐，这个不好的习惯其实是引发糖尿病或糖代谢异常的一个很大的隐患。如果经常多吃一些例如瓜子、核桃、花生、话梅以及果脯等零食，而且只吃不运动，那么这些食物中含有的高盐分和高热量等都可能成为诱发糖尿病的原因。

预防糖尿病最好的办法就是"管住嘴，迈开腿"。白领一族要限制零食的摄入量，适当多参加运动。

此外，白领易得糖尿病还与他们的工作环境有关。白领们大都工作节奏快、压力大，这样就会让身体长期处于"高应激"的状态中，而且，往往处于这种环境中的人大部分都伴有紧张、焦虑的症状。时间久了，机体就会分泌过多的"应激激素"。因此，适当地放松心情，缓解工作压力，有助于帮助白领人群预防糖尿病。

全麦食品可以预防糖尿病吗

研究人员表示，那些经常将全麦和粗纤维食品当做主食的人可以防止出现"代谢综合征"，从而降低了患上Ⅱ型糖尿病和心血管疾病的机会。

研究人员说，目前盛行的低糖类饮食结构对提高肥胖者体内的胰岛素敏感性有一定的作用。但是，不是所有的低糖类都具有相同的作用。从科学实验所提供的证据来看，多食用全麦和粗纤维食品有利于保持健康的胰岛素水平。

维生素D可以降低儿童患Ⅰ型糖尿病的风险吗

一项最新研究报告显示，儿童期补充维生素D能大幅降低长大后患Ⅰ型糖尿病的风险。该研究报告说，在儿童期补充维生素D的人，长大后罹患Ⅰ

型糖尿病的风险要比未补充维生素D的人低30%。

Ⅰ型糖尿病的发病原因是：患者体内分泌胰岛素的胰腺细胞被损坏，从而完全失去了分泌胰岛素的功能，由此引起血糖水平持续升高，导致糖尿病。Ⅰ型糖尿病证状为多饮、多尿、多食等。

预防儿童遗传性Ⅰ型糖尿病的食物有哪些

Ⅰ型糖尿病在儿童中最常见。由于受遗传基因的影响，少数婴儿一出生就得了糖尿病。多数患者是在儿童和青少年时期发现患上糖尿病。到目前为止，Ⅰ型糖尿病无法治愈，只能注射胰岛素进行控制。有家族病史的孩子可通过添加饮食中的营养来预防Ⅰ型糖尿病。

研究发现，一些食物中所含的Ω-3脂肪酸对Ⅰ型糖尿病有预防作用。这种物质可有效降低人体内胰腺胰岛自身免疫成分出现的可能性达55%。因此，孩子经常吃这类食物，对预防遗传性Ⅰ型糖尿病有利。

含Ω-3脂肪酸的食物主要有鱼类、胡桃、大豆和亚麻子油等，其中，鱼类食物中含Ω-3脂肪酸相对较多。家长可以在孩子的饮食中多添加鱼类食物，预防遗传性Ⅰ型糖尿病。另外，有一些食物不仅对Ⅰ型糖尿病有预防作用，对其他疾病也有预防效果。如蜂胶，不仅能预防Ⅰ型糖尿病，还能增加人体免疫力，增加体力。而菠菜本身就营养丰富，富含大量营养元素，其根部属于红色食品，具有很好的食疗作用。所以，吃菠菜时最好不要去掉根部，而且要适量食用。其他预防Ⅰ型糖尿病的食物还有扁豆、蛤蜊、豆腐、豆腐皮等。

镁可以预防儿童Ⅱ型糖尿病的发生吗

儿童Ⅱ型糖尿病的发生与体内镁的水平偏低有关。与正常儿童相比，肥胖儿童的血镁水平往往偏低，而血镁水平低意味着可能发生胰岛素抵抗，从而增加患糖尿病概率。镁在糖类（碳水化合物）的代谢中起重要作用，肥胖儿童较少进食镁含量高的食物，如大豆、鱼、绿叶蔬菜、坚果、花生酱及酸奶等。镁可预防Ⅱ型糖尿病的发生，让孩子服用镁补充制剂或富含镁的食物将可以大大降低儿童的Ⅱ型糖尿病的发生。

老人补铬可以预防糖尿病吗

铬是人体必需的微量元素之一,对人体许多生理功能的完成,尤其是对糖类的代谢起着重要作用。胰岛素调节血糖浓度的作用就受到铬的支配,血铬在人体内形成一种特殊物质,而胰岛素只有在这种物质的作用下才能维持血糖的平衡。

缺铬的老年人易发生糖尿病。患糖尿病后又易引起缺铬,所以及时补铬可以起到预防糖尿病的作用。

铬多存在于发酵菌、动物的肝、肾、肠,牡蛎和啤酒中,玉米、高梁、土豆、蘑菇、绿豆是天然有机铬化物的良好来源,奶酪及海产品中也含有较丰富的铬。但是各种食品经精致加工后几乎都不含铬,因而应避免摄入过多加工精致的食物。由于多数食物只有微量的铬,再加上人体的利用率很低,膳食中铬的平均利用率为10%～20%,人体每日从尿中还要排出5微克左右的铬,为满足人体生理需要,每天铬的供给量要达到20～50微克,糖尿病患者还要相对多些。这就需要多食些粗制食物,以保证人体铬的含量。

钨酸钠在糖尿病中有防治潜力吗

西班牙的研究人员报道,口服钨酸钠能降低遗传动物Ⅱ型糖尿病模型的高三酰甘油血症及高血糖症。他们提出"钨酸钠可用于预防Ⅱ型糖尿病"。

"酸碱配方"可以预防糖尿病吗

研究人员发现,硫辛酸与乙酰肉碱按照约1∶1的比例使用,能大幅促进脂肪酸的氧化进程。该成果近日发表在欧洲糖尿病研究学会会刊《糖尿病学》上。

据了解,肥胖病患者体内存在着胰岛素抵抗、糖脂代谢紊乱,过多的脂肪沉积在血管、肝脏、骨骼肌等组织中,易导致脂肪肝、血管硬化和糖尿病等的发生。因此,增加脂肪细胞的代谢速率,可预防多种与肥胖相关疾病的发生。

第三节 调节生活防"糖"病

健康的生活方式可以阻止、延缓糖尿病吗

一项新的研究显示,减肥、减少饱和脂肪的摄入、多吃含纤维素的食品以及每天进行运动30分钟等健康的生活方式有助于减少患糖尿病的危险。专家研究发现,生活方式的改变不仅能减少高危人群患Ⅱ型糖尿病的危险,还可以延缓这些人发病的时间。赫尔辛基国家公共卫生研究所的研究人员说,从公共健康的角度来看,如果在一定时间内改变生活方式,对减少患Ⅱ型糖尿病的危险具有益处。

目前,大多数患者都是Ⅱ型糖尿病患者,是由对人体所需的血糖失去调节能力所致,而且与超重和肥胖有关,糖尿病还会导致心脏病、中风、失明和肾损伤等并发症,因此预防或延缓糖尿病的发生对人们的健康具有极大的好处。

研究人员比较了生活方式改变对500多名糖耐量降低患者的影响,在这500多人中,一半人在饮食和运动方面接受有效的指导,而另外一半人则作为对照组。在对两组患者进行7年的跟踪后,在生活方式受到干预的一组人中,患糖尿病的危险减少了15%～20%。也就是说,生活方式的干预虽然不一定能阻止人患Ⅱ型糖尿病,但这种做法能延缓患者的发病时间。

越紧张就越会得糖尿病吗

很多熬夜族加班加点工作后发现,不但没累瘦,反而"越紧张越胖"。对于有糖尿病家族史的人来说,如果不保持正常的体重,会增加患糖尿病的概率。

精神压力大、生活节奏快的人是肥胖的高危人群,因为精神紧张引起内分泌失调、脂肪重新分布。同时,还会导致便秘,进多出少。而生活紧张、事务繁忙,会大幅度增加脑力劳动的时间,不断地减少体力劳动,从而减少了脂肪消耗的机会，这样体重自然会随之增加。因此，要是精神连续处在"重压"3个月以上，一定要给精神放个"大假"。

坚持运动可以预防糖尿病吗

传统的有氧训练可提高调节血糖的激素——胰岛素的敏感度。然而，这种高强度运动也可以做到这一点，还能直接降低男性患者的血糖水平。每天应该进行4~6次、每次30秒的剧烈运动。例如，自行车运动或跑楼梯等，而且1周要进行两次这样的锻炼。不管健康与否，20~40岁的人都适合这种锻炼。另外，糖尿病或心脏病患者也应在医生监督下逐渐增加活动量。

进行短时间高强度锻炼的方法将来有望取代目前身体活动指南。只有进行大量试验才能证明这一点，但将有越来越多的证据支持这一看法。坚持每周锻炼7分钟，效果要好于1周锻炼3小时。锻炼越正常、越有规律，得到的好处就越多。

每日快步1小时可以预防糖尿病吗

医学界有研究认为，坚持进行适当的运动，是防治糖尿病及其并发症的有效方法。其主要作用在于减少脂肪、降低体重、增加糖耐量及胰岛素敏感性，从而降低血糖。步行是最安全、简便，同时也是最易坚持下来的运动，但切忌空腹运动，以避免引起胰岛素下降而使血糖增加，加重病情。同时，运动的环境应选择新鲜空气、环境安静的地方，如公园等场地。

不良情绪会诱发糖尿病吗

在糖尿病患者中，部分人的病情轻，症状不明显，这些人平时不会出现糖代谢异常，故通常没有自觉症状。有些患者空腹血糖显示正常，但餐后有高血糖及糖尿，糖代谢紊乱不严重，也没有出现临床症状。然而，当人体处于紧张、焦虑状态时，交感神经兴奋就会直接作用于胰岛β细胞，抑制胰岛素的分泌。

专家提示，如果长期存在这种不良心理，会引起胰岛 β 细胞的功能障碍，使胰岛素分泌不足的倾向最终固定下来，进而引发糖尿病。

不良情绪对胰岛素分泌的影响主要限于中老年人，因为老年人的内分泌功能已经减退，胰岛 β 细胞的数量逐渐减少，功能下降。因此，中老年人应积极控制不良情绪，以防糖尿病和其他疾病的发生。

工作压力大和操劳过度会引发糖尿病吗

长期工作压力过大与新陈代谢综合征有直接联系，这些人较其他人患新陈代谢综合征的概率大 2 倍。而新陈代谢综合征将易发糖尿病。

做家务可以预防糖尿病吗

澳大利亚最近的一项研究结果表明，那些经常做家务的人的血糖水平可因为做家务而降低，从而也会降低罹患糖尿病、心脏病的风险。

研究人员说，人们在日常行为中多做一些低强度的活动对降低人体血糖有好处，例如洗衣服、做饭、叠衣服、扫地等，都可以有效地降低人体血糖水平。

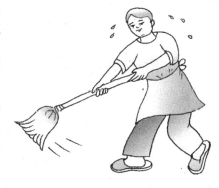

研究人员给 173 名男女志愿者做了持续一周的血糖测量。结果发现，每做家务一个小时后，他们的血糖水平就会下降 0.2。

研究人员提示，虽然做家务对预防糖尿病有好处，但是也不能放弃中高强度的锻炼。专家建议，日常生活里人们应该用低强度的运动代替久坐或打电话的习惯。

不熬夜、不睡懒觉可以预防糖尿病吗

现代人的生活节奏逐渐加快，一些上班族因为工作原因经常熬夜，然后再在空闲的时候睡懒觉，养成了不规律的睡眠习惯。成年人每天的睡眠时间最好控制在 7～9 个小时。熬夜和睡懒觉都不能保障合理充足的睡眠，反而可

能会使血糖波动，引发糖尿病。

在生活中，一些人甚至用熬夜来减肥，结果适得其反，不但没瘦下来，反而更胖，造成内分泌失调，血糖不正常，引发糖尿病。

另外，一些白领因为应酬或娱乐等原因牺牲了宝贵的睡眠时间，就在空闲的时候以睡懒觉的形式补回来。而这似乎已经成了上班族的惯例。很多人认为偶尔如此，对身体并无大碍。但是，久而久之，就形成了不良的睡眠习惯，影响身体健康。

研究表明，睡眠时间小于6小时或大于9小时的人患糖尿病的可能性更大。

所以，预防糖尿病应该保证适当的睡眠时间，养成良好的睡眠习惯。

最好在晚上10点以前睡觉，早睡早起，保证7~9个小时的充足睡眠。睡前、餐后60分钟可进行适当的体育锻炼，提高睡眠质量。

长期泡股市易患糖尿病吗

一个人如果长时间处于精神高度紧张的状态，往往会引起体内的一些激素分泌增加。尤其是长期泡在股市里的股民们的情绪经常处于高度的应激状态，心理承受的压力比较大，也会引起体内的一些激素分泌增加，例如长激素、胰高血糖素、肾上腺皮质激素和去甲肾上腺素等。这些激素都会使人体的血压升高、心率加快，同时也会导致肝脏向血液中迅速释放葡萄糖，长期处于这种状态的人很容易患上糖尿病。

此外，长期泡股市的股民经常处于一种过度紧张的状态，这样就会引起失眠、焦虑、抑郁、自卑、自闭、疲劳、情绪失常等精神疾病，这些都对人体的血糖控制很不利。甚至有些中年人即使不懂股市也跟别人去凑热闹，强迫自己处在股市里，即使只看涨停，也会出现"涨了笑，跌了闹"的状态，这样很容易诱发糖尿病。

还有很多中老年"股民"把注意力完全集中在股市上，整天泡在股市里看涨停，生活节奏都会被打乱，不管是休息、饮食、运动等都没有之前的规律，身体免疫力也会随之下降，从而会导致血糖波动频繁，难以控制。

炒股的人要量力而行，要根据自己的身体状况而定。股市里的涨跌情况很容易刺激人的情绪，易诱发糖尿病。所以长期泡股市的人要注意。

第四节 各种并发症的预防

怎样预防糖尿病并发症

（1）与医护人员配合，积极治疗糖尿病，使血糖长期控制在正常或接近正常的水平。治疗糖尿病的方法有饮食疗法、运动疗法、药物（口服降糖药、中医中药、胰岛素）疗法。具体治疗方案根据病情而定，但是患者与医生密切配合十分重要。

（2）积极治疗。高脂血症和高胆固醇血症。长期坚持饮食疗法，少吃动物脂肪，限制富含胆固醇的食物，如动物内脏、鱼子、蛋黄等。必要时使用降胆固醇的药物。

（3）适当的运动。对降低血糖、血脂，有效地控制体重，预防糖尿病合并症有较好的作用。应长期坚持锻炼。有严重心、肾等并发症者活动应根据具体情况而定。

（4）调整体重。肥胖是长寿之敌，是多种疾病的温床，与肥胖与动脉硬化的发生、进展有密切关系。肥胖型糖尿病对胰岛素不敏感，因此调整体重，使之接近标准体重，对控制血糖、预防糖尿病血管病变有着十分重要的意义。

（5）伴有高血压时，加服降血压药，有效控制血压。

（6）不吸烟，不饮酒。

（7）建立正确、有规律的糖尿病饮食。

（8）定期进行眼底、心电图、肾脏及神经系统检查，争取早期发现并发症，早期治疗。

糖尿病高渗性昏迷如何预防

由于糖尿病高渗性昏迷即使诊断及时，治疗积极，病死率仍很高，因此积极预防极为重要。具体措施有以下几项：

（1）早期发现与严格控制糖尿病。

（2）防治各种感染、应激、高热、胃肠失水、灼伤等多种情况，以免发生高渗状态。

（3）注意避免使用使血糖升高的药物如利尿剂、糖皮质激素、普萘洛尔（心得安）等，注意各种脱水疗法、高营养流汁、腹膜及血液透析时引起失水。

（4）对中年以上患者，无论是否有糖尿病史，若有以下情况时，就应警惕本症的发生，立即作实验室检查（查血糖、钾、钠、氯、尿素氮、尿糖和酮体、二氧化碳结合力）：①有进行性意识障碍和明显脱水表现者；②有中枢神经系统症状和体征，如癫痫样抽搐和病理反射呈阻性者；③在感染、心肌梗死、手术等应激情况下出现多尿者；④在大量摄取糖或应用某些引起血糖升高的药物后，出现多尿和意识改变者；⑤有水摄入量不足或失水病史者。

如何预防糖尿病性肾病

本病的早期预防十分重要，常见的预防措施有以下几点：

（1）所有的糖尿病患者病程超过 5 年以上者，要经常查肾功能、尿蛋白定性、24 小时尿蛋白定量，并注意测量血压，做眼底检查。

（2）有条件时，应做尿微量蛋白测定和 β2-微球蛋白测定，以早期发现糖尿病性肾病。如果尿微量白蛋白增加，要 3～6 个月内连测 3 次以确定是否为持续性微量白蛋白尿。

（3）如果确定为微量白蛋白增加，并能排除其他引起其增加的因素，如泌尿系感染、运动、原发性高血压者，应高度警惕。并注意努力控制血糖，使之尽可能接近正常。若血压＞18.7/12 千帕，就应积极降压，使血压维持在正常范围。同时，还应强调低盐、低蛋白质饮食，以优质蛋白质为佳。

糖尿病性心脏病怎样预防

（1）早期发现糖尿病：及时严格控制血糖。控制血压＜130/85 毫米汞柱，可选用血管紧张素转换酶抑制剂或钙离子拮抗剂。

（2）纠正高脂血症：少吃动物脂肪及含胆固醇高的食物，酌情服用降低血脂的药物。

（3）适当进行体育活动。

（4）扩冠药物：硝酸甘油、二硝酸异山梨酯（消心痛）、硝苯地平（心痛定）及其长效制剂。

（5）抗凝治疗：小剂量阿司匹林、双嘧达莫（潘生丁）、丹参等。

（6）发生急性心肌梗死及心力衰竭时，及时送医院治疗。

怎样预防糖尿病大血管病变

（1）及早发现并有效控制糖尿病。

（2）有效控制高血压。

（3）选用保护血管、溶解血栓的药物，如常期服用小剂量阿司匹林，双嘧达莫（潘生丁）及活血化瘀的中药等。

（4）一旦发生脑血管意外或心脏病的临床表现，要及时就诊，对症治疗。

糖尿病患者多运动可以防治高血压吗

糖尿病患者运动时，血管扩张，血流速度加快，微循环血流量增加，使血压下降；另外，运动还可增加血管的弹性，对于常与糖尿病同时发生的高血压有一定的防治作用。故运动可作为糖尿病患者防治高血压的一种手段，尤其是轻、中度高血压。

糖尿病患者防治高血压的第一步是什么

食盐摄入量过大可引起高血压。我国北方人口味重，平均每人每天摄取食盐15克，南方人口味偏淡摄盐也达7~8克，都超过世界卫生组织建议的每日食盐适宜摄入量为3~5克。我国居民的饮食结构特点除了高盐外还有低钾。这对防治高血压可谓是雪上加霜。钾可以对抗盐的升血压和损伤血管的有害作用，低钾则成为高盐的帮凶。因此，在饮食上限盐补钾就成为糖尿病患者防治高血压第一步要做的事。

怎样预防糖尿病肢端坏疽

（1）积极治疗糖尿病，严格控制高血糖症。

（2）严格控制高脂血症。少吃高胆固醇及高脂肪含量的食物。

（3）积极治疗高血压。

（4）坚持每日运动，维持正常体重，肥胖者设法减轻体重。

（5）绝对禁止吸烟。

（6）若有血管阻塞应设法去除。

（7）对患者进行教育，宣传足部护理知识。

（8）每天检查足部情况，若发现水泡、皮裂、磨伤、鸡眼、胼胝、足癣、甲沟炎等应及时处理及治疗。

（9）保持足部卫生，洗脚同洗脸一样重要，每晚用温水（不超过40摄氏度）及软皂洗脚，用柔软、吸水力强的毛巾擦干脚趾缝间，涂上羊毛脂或植物油。

（10）鞋应宽大、舒适、合脚，使足趾在鞋内完全伸直，并稍可活动，鞋的透气性要好，以皮鞋、布鞋为好；袜子要软、合脚，袜子尖部不要过紧，不穿松紧口袜子，不穿有洞或修补不平的袜子。汗多者应在鞋里及袜中放少许滑石粉，袜子要勤换洗。

（11）避免肢端皮肤受损，即使轻微损伤也可导致严重坏疽。鞋袜不要过小、过紧，洗脚水不要过烫，不要赤脚行走，不要光脚穿鞋，不贴有损皮肤的胶布，严禁使用强烈的消毒药如碘酒、石炭酸等，剪脚趾甲不宜剪得太短，应与脚趾相齐。

糖尿病患者如何预防尿路感染

（1）积极治疗糖尿病，保持血糖接近正常水平，尿糖转为阴性或微量，使尿路变为不利于细菌生长的环境，这是预防尿路感染的主要手段。

（2）当尿检pH值偏低，尿液呈酸性时，也适于细菌生长。这时可饮用矿泉水，或口服碱性药物如碳酸氢钠（小苏打）。

（3）糖尿病患者要特别注意外阴局部卫生。

（4）适当增加饮水量以冲洗尿路。有尿时及时排空，不给细菌的入侵、寄生、繁殖提供可乘之机。

（5）糖尿病容易并发神经源性膀胱炎，导致尿潴留，这也是尿路感染发生的诱因。对此应予以重视及治疗。

糖尿病性脑血管病如何预防

（1）积极控制糖代谢紊乱：糖尿病患者发生脑动脉硬化较非糖尿病患者高出1倍，且发生于较年轻的时期，与糖尿病的病程和血糖控制不良密切相关。有报道称，病程在5年以下的糖尿病患者，脑动脉硬化发生率为31%，5年以上者为70%。因此，积极控制糖代谢紊乱是减少脑血管病的重要条件。

（2）认真治疗脂代谢紊乱：糖尿病时如并发脂代谢紊乱，高胆固醇、高三酰甘油、高低密度脂蛋白均易患动脉粥样硬化。应调整饮食结构，并加药物治疗，如：辛伐他汀（舒降之）、普伐他汀钠（普拉固）等。

（3）控制高血压：糖尿病患者伴高血压是非糖尿病者的1.5~2倍，高血压是动脉硬化的独立危险因子，可导致动脉内皮损伤，血小板黏附和凝聚等。高血压又是导致脑血管病的重要因素。因此，认真控制高血压无疑可减少脑血管病的发病率。可选用血管紧张素转换酶抑制剂，如卡托普利（开博通）、依那普利（悦宁定）、培哚普利（雅思达）、苯那普利（洛汀新），钙离子拮抗剂如肖苯地平（心痛定）、氨氯地平（络活喜），利尿剂如吲达帕胺，即钠催离等。

（4）戒烟、戒酒、控制体重，避免肥胖。

糖尿病患者如何预防神经性病变

（1）当感觉神经受损伤时，你的感觉功能减退甚至丧失，此时要特别注意：当你要洗澡、洗脚时，最好让家人先试一下水温，确定水温适宜后，你再用水，以免水温过高而烫伤；若为生活在严寒地区的患者，冬天时要注意保暖，尤其是双手双脚，因对冷和疼的感觉减退，会导致四肢冻伤但并无查觉；每天睡觉前仔细检查身体的每一个部位，尤其四肢，若有损伤或感染，应及时处理，不要延误，清晨起床时，检查鞋子，确信鞋内没有异物后再穿，不要穿拖鞋、高跟鞋，而要穿鞋底松软的鞋子；若你从事较易受到伤害的工作，如炼钢、翻砂或焊接等工种时，更要注意自我保护，以免受到伤害而无知觉，若有可能可调换工种。

（2）穿紧身衣、紧身裤袜可以减轻摩擦的疼痛，而且对体位性低血压的防治有一定作用。

（3）当疼痛难忍时，医生会根据病情使用镇静剂。患者应该听医生的意见,而不要自作主张,随便服用镇痛剂;在疼痛的部位涂抹辣椒素也可以缓解疼痛。

(4)醛糖还原酶抑制剂是专门针对糖尿病神经病变的药物,但目前尚未正式销售。

(5)维生素B_{12}的疗效较差,仅对较轻的神经病变有一定疗效,对症状较重的无明显疗效。

糖尿病患者应怎样预防低血糖

众所周知,糖尿病是慢性病,似乎危险总在远方,假以时日才会到来。殊不知,慢性病也会突发急症,像糖尿病酮症酸中毒、低血糖昏迷、心肌梗死、脑卒中等,都会在顷刻之间威胁患者的生命。了解这些急性并发症,积极地进行预防,才是远离它们的最好办法。

"许多糖尿病患者只关注高血糖,却没有意识到低血糖的危害性,但低血糖的危害远远超过高血糖。"因为持续的低血糖除可危及生命外,还可导致脑功能障碍,增加心、脑血管意外的危险性,尤其对老年人来说,危害更大,他们一般反应能力退化,感觉不敏锐,往往等到昏迷了才被发现,此时病情已经很严重了。

如何预防葡萄糖耐量降低

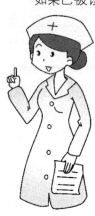

如果已被诊断为葡萄糖耐量降低,不必惊慌。因为还没有患糖尿病,而只是有危险。不管这种危险性多大,许多葡萄糖耐量降低的人却始终未患糖尿病。关于如何预防发生糖尿病,应向医生请教。由于Ⅱ型糖尿病高发于肥胖且不爱活动的人群中。所以最好的办法是采取健康的生活方式。应确保体重不增加,定期进行锻炼,并且不要吃过多的脂肪。关于改善饮食预防糖尿病,以及吃更有利于健康的食物而不是只吃自己爱吃的食物等方面的问题,应向医生请教。或者请锻炼指导教师教一些适合于本人的体育活动。最有效的办法是要选择积极向上的生活方式。

如何预防脆弱糖尿病

如果你容易出现血糖水平的大范围波动,应事先请教医生,以便了解一旦血糖降得太低或升得太高该怎样处理。应该做的第一件事是测量血糖。如果血糖在3.3~3.9毫摩尔/升以下或者接近3.3~3.9毫摩尔/升,而且出现了低血糖的某些症状,则需要立即吃一些糖类零食。如果不能测定血糖,但又感到有某些症状,则不要等待测量结果,应立即吃10~15克的速效糖类食品,然后在15分钟重新测量。如果血糖仍较低,应再吃一份10~15克的糖类零食。

如果血糖高于13.9毫摩尔/升和(或)感到出现了某些糖尿病性酮酸中毒或高血糖性高容积渗摩尔浓度状态的症状,应立即就医。关于血糖过高时该怎么处理,应请教医生。比如,可以再加一剂胰岛素。如果血糖水平高于27.8毫摩尔/升,应立即请求急症救护。

为了防止脆弱糖尿病进一步引起别的问题,需要查明是什么因素引起了血糖水平的大范围波动。

怎样预防糖尿病性酮酸中毒

有一部分患者会一再发生糖尿病酮酸血症,因此应指导病患和家属认识糖尿病酮酸中毒的症状与征兆,以提高警觉,若有可疑的症状应立即检测血糖、检测尿酮,注意诱发因素的存在,并及早送医院。有些患者常因感冒或外出旅行,或因服用中药而自行减少糖尿病药物;青少年偶尔会因身心适应等问题,而未遵照医嘱注射药物,这都是危险的诱发因素。病患者切勿随意改变胰岛素或口服药剂量,以预防发生酮酸中毒。

第三章
发现与检查——战"糖"须知"糖"

有时候,人们对于一些事物的认识,局限于其表面现象,因此,结果往往会出错。对于糖尿病这个慢性疾病,一定要认清其本质,才能在预防和治疗中有的放矢。

第一节 糖尿病发出的种种信号

能从眼睛里发现糖尿病吗

有些糖尿病患者最先出现的症状是表现在眼睛上,如视力下降、眼底出血、上睑下垂、视物双影、斜视等。而这些症状主要是眼底出血造成的,对视力影响较大。医生多次遇到这类因出现视力下降或斜视等症状而来眼科就诊的患者,经详细地询问病史和检查,发现患者的眼部症状是糖尿病引起的。

所以,提醒中老年人每年要检查一次眼睛,特别是要做眼底检查。有糖尿病更应多加小心,并控制好血糖,这也是减少糖尿病眼底出血的关键。

若中老年人突然出现视力下降、视物双影、斜视等症状时,要及早查清病因,进行治疗,除糖尿病外,部分脑血管病也可表现为视力下降等。

腰围可以预测糖尿病吗

体重指数(BMI)、腰围和腰臀比都是非常实用的肥胖评估标准,美国的研究人员证实了这些指标在Ⅱ型糖尿病预测中的价值。腰围对男性Ⅱ型糖尿病的预测价值与体重指数相当。

医务人员参与健康研究的 27270 名男性糖尿病患者进行测量的结果表明，其体重范围从正常至肥胖不等。在长达 13 年的随访期间，共有 884 人被诊断为 Ⅱ 型糖尿病。分析结果显示，体重指数和腰围，用于预测糖尿病的准确性相当。

该研究表明，无论是总体肥胖（用体重指数来衡量）还是腹部肥胖（用腰围来衡量），都是 Ⅱ 型糖尿病的强而独立的预测因素，而腰臀比虽然也是腹部肥胖的指标，但其预测糖尿病的价值却不如腰围更准确。

肢端肥大症是糖尿病吗

是否觉得最近鞋号越穿越大？声音越来越粗？手指也变粗了？最好去做个糖耐量检查或测测血糖，因为这种"肢端肥大症"，有一半左右的患者是葡萄糖耐量异常或者糖尿病。从临床上看，不少肢端肥大症患者是由于血糖控制不佳发生此病的。

库欣综合征是糖尿病吗

库欣综合征患者中约 70% 以上有不同程度的糖代谢紊乱。如能及时去除病因，纠正高皮质醇血症，血糖可以恢复正常。如迟迟不能纠正高皮质醇血症的影响，致使胰岛 β 细胞的损伤超过 3/4，有可能造成永久性糖尿病。

餐前饥饿难忍是不是患上了糖尿病

有的糖尿病患者说，他们的最早症状不是"三多一少"，而是餐前饥饿难忍。确实是如此，不少患者都曾有过这种体验，不过有的人比较小心仔细，从这种蛛丝马迹中发现了糖尿病，而多数人则不当回事，没去检查罢了。造成餐前饥饿感的主要原因是胰岛素分泌迟缓，与血糖的高低不同步。正常人血胰岛素的升降与血糖几乎同步，血糖上去了胰岛素分泌马上增多，使血糖回到正常范围；血糖下降了，胰岛素的分泌也立即下降，以免造成低血糖。在糖尿病的早期，或者在"高危人群"或血糖增高阶段时，胰岛素分泌的量倒没有明显减少，但开始变得迟缓而与血糖水平不一致。餐后血糖增高，胰岛素分泌不出来，致使血糖升得过高；下顿餐前血糖下来了，胰岛素分泌反而达到高峰，这样就造成了低血糖，引起餐前饥饿难忍，特别是午餐与晚餐前容易发作。以后随着病情的进展，胰岛素分泌越来越少，这种餐前低血糖就不再发生了，这不是病情的好转，而是病情的进展。当然，有些吃口服降糖药或打胰岛素的患者因为饮食、运动和用药没搭配好，也可能造成餐前低血糖。

血糖升高就是糖尿病吗

这牵涉诊断的概念，糖尿病的病因很多，并不是针对某个病因定义一个高血糖，而是说不管什么病因，血糖高到了一个水平，就把这个水平以上的状态称为糖尿病，达到这个点位水平的状态以后，再分析是Ⅰ型、Ⅱ型还是特殊类型糖尿病。

只要血糖高到糖尿病诊断标准以上，就诊断成糖尿病，然后再细分。因为这个诊断水平以上的高血糖对机体是有损害的，对各个脏器构成威胁了，必须把这个状态以上的作为疾病管理。

女性糖尿病患者有哪些特有信号

糖尿病的侵袭对象是没有性别之分的，男女皆会受害。不过，由于受到女性生理特点的影响，女性糖尿病患者在早期常会出现一些男性患者所没有的症状。如：

（1）**阴部瘙痒**　由于糖尿病患者的胰岛素分泌相对不足或绝对不足，尿液中的糖分升高，从而给霉菌繁殖创造了有利条件，导致阴部炎症、瘙痒的产生。

（2）**生出巨大儿**　糖尿病妇女血液中的葡萄糖含量增高，而葡萄糖可以通过胎盘进入胎儿体内，刺激胎儿胰岛素的大量分泌，促进胎儿体内脂肪和蛋白质的合成，加速胎儿生长发育，故胎儿巨大。

（3）**性功能障碍**　这是由糖尿病的血管病变惹出的祸。

（4）**腰臀肥大**　中年以上的妇女要随时关注自己的腰围，正常女性腰围与臀围的比值为 0.7~0.85。如果比值大于 0.85，则应视为糖尿病的一个警号。

儿童遗尿与糖尿病有关系吗

糖尿病的典型症状之一为多尿,成年患者可有夜尿增多(包括尿次和尿量均增加)在患儿则可能表现为夜间遗尿。因此,如年龄较大儿童仍有遗尿,应去医院检查是否得了糖尿病。

疲乏无力、体重下降是不是得了糖尿病

要是说不是所有的患者都有"三多"的话,那么几乎全部患者都有"一少",这"一少"不见得都是消瘦,而是体力和体重的下降。差不多所有的患者在发病初期都感到疲乏无力,特别是腿没劲儿,下班回来或者是外出稍事活动就觉得全身困乏,恨不得赶快上床躺一会儿,才行。最怕上楼梯,爬楼则腿软。同时如果患者比较仔细地测量体重的话,就会发现虽然整个看起来不见得瘦,但是体重确实比最重的时候下降了。也有些糖尿病患者一开始就出现明显的消瘦。造成"一少"的主要原因包括:

(1)糖利用得不好,身体得不到足够的能源。

(2)因为身体不能很好地利用糖分,所以只得动用肌肉和脂肪,造成肌肉消耗、脂肪减少。

(3)有时因为多尿造成矿物质,特别是钾的丢失,而血钾低也可以造成疲乏无力。

(4)糖尿病的自主神经病变,使支配肌肉的神经功能障碍等等。在糖尿病及其并发症得到良好控制后,"一少"的症状会明显减轻。

通过口腔能发现糖尿病吗

口腔症状可作为发现糖尿病的线索,临床经验证实口腔症状常作为糖尿病的表现,比口腔外症状更可靠。许多患者初期除有口干、口渴症状外,还有口腔黏膜瘀点、瘀斑、水肿,口内有烧灼感,有的患者在舌体上甚至可见黄斑瘤样的小结节,与患者皮肤上的黄斑瘤一样。凡出现这些症状、体征时,均要考虑糖尿病的可能性。

此外,口腔的各种感染都会使糖尿病的病情恶化,而病情的恶化反过来又可以加重口腔感染。

低血糖是糖尿病的预警信号吗

有些糖尿病患者早期症状不是"三多一少",而是餐前出现饥饿难忍等低血糖症状。造成餐前饥饿的主要原因是胰岛 β 细胞早期分泌反应迟纯,引起高血糖,高血糖又刺激胰岛 β 细胞;引起高胰岛素血症,在进餐后 4~5 小时出现饥饿难忍等低血糖反应。

正常人胰岛素的分泌与血糖几乎同步,进餐后血糖升高,胰岛素分泌马上增多,使血糖控制在正常范围内;血糖下降了,胰岛素的分泌也立即减少,不会造成低血糖。

在糖尿病早期,胰岛素分泌的量没有明显减少,但分泌高峰延迟与血糖水平不一致,餐后血糖升高,胰岛素分泌不能相应增多,致使血糖过高;下顿餐前,血糖下来了,胰岛素分泌却刚刚达到高峰,这样就造成了低血糖,引起餐前饥饿难忍。随着病程的进展,胰岛素分泌越来越少,这种餐前低血糖就不再发生了。当然,有些口服降血糖药或要使用胰岛素的患者因为饮食、运动或用药没搭配好,也有可能造成餐前低血糖。

小便泡沫多意味着血糖高吗

正常尿液没有泡沫,若尿液中蛋白质含量增多,由于表面张力改变,排出的尿液会出现细小泡沫,且不易消失,与尿糖和血糖水平没有直接的关系。有很多患者血糖控制很差,血糖水平很高,易发生肾脏损害而使尿液中出现蛋白,这时会发生小便泡沫多的情况。如果尿中还含有较多的糖,经发酵后更易出现泡沫。

厌食是否为酮症酸中毒早期信号

提到糖尿病酮症酸中毒的表现,许多患者只知道呕吐、头痛、呼气有烂苹果味、血压下降、昏迷等。往往忽视食欲减退这一常见的早期表现。调查资料显示,约有 60%~70% 的酮症酸中毒患者有食欲减退的症状。

糖尿病酮症酸中毒的发生往往存在诱发因素,包括有胰岛素治疗突然中断或减量、感染、心脑血管意外、手术与外伤、妊娠与分娩、饮食不当以及精神刺激等。在有各种诱因的情况下出现食欲减退，患者应考虑有酮症酸中毒的可能，应该检测血糖、尿糖和尿酮体。如果尿酮体阳性就需要进一步诊断和治疗。

常出汗可能患有糖尿病吗

全身多汗可分为生理性和病理性两类。生理性多汗可见于高温环境中、重体力劳动后及发热等，精神紧张或情绪激动也会有多汗的表现。病理性多汗则多见于甲状腺功能亢进、糖尿病、低血糖症、结核、全身播散性红斑狼疮、风湿热、急性心力衰竭、休克及晕厥等疾病；神经系统器质性病变，如帕金森病、间脑综合征、脊髓灰质炎、狂犬病的前驱期等；药物、食物刺激和中毒，血压改变等。

糖尿病患者出汗有个特点，就是头面部和躯干部大汗淋漓，但四肢不出汗。多汗的主要原因是自主神经功能紊乱，交感神经兴奋，汗腺分泌增加。其次，血糖代谢率增高也是糖尿病患者多汗的原因之一。

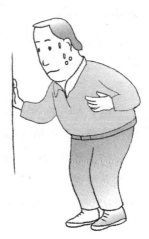

多汗是糖尿病患者临床较常见的症状之一，汗液增多一般表现为对称性，以手掌、足底、腋窝、鼻尖、前额等处最明显。出现多汗时，首先应该注意是局部的还是全身性的，还要看汗液的颜色和气味，再看是否合并有其他疾病及伴随的症状。考虑病因时，应重点考虑交感兴奋症候群（如心功能减退、疼痛、低血糖、应激等），体温变化、血压变化、情绪变化和是否与进食有关。

皮肤瘙痒是糖尿病发出的信号吗

入冬以后，皮肤瘙痒的患者比平时明显增多，其中不少是糖尿病引起的。皮肤瘙痒是糖尿病的早期症状之一，发生率为7%～43%，其中全身性及局部性瘙痒各占一半。前者多见于中老年糖尿病患者，常与局部念珠菌感染有关。

糖尿病引起的皮肤瘙痒非常顽固，反复发作。开始仅限于身体某处，表现为阵发性皮肤瘙痒，昼轻夜重，搔抓后扩展至全身，常抓至皮破血流、感觉疼痛方作罢。往往在情绪变化、气温改变、衣服摩擦、被褥温暖、热水烫洗、饮酒或辛辣食物等刺激下诱发，或症状加重，一旦发现皮肤瘙痒异常，一定要引起重视。

第二节 准确诊断糖尿病

糖尿病的常规检查有哪些项目

（1）**眼底检查** 眼底检查是糖尿病患者应进行的常规检查之一。糖尿病患者视网膜病变的发生率极高，Ⅰ型糖尿病患者发病5年后其视网膜病变的发病率约25%，10年后达60%，15年后则可达80%，因此常规眼底检查有利于早期发现视网膜病变，并进行早期治疗。糖尿病患者每年至少应进行1~2次眼底检查。

（2）**胸片检查** 糖尿病合并肺部感染、肺结核等病变临床多见，且症状常不典型，常规胸片检查有助于早期诊断肺部病变。

（3）**B超检查** 糖尿病患者易并发脂肪肝、胆结石；长期服药可引起肝脏的药物性损害。糖尿病的发生可能与胰腺疾病相关；糖尿病合并肾病等多种原因，进行腹部B超检查（包括肝、胆、脾、胰腺、双肾）也应视为常规检查项目之一。

（4）**心电图检查** 糖尿病患者心血管疾病的发生率很高，加上高血压、高脂血症、肥胖、高胰岛素血症等都是造成冠心病的危险因素。所以糖尿病患者不论有没有胸闷、气短、胸痛等冠心病的症状，均要做心电图检查。

确诊糖尿病需要做哪些检查

要对一个人是否患上了糖尿病做出确切诊断，除了患者自述的一些症状外，还必须进行以下的检查：

（1）**血糖检查** 包括空腹血糖和餐后2小时血糖，这是诊断糖尿病的基本依据。

（2）**尿糖检查** 仅可作为糖尿病诊断的一个线索，不能根据尿糖阳性确诊糖尿病，也不能根据尿糖阴性就排除糖尿病。

（3）**口服葡萄糖耐量试验** 当患者空腹血糖或餐后血糖比正常人偏高，而又达不到糖尿病诊断标准时，就需要进一步做口服葡萄糖耐量试验，来最终确定有无糖尿病。

（4）**胰岛功能测定** 这个测定包括胰岛素释放试验和C肽释放试验，通过测定空腹及餐后各个时点胰岛素及C肽的分泌水平，可以了解患者胰岛功能的衰竭程度，以明确患者的糖尿病分型。

（5）**自身抗体检查** 这项检查包括谷氨酸脱羧酶抗体、胰岛素自身抗体、胰岛细胞抗体等的测定。Ⅰ型糖尿病患者通常抗体呈阳性，Ⅱ型则通常抗体呈阴性。

什么是肾糖阈值

当血糖浓度超过8.88毫摩尔/升时，尿中糖量增高，临床上称此时的血糖水平为肾糖阈值，可看作是部分肾单位重吸收功能达到饱和时的血糖浓度。

也就是说，如果血糖超过了8.88毫摩尔/升，尿常规化验葡萄糖就阳性了。

肾动脉硬化，可使肾糖阈值提高，血糖很高了，尿糖仍可阴性；肾小管损伤，可使肾糖阈值降低，血糖正常，尿糖仍可阳性。

这也就意味着，糖尿病患者合并动脉硬化、糖尿病性肾病时不能以尿糖指标来估计血糖浓度、指导治疗的缘故。

肾糖阈值起到什么作用

肾脏是身体的主要排泄器官，大部分水分和代谢产物随血液流经肾脏，经过肾小球的滤过、肾小管的重吸收将有用的物质吸收到血液中，将无用的代谢产物经输尿管送到膀胱，随尿排出。正常人肾小管可将肾小球滤液中的葡萄糖绝大部分重吸收回血液中，尿中只有极微量葡萄糖，一般方法检查不出，所以正常人尿糖检测是阴性的。但是近端小管对葡萄糖的重吸收有一定的限度，当血中的葡萄糖浓度超过8.96～10.08毫摩尔/升时，部分近端小管上皮细胞对葡萄糖的吸收已达极限，葡萄糖就不能被全部重吸收，随尿排出而出现糖尿，尿中开始出现葡萄糖时的最低血糖浓度，称为肾糖阈。当血糖浓度超过肾糖阈时，就开始出现尿糖。

尿中含有糖分是否患有糖尿病

少数正常人在摄入大量的糖类（比如糖水、米饭等）后，由于小肠吸收过快而负荷过重，可出现临时性尿糖；还有一种叫肾性尿糖，是一种与遗传有关疾病，这类患者无论何时尿中都有糖分，但是血糖并不高；某些正常孕妇在妊娠后期及哺乳期尿中可能有乳糖出现，也可能引起尿糖阳性。还有许多类似的情况，所以不能以尿糖作为衡量是否患有糖尿病的标准。判断糖尿病的唯一标准就是高血糖。

尿糖呈现阳性是否患了糖尿病

有些患者在进行尿液常规检测时，发现尿糖呈阳性，就以为自己患了糖尿病。其实，患糖尿病时尿糖可能阳性，但尿糖阳性不一定就是糖尿病。

尿糖检查有哪些优缺点

与血糖相比，尿糖检查具有简便、无创、便宜等优点，但也存在以下一些缺点：

（1）一些糖尿病病程较长的患者，肾脏阈值较高，因此，在显著的高血糖状态下，尿中却不出现尿糖。

（2）妊娠妇女或儿童，肾脏阈值较低，因此在正常血糖浓度下，也会出现尿糖。

（3）肾脏糖阈值在不同患者之间发生变化，但是，在同一患者，不同的时间内，也会发生变化。

（4）有些药物及观察试纸变化的时间可以干扰尿液检查的结果，正确的检查方法是在尿糖试纸接触尿液后，一分钟内观察试纸的颜色变化。

（5）尿糖阴性结果不能区分低血糖、正常血糖及轻度的高血糖。

（6）在测尿糖之时，其结果并不能完全反映当时的血糖水平，而反映的是尿液潴留在膀胱中这段时间内的平均血糖水平，如果糖尿病患者同时伴有膀胱自主神经病变，则导致新近形成的尿液与潴留的尿液的混合，影响尿糖检查结果。

（7）液体的摄入量与尿液的浓缩稀释，均会影响尿糖结果。

血糖值保持多少为最佳

由于糖尿病患者血糖波动大,在治疗过程中,一般不可能要求其血糖达到正常人的水平,因此只要达到空腹血糖3.4~6.2毫摩尔/升(62~112毫克/分升),餐后2小时血糖7.8毫摩尔/升(108~180毫克/分升),任何随机时间血糖10.0毫摩尔/升以下(180毫克/分升),同时又不发生低血糖,就可以认为血糖控制良好了。由于个体的差异,血糖控制目标也因人而异,患者有必要随时向社区全科医生进行咨询,根据自身情况确定血糖的适当范围。由于老年人容易发生低血糖,制定的血糖标准可略高一点。糖尿病孕妇为了胎儿的健康发育,血糖要严格控制在标准范围内。

为什么进行血糖监测

进行血糖监测有助于对糖尿病的诊断、疗效观察以及预后判断。糖尿病以血糖升高为特征,空腹血糖检查是诊断糖尿病最可靠的方法之一。一般对尿糖阳性或尿糖虽阴性但有高度怀疑的患者,均需做空腹血糖测定,以明确诊断。一旦诊断为糖尿病,往往需要长期服用降糖药物,通过血糖监测了解药物的疗效、及时调整药物及治疗方案,以控制和维持体内血糖水平,延缓并发症的发生。另外,对高血压、高血脂、冠心病及肥胖患者,通过定期监测血糖,可以做到对糖尿病的早期发现、早期诊断和早期治疗。

什么时候是监测血糖的最佳时间

多数久患糖尿病的人都知道,要监测空腹血糖或餐前、餐后2小时的血糖。

(1) **空腹血糖** 指隔夜空腹8小时以上、早餐前采血测定的血糖值。中、晚餐前测定的血糖不能叫空腹血糖。

(2) **餐前血糖** 指早、中、晚餐前测定的血糖。

(3) **餐后2小时血糖** 指早、中、晚餐后2小时测定的血糖。

一旦确诊为糖尿病,一般需要长期服用降糖药物,通过血糖监测了解药物的疗效,及时调整药物及治疗方案,以控制体内的血糖水平,延缓并发症的发生。

此外，对患有高血压、高血脂、冠心病及肥胖症的患者，通过定期监测血糖，可以做到对糖尿病的早期发现、早期诊断和早期治疗。

(4) **随机血糖** 一天中任意时刻测定的血糖，如睡前、午夜等测定的血糖，这种测定有助于了解血糖的随机变化情况。

怎样检测血糖的浓度

通过化学方法我们可以检测出血糖的浓度，血糖可用葡萄糖氧化酶法、邻甲苯胺法、福林—吴法测定，目前国内医院多采用前两种方法。福林—吴法已趋淘汰。血糖浓度通常有两种表示方法：一种是毫摩尔/升，一种是毫克/分升。这两个血糖浓度单位可以相互转换，转换系数是18。由毫摩尔/升转换成毫克/分升需乘以18；反之，由毫克/分升转换成毫摩尔/升需除以18。据测，正常人空腹血糖为3.4～6.2毫摩尔/升（葡萄糖氧化酶法测定）。

血糖中的"十"号代表什么意思

尿糖"＋"是普遍用来确定和表示糖尿病患者病情严重程度的常用表现方法，通常血糖在10～11.1摩尔/升时尿糖为"±"，血糖在11.1～13.9摩尔/升时尿糖"＋"，血糖在13.9～16.7摩尔/升时尿糖"＋＋"，血糖在16.7～19.4摩尔/升时尿糖"＋＋＋"，血糖在高于19.4摩尔/升时尿糖"＋＋＋＋"。

监测餐后2小时血糖有什么意义

它是一个非常有价值的监测指标，有一位糖尿病专家说得好，如果一个医生或一家医院，从来不用监测餐后2小时血糖的方法来确定糖尿病患者的血糖控制情况，那糖尿病患者最好换别的医生或医院就诊。

为什么这么说呢？这是因为餐后2小时血糖有如下重要性：

(1) 一方面它反映了胰岛β细胞的储备功能，即进餐后食物对胰岛β细胞产生刺激后，β细胞分泌胰岛素的能力。若储备良好，周围组织对胰岛素作用敏感，无胰岛素抵抗现象，则餐后2小时血糖值应下降到接近于空腹水平，一般应小于7.8毫摩尔/升（140毫克/分升）。但若储备功能虽好，甚至一些糖尿病患者分泌胰岛素水平高于正常人，却由于周围组织对胰岛素抵抗,或抵抗虽不明显,但胰岛β细胞功能已较差,则餐后2小时血糖可明显升高。

(2)餐后2小时血糖如果大于11.1毫摩尔/升(200毫克/分升),则易发生糖尿病眼、肾、神经等慢性并发症,故要尽量使餐后血糖小于11.1毫摩尔/升(200毫克/分升)。餐后2小时血糖在7.8~11.1毫摩尔/升(140~200毫克/分升),对于老年糖尿病患者或并发症较重者尚可,但对中年以下及病情不重者,由于轻度的高血糖就对血压、心血管有不利影响,所以要尽可能把餐后血糖控制在7.8毫摩尔/升(140毫克/分升)以下,这也有利于减轻胰岛β细胞负荷,保护β细胞功能。

(3)监测餐后2小时血糖可发现可能存在的餐后高血糖。很多Ⅱ型糖尿病患者空腹血糖不高,而餐后血糖则很高,如果只查空腹血糖,糖尿病患者往往会自以为血糖控制良好而贻误病情。

(4)餐后2小时血糖能较好地反应进食及使用降糖药是否合适,这是空腹血糖所不能反应的。

(5)监测餐后2小时血糖既不影响正常服药或打针,也不影响正常进食,所以不至于引起血糖特别波动。

监测餐后2小时血糖应注意哪些问题

(1)测餐后2小时血糖前必须和平时一样,该吃的药要吃或该打的针还要打,进食的质和量也要和平时一样,否则就不能了解平时血糖控制得怎么样了。

(2)餐后2小时是从进食第一口饭开始计时,有很多糖尿病患者是从进餐结束后,甚至从进餐中开始计时,这些计时方法都不正确,会影响测定结果。

空腹血糖正常可以排除糖尿病吗

空腹血糖正常不能排除糖尿病的诊断。因为有一些年龄较大、身体肥胖的Ⅱ型糖尿病患者,他们的空腹血糖水平可以保持在正常范围内,但是检测餐后2小时血糖或做糖耐量试验则往往显示检测指标已经达到了糖尿病的诊断标准，这类患者仍然可以诊断为糖尿病。造成这种情况的原因可能与这些患者体内胰岛 β 细胞尚有一定功能，可以分泌少量的胰岛素有关。在清晨空腹状态下，这些胰岛素可以维持糖代谢的最基本需要，保持血糖在正常范围。当进餐后自身胰岛素分泌就显得明显不足，血糖水平也随之增高。

糖化血红蛋白检查有什么意义

检查糖化血红蛋白主要作为对过去 4~8 周内平均血糖控制水平的一种监测手段。

有许多方法用于测定糖化血红蛋白，其中有凝胶电泳、等电聚集、低压和高压液相离子交换层析分离、免疫分析、亲和层析分离以及比色法。以免疫分析为基础的仪器（DCA2000）在最近几年中得到推广，大约在 7 分钟内就能读取数据，并且仅使用少量的毛细血管血液标本，因此，在糖尿病门诊，用糖化血红蛋白评价糖尿病患者血糖控制的平均水平已成为常规。HbAlc 正常参考值为 <6%，而在血糖控制良好的糖尿病患者应为 <7%。当糖尿病患者的血糖控制不佳，或一天中血糖有较大的波动时，糖化血红蛋白值就会超过 7% 的允许值。

美国糖尿病协会建议，对已明确的 I 型糖尿病患者，每季度应进行 1 次糖化血红蛋白检查。

餐后血糖复查要注意哪些事项

一般来说，复查血糖应当是在正常服药情况下进行。查餐后血糖应像平时一样服降糖药（或用胰岛素），按规定时间进餐，然后进行血糖测定。否则，停药后血糖升高会影响医生对目前所服降糖药或注射胰岛素量疗效的判断。

哪些糖尿病患者应定期测血糖

（1）所有使用胰岛素治疗的患者。

（2）容易发生低血糖或对低血糖不能感知的患者。

（3）糖尿病合并妊娠者。

（4）年老或合并有肾脏疾病的患者。

（5）病情不稳定，血糖波动大的患者。

（6）容易发生糖尿病酮症酸中毒的患者。

如何用血糖仪自测血糖

糖尿病患者用于自我监测血糖的常用工具是袖珍血糖仪。

目前，市售的袖珍血糖仪品种极多，这种血糖仪器操作简便，测定结果接近大型仪器的结果，多数袖珍血糖仪带有简单数据处理功能的比色计。一般用葡萄糖氧化酶、过氧化物酶及底物等混合物制成试纸，将少量血滴于试纸上，经过几秒到几十秒的反应后试纸颜色发生改变，仪器根据颜色变化的深浅，计算出当前的血糖浓度。Ⅰ型糖尿病患者如果进行强化治疗，一般要求每天测血糖4次，即早晨空腹1次和三餐后2小时各1次，或三餐前和睡前各1次，有低血糖症状时随时检查。Ⅱ型糖尿病患者开始调整用药剂适时应每天检查3次，到血糖较为稳定后，可以每3～7天检查1次。

什么是糖耐量试验

正常空腹血糖在3.3～6.1毫摩尔/升（60～109毫克/分升），餐后2小时血糖在3.3～7.8毫摩尔/升（60～139毫克/分升），也就是说空腹血糖高于6.1毫摩尔/升（110毫克/分升）或者餐后2小时血糖高于7.8毫摩尔/升（140毫克/分升）就算是不正常了，但是诊断糖尿病的指标比这些正常值要高。所以对哪些血糖升高，但还没有达到糖尿病诊断标准的人，往往需要进一步检查，以搞清他们的糖代谢状况，其中最主要的检查方法，就是糖耐量试验。临床上一般多用口服葡萄糖耐量试验，口服糖耐量试验的英文简称为OGTT，这是一种增加糖负荷后检查血糖以提高糖尿病检出率的方法。口服糖耐量试验应空腹进行。在服糖前，先抽取空腹血糖，然后在5分钟内服溶于300毫升水中的葡萄糖粉75克，再抽血查服糖后半小时、1小时和2小时血糖以诊断或排除糖尿病。小孩可按照每千克体重1.75克的计算方法服用葡萄糖。如果服糖有困难，也可作静脉糖耐量试验。

糖耐量试验应注意哪些问题

糖耐量试验的准备工作以及进行糖耐量试验时应注意的问题主要包括以下几条：

(1) 试验前 3 天要保证足够的碳水化合物进量，一般来说这 3 天中每日碳水化合物摄入量不应低于 250 克（5 两），否则可能造成人为的糖耐量受损。

(2) 应停用可能影响血糖的药物一段时间，如影响血糖水平的利尿剂、肾上腺糖皮质激素（可的松一类药物）以及口服避孕药等。

(3) 试验前空腹 10～14 小时，也就是说前一天必须进晚餐，但入睡后就不要再吃东西了。

(4) 试验中服用的葡萄糖水浓度不应过高或者过低，浓度过高时太甜，浓度过低时糖水量太大，患者都难以耐受。一般来说 75 克糖粉溶于 300 毫升温开水就可以了，糖水要在 5 分钟内服完。

(5) 试验中不要做剧烈的体力活动，不要大量饮水，少喝些水还是可以的，不要吸烟，不要喝酒或咖啡等刺激性的食品或饮料。

(6) 要准时抽血、留尿。

如何诊断儿童糖尿病

儿童糖尿病患者通常有明显的症状，这类儿童血糖与尿糖显著增高，任意时间的血糖值大于 11.1 毫摩尔/升，并常伴有尿酮体阳性症状。大多数儿童糖尿病可以通过血糖测定及时诊断并治疗。此时不必要也不适宜做葡萄糖耐量试验。

少数儿童糖尿病没有明显症状，需做葡萄糖耐量试验以作出明确诊断。进行葡萄糖耐量检测时，为每千克体重口服葡萄糖 1.75 克，总量不超过 75 克。诊断标准与成人糖尿病略有不同。无症状者，应具备下列两条，才可诊断为糖尿病。

(1) 空腹血糖大于 7.8 毫摩尔/升。

(2) 服用葡萄糖后 2 小时血糖大于 11.1 毫摩尔/升，并且在服用葡萄糖后的 0.5 小时、1 时、1.5 小时中至少有一次血糖大于 11.1 毫摩尔/升。

怎样检测妊娠期糖尿病

妊娠期糖尿病临床包括以下3种情况：

（1）妊娠前确诊为糖尿病。

（2）妊娠前无症状糖尿病，妊娠后发展为有症状的糖尿病。

（3）妊娠前为无糖尿病，妊娠后患有糖尿病，而产后可恢复者。

妊娠期糖尿病，最明显的特点是"三多一少"，还伴有呕吐。值得提醒的是，不要将其混同为一般的妊娠反应，妊娠合并糖尿病的呕吐可以成为剧吐，即严重的恶心、剧烈的呕吐，甚至会导致脱水及电解质紊乱。

另外一个常见的特点是疲乏无力，由于吃进的葡萄糖不能被孕妇充分利用而且分解代谢又增快，体力得不到补充，因而体力特别欠佳。又因为葡萄糖的代谢异常加速，引起血液中、尿液中葡萄糖含量的增加，导致高血压和尿糖阳性。妊娠早期合并糖尿病易发生真菌感染，妊娠中期症状可减轻。

妊娠晚期分娩、引产、剖宫产也容易导致细菌感染，而使糖尿病证状进一步加重。部分患者肾排糖阈值高，即使血糖浓度已经很高，尿糖检测仍显阴性。这样的患者因为掩盖了症状，会显得更加危险。

空腹血糖和糖耐量受损的诊断标准是什么

如前所述，空腹血糖受损和糖耐量受损是介于正常和糖尿病之间的一种状况。空腹血糖受损的诊断标准是空腹血糖≥6.1毫摩尔/升（110毫克/分升）又低于7.8毫摩尔/升（126毫克/分升），同时餐后2小时血糖又不能诊为糖尿病。糖耐量受损则是空腹血糖不能诊为糖尿病，而服糖后两小时血糖≥7.8毫摩尔/升（140毫克/分升）而又低于11.1毫摩尔/升（200毫克/分升）。糖耐量受损是糖耐量试验的结果，餐后2小时血糖在7.8~11.1毫摩尔/升（140~199毫克/分升）之间不能诊为糖耐量受损，只能说是餐后血糖增高。空腹血糖受损、餐后血糖增高以及糖耐量受损都属于前面所说的血糖升高阶段。

为什么要查空腹血糖

空腹血糖测定非常重要，它主要反映糖尿病患者在基础状态，没有加上饮食负荷时的血糖水平,它是诊断糖尿病的重要依据。正常人空腹血糖小于6.1毫摩尔/升,超过此值就算是血糖升高,如空腹血糖不小于7.0毫摩尔/升,就可以诊断为糖尿病了。空腹血糖能反映糖尿病患者自身胰岛素分泌能力,I型糖尿病患者空腹血糖往往很高。另外许多其他检查,像肝肾功能、血脂、血胰岛素等也需要空腹进行,而这些值对糖尿病患者的进一步治疗很有益。因此,要诊断糖尿病必须检测空腹抽血。

什么是糖化血红蛋白

血红蛋白(Hb)是多种色蛋白的总称,血红蛋白电泳显示,分为HbA、HbC及HbF。其中HbA含量最多,它是能被糖化的主要血红蛋白。血红蛋白上的球蛋白存在游离氨基,葡萄糖与游离氨基的非酶促的共价附着反应产生糖化血红蛋白(此反应不需有酶的参加,且结合后不再分开)。糖化以后产生的多种糖基化血红蛋白(GHh)统称为HbA;HbA是一个混合物,HbA有a、b、c 3种成分。其中以HbAc含量最多也最稳定,并且它只与葡萄糖结合。因此,测定HbAc最能反映血红蛋白与葡萄糖结合的程度。糖化血红蛋白在总血红蛋白中所占的比例可反映阶段性的血糖水平,可代表采血前120天内任何一个时期包括采血当天的血糖值,但其中以前1～2个月为最佳反映时期。

糖胺测定有何意义

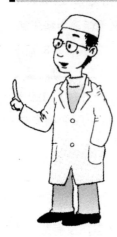

果糖胺是血浆中的蛋白质在葡萄糖非酶糖化过程中形成的一种物质,由于血浆蛋白的半衰期为17天,故果糖胺反映的是1～3周内的血糖水平。果糖胺的测定快速而价廉,是反映糖尿病控制情况的一个指标,特别是对血糖波动较大的脆性糖尿病及妊娠糖尿病患者,了解其平均血糖水平更有实际意义。但是果糖胺受每次进食的影响,因此不能用来直接指导每日胰岛素及口服降糖药的用量。血清果糖胺正常值为2.13±0.24毫摩尔/升,血浆中的果糖胺较血清的果糖胺要低0.3毫摩尔/升。

如何正确使用尿糖试纸

用尿糖试纸检查尿液中是否含有糖分时，应按以下方法操作：

首先将尿糖试纸浸入新鲜的尿液中，湿透约1秒后取出，在1分钟内观察试纸的颜色，并与标准色板对照，即能得出测定结果。化验结果表明，根据尿中含糖量的多少，试纸呈现出深浅度不同的颜色变化。因试纸的颜色变化各异，故得出的化验结果也不一样，有阴性和阳性之分。如比色为蓝色，表明尿中无糖，代表阴性结果，符号为1个减号（-）；呈绿色，为1个加号（+），表明尿中含糖0.3%～0.5%；呈黄绿色，为2个加号（++），表明尿中含糖0.5%～1.0%；呈橘黄色，为3个加号（+++），表明尿中含糖1%～2%；呈砖红色，为4个加号（++++）或以上，表明尿中含糖2%以上。使用试纸时，需把一次所需要的试纸取出，盖紧试纸瓶塞，保存在阴凉干燥处。

测定血胰岛素及C-肽水平有什么意义

血胰岛素及C-肽都能反映患者体内胰岛素分泌能力，胰岛素测定只能用于没打过胰岛素的患者，而C-肽既能用于没用过胰岛素的患者，也可以用于打过胰岛素或正在打胰岛素的患者。

值得注意的是，只做空腹血胰岛素及C-肽的测定往往难以反映胰岛素分泌的全貌。要想判断一个人的胰岛功能，多需要做葡萄糖耐量试验，了解空腹和刺激后不同时间的胰岛素及C-肽水平。正常人空腹胰岛素及C-肽分别为5～24mU/L和0.2～0.6pmol/L，餐后最高峰应该出现在餐后半小时至1小时之间，可达到空腹值的5～10倍，如胰岛素的餐后峰值应在50～100mU/L之间。有的医院在做糖耐量试验时仅测空腹及服糖后两小时的胰岛素和C-肽，不测半小时及1小时胰岛素和C-肽，这种做法无法了解患者是不是有胰岛素分泌高峰，也无从了解胰岛素分泌高峰是否后移，不利于判断患者的胰岛素分泌状况。Ⅰ型糖尿病患者的胰岛素及C-肽水平很低，而且难以恢复。Ⅱ型糖尿病患者的胰岛素及C-肽大多数也是低的，特别是服糖后胰岛素及C-肽的高峰出现的较晚。但在血糖控制较好以后，Ⅱ型糖尿病的胰岛素及C-肽水平可有一定程度地回升。少数人Ⅱ型糖尿病患者胰岛素及C-肽水平不低甚至是升高的。糖耐量受损者常有高胰岛素及C-肽血症出现，但是服糖后胰岛素及C-肽高峰后移很常见。

如何根据化验结果判断糖尿病的类型

与判断糖尿病类型有关的化验包括:

(1) 遗传学指标:有些人白细胞抗原(HLA)和Ⅰ型糖尿病的发生有关,所以查查人体白细胞抗原的类型,有时有助于糖尿病的分型。

(2) 免疫学抗体:Ⅰ型糖尿病患者血液中可能有胰岛细胞抗体(ICA)、胰岛素自身抗体(IAA)和抗谷氨酸脱羧酶抗体(GAD),这些抗体阳性,患者很可能是Ⅰ型的,但阴性不见得就一定是Ⅱ型的。

(3) 尿酮体:Ⅰ型糖尿病患者尿中经常有酮体,有时酮体量很大,发生酮症酸中毒。而Ⅱ型糖尿病患者则只有在感染、发烧、饥饿、外伤以及重大情绪波动时尿中才出现酮体,发生酮症酸中毒的机会较少。

(4) 血胰岛素和C-肽:Ⅰ型糖尿病患者水平多很低,Ⅱ型糖尿病患者则不一定。当然,Ⅰ型糖尿病患者在一段时间内也可以不低,反之Ⅱ型糖尿病患者在血糖控制很差时胰岛素和C-肽水平也可以很低。

(5) 血糖:Ⅰ型糖尿病患者的血糖往往很高,特别是空腹血糖很高。相比之下,Ⅱ型糖尿病患者空腹血糖一般不是那么高。当然,血糖高低也是相对的,很难画一条线作为Ⅰ型和Ⅱ型的分水岭。值得提醒的是,上述这些化验并不是绝对的,有时即使做了化验,也还是难以分型,主要还得根据临床表现,特别是出不出酮体或酮症酸中毒、是否消瘦、年龄如何来判断糖尿病的类型。这样看来花很多钱,跑很长路来判断糖尿病类型就有点得不偿失了。

尿糖阴性者是否都不是糖尿病

引起尿糖阳性最主要的原因是糖尿病,尿糖检查又不会给人带来疼痛,所以检查尿糖是发现糖尿病最简单的方法。正常人每天从尿中排出的葡萄糖不到100毫克,一般的定量试验无法检出,所以尿糖应该是阴性的,也就是说正常人尿中应查不出糖分来。尿中排糖一般要超过150毫克/分升时,尿糖才呈阳性。尿糖在多数情况下虽能反映血糖水平,但是尿糖毕竟不是血糖,在某些情况下,尿糖不能很好地反映血糖水平。有些糖尿病患者在血糖不很高时,尿糖可能为阴性,如仅用尿糖来筛选糖尿病患者,就会发生漏诊。尿糖阴性的糖尿病可见于以下情况:

(1) 空腹血糖高于7.0毫摩尔/升(126毫克/分升)就能诊断糖尿病,

但血糖处于此水平时，尿糖可能为阴性。

（2）老年人，特别是有动脉硬化的老年人，肾糖阈可能升高，血糖已明显超过11.1毫摩尔/升（200毫克/分升）时，尿糖还可能是阴性的。所以虽然糖尿糖测定简单易行，又无痛苦，基本上能反映血糖情况，是发现糖尿病的重要线索，但尿糖检查不能代替血糖测定而作为糖尿病诊断的依据。

尿糖阳性者是否都有糖尿病

正如有些尿糖阴性者可能是糖尿病患者一样，有些尿糖阳性者也可能不是糖尿病患者。尿糖阳性而血糖正常者，不能诊断为糖尿病。尿糖阳性而又不是糖尿病的情况主要可见于以下情况：

（1）**孕妇** 20%~30%的孕妇尿糖可呈阳性反应，特别是在妊娠后期。某些正常孕妇在妊娠后期及哺乳期尿中可能有乳糖出现，也可能引起尿糖阳性。

（2）**肾性糖尿** 是一种与遗传有关的疾病，患者肾小管运转葡萄糖的机制异常，肾糖阈减低，患者无论何时尿中总有糖分，但是血糖不高。如经检查肾脏其他功能正常，一般无须特殊处理。

（3）**尿糖假阳性** 可能与尿中含有大量结合的葡萄糖醛酸盐，或与服用水杨酸盐（如阿司匹林）、水合氯醛等药物有关。值得注意的是，有人发现尿糖阳性的非糖尿病者今后发生糖尿病的机会要比尿糖阴性者大，所以对尿糖阳性者应更注意随查，以便早期发现糖尿病。

为什么要做酮的测定

当你不能提供足够的胰岛素来使用血液中的葡萄糖时，身体消耗的是脂肪而不是葡萄糖。在身体消耗脂肪时，它产生一种毒性物质，即所谓酮。重要的是不要让酮积累到某一高水平。这会导致一种危急生命的状态，称之为糖尿病性酮酸中毒。通过对酮量进行测定，可以防止糖尿病性酮酸中毒对生命的威胁。

身体可能产生酮的第一项警告是，持续的高血糖水平：13.9毫摩尔/升或以上。还会出现缺乏食欲、胃痛、恶心、呕吐、视力模糊、发热、潮红感、呼吸困难、感到无力、头晕、呼吸时有水果味、渴感强、口干或总想去排尿。

尿中的酮水平偏高可以提示你正在发展成糖尿病性酮酸中毒。这是极其严重的状况，它会导致癫痫，昏迷，甚至死亡。患Ⅰ型糖尿病的人比患Ⅱ型糖尿病的人更容易发展成糖尿病性酮酸中毒。

如何实施尿糖尿酮检查

（1）**尿糖**　正常状况下，尿中没有葡萄糖，若血糖浓度太高（高于10毫摩尔/升），肾脏无法有效地将葡萄糖再吸收，以致葡萄糖就会从尿中排出，称做尿糖，因此，检验尿糖，可以略知血糖的高低，并了解糖尿病控制情形。

（2）**尿酮**　当身体缺乏胰岛素时，糖分无法进入细胞，作为体能量的来源，只好分解脂肪作为燃料。在分解过程中，会释放酸性物质，叫做酮体，由尿中排出即为尿酮，即表示糖尿病控制不好。

（3）**测量时机**　尿糖一般于三餐饭前及睡前检查。

尿酮在下列情况下检查：

①连续2次尿糖浓度都在1~2克/分升以上时。

②有发烧、恶心、呕吐等症状。

③遇有外伤、压力或手术时。

④血糖浓度超过13.9毫摩尔/升时。

⑤怀孕时。

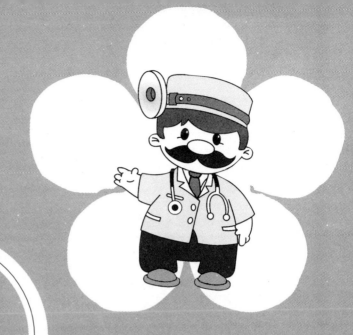

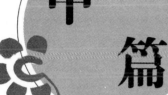

治疗糖尿病的方法
——多管齐下显神威

糖尿病最为重要的一个表现是血糖过高,因此控制血糖大致正常便是治疗糖尿病最大的目的,同时兼治各种并发症。治疗糖尿病的方法很多,除了西医治疗与中医治疗之外,也可以采用其他特色疗法,但首先要做好心理的调适。

第一章
糖尿病的心理疗法——治"糖"必须先治心

俗话说:"心病还需心药医。"据临床观察和研究表明,在糖尿病患者当中,不少患者是心理因素致病的,单靠药物治疗无济无事,如果采用"心药医治"——心理治疗,就能起到事半功倍的效果。只要正确运用心理疗法,对心理疗法充满信心、坚持治疗、疗法恰当、几种疗法综合交替运用等,才会取得良好的疗效。

第一节 心理疗法与糖尿病的关系

什么是心理疗法

心理疗法也叫做精神疗法,它指的是医务人员在给患者诊疗和相互交流的过程中,医务人员利用语言、态度、表情和行为改善患者的心态,从而改变患者的认知、情绪和行为等,树立战胜疾病的信心,减少或消除引起患者痛苦的各种紧张、消极情绪和异常行为,以及因此而产生的各种躯体特征。通过心理治疗,使患者的精神和身体状况有所改善,从而达到治

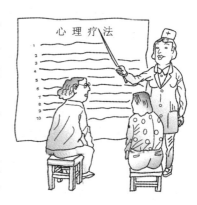

疗的效果。糖尿病学家一直认为心理疗法与药物治疗非常必要。只要恰当运用,轻型患者不用药也能够获得较满意的效果,就算是中、重型患者,也可以使药物发挥最佳效果,或者减少药物用量。由此可见,心理疗法几乎对所有糖尿病患者的康复都是有用的。

为什么说糖尿病也是种心理疾病

临床对糖尿病患者的治疗多集中于糖尿病本身，而患者存在的心理问题则往往被忽视。目前认为，糖尿病也是一种身心疾病，心理因素对其发生、发展、疗效、预后均起重要作用。因此，对于糖尿病合并抑郁症的患者，在降糖药物治疗的同时，还要给予心理治疗。通过实施糖尿病教育，纠正患者对糖尿病的错误认识，告知糖尿病并非不治之症，以解除其悲观情绪和精神压力，帮助患者树立战胜疾病的信心，使之积极配合治疗。另外，全社会要积极伸出援助之手，奉献爱心，减轻其经济上的后顾之忧。对于症状严重的抑郁症患者，可在医生指导下给予抗抑郁药物（如百优解）治疗。

心理问题在糖尿病患者中非常多见，它不仅严重影响患者的生活质量，而且会对血糖控制造成不良影响。从某种意义上讲，糖尿病也是一种身心疾病，糖尿病患者更需要来自他人的体贴和关怀。

心理疗法的作用和目的是什么

心理疗法的作用与目的在于给患者解除疑虑、担心、害怕心理，消除患者心理紧张刺激，从而对自身疾病正确认识，树立战胜疾病的信心，消除忧郁、焦虑等临床精神状态，达到心理平衡。另外，还有一种患者，麻痹、轻视疾病，随便吃，随便喝，盲目乐观的态度。要使他们真正认识到糖尿病必须及时防治，做到生活要有规律，要懂得防治的一般常识等；从而有助于糖尿病的控制、减轻和延缓并发症的产生。当然，心理疗法不能取代药物治疗，给予必要的药物，实施机体治疗与精神治疗相结合，两者可互相配合，相辅相成。

糖尿病患儿的心理健康对治疗很重要吗

求知欲旺盛的孩子得知糖尿病将终身伴随自己时，心情是很复杂的。沉重的打击使患儿极易产生矛盾、消极的心理而引起多种情绪反应，例如情绪低落、焦虑、恐惧、孤独、易伤感等，乃至认为前途渺茫，而自暴自弃，不配合治疗。有些家长的紧张心情甚至比孩子更有过之，终日担心、害怕、不知所措、到处投医。家庭的这种紧张气氛更加重了患儿的心理创伤。

对患病儿童不仅仅是指导饮食及调整胰岛素，很重要的一部分工作是通过与患儿的亲切交谈，了解患儿的心理状态，使其感到医生是帮助他们战胜疾病的朋友，良好的医患关系是克服困难的有力武器。在解除患儿及家长的顾虑，提高对疾病认识的基础上，使他们逐步树立战胜疾病的信心。

心理疗法在糖尿病治疗中的价值有哪些

中医学历来重视心理因素在治疗中的功效，它注重从多种因素如个体与社会环境、自然环境的联系，个体自身的心身关系等方面进行综合治疗。提出建立在"形神相即"理论基础的"心身并治"，也就是"治神"与"治身"并用，在治疗效果上追求"心"、"身"并调。中医心理治疗的辨证施治还包括因人而异的原则，即根据患者个性心理性的区别，使用合适的心理治疗手段，不要机械地固守某种不变的规则。

心理因素对糖尿病患者有什么影响

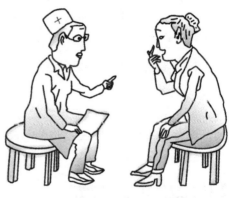

在糖尿病的症状中，不仅心理因素会波及糖尿病，而且糖尿病本身也会直接影响患者的性格和精神状态。一些成年患者，一旦得知自己患的是糖尿病时，几乎都会出现不同程度的焦虑或忧郁情绪，儿童患者也往往因自己患了这种病而与其他儿童不一样，从而导致忧愁和畏缩，不愿与人接近，或者采取公开反抗的态度而影响治疗。特别是中老年糖尿病患者，因病情重、并发症及合并症多，还需持续饮食控制，部分患者每天需注射胰岛素治疗，给工作、生活和婚姻造成不良的影响，所以，患者的心理障碍十分明显。表现出自卑、烦恼、失望和沮丧、焦虑不安，急于希望得到家庭、医师的帮助等。

控制血糖心境很重要吗

糖尿病的发病机制在于体内胰岛素的分泌不足或相对不足。胰岛素分泌除了受内分泌激素和血糖等因素的调节外，还直接受自主神经功能的影响。

当人们长期生活在不良情绪的环境中，就有可能引起胰岛β细胞的功能障碍，使胰岛素分泌不足的倾向最终被固定，进而引发糖尿病。

因此，糖尿病患者要学会放宽心境，以乐观、积极的态度对待生活，对待疾病，这是控制血糖的关键。

说理开导对患者病情有什么帮助

说理开导法是对患者最基本的也是最常用的心理疗法。它是医生给患者诊疗疾病过程中，用言语和行为影响患者的心理，使其不正常的心理得以调整，从而达到治疗疾病的目的。

说理开导法包括哪些内容

（1）向患者指出糖尿病的性质、起病原因、对身体的危害和可能引起的常见并发症等，使其对该病有一个正确客观的认识。

（2）增强患者战胜疾病的信心和勇气，耐心地告诉患者，只要及时治疗，积极与医护人员合作，按医嘱进药，就能有效地控制病情。

（3）要告诉患者"绝房色，戒恼怒，节饮食，慎起居，莫信邪"等养生的方法。

（4）强调综合治疗在药物治疗的同时，更要重视身心调护和心理调整。帮助患者解除紧张、恐惧消极的心理状态。

什么是集体心理疗法

指以集体为对象而施以心理治疗，一般由医务人员把患者组合起来，分组，每组10人，并选出组长。集体心理疗法的具体方法是讲课、讨论及示范。医务人员根据多数患者存在的消极心理因素和对疾病的错误看法，深入浅出地向患者讲解糖尿病的特征表现、病因、治疗以及预防等，使患者更加了解疾病的发生、发展规律，消除顾虑。课后，组织患者进行讨论。鼓励患者联系自己的实际情况加强理解医师讲课的内容，进行自我分析，找到与疾病作斗争的具体治疗措施，并邀请恢复比较快的患者作经验介绍，通过其现身说法，起到示范作用。

治疗糖尿病的方法
——多管齐下显神威

集体心理疗法有哪些作用

很多患者通过集体疗法减轻或缓解了心理障碍。原因是：

（1）患者在交流后会有相同发现。

（2）帮助患者被他人接受及容纳。

（3）使那些不能适应社会的患者获得了"现实"的界限与反应。

（4）让患者领悟"人人需要互助"的人生道理。从而让患者从心理产生一种轻松、愉快、超脱的共鸣。

家庭心理疗法的作用是什么

家庭心理疗法是医师根据患者与其家庭成员间的关系而采取的一种家庭会谈的方式，这种方法意在使家庭成员变成一个心理健康的整体，使其每一个成员都能支持、理解、同情、爱护、体贴和帮助患者，从而消除患者精神上的压力，减轻躯体痛苦，促进患者早日康复。因此，家庭心理治疗要求家庭所有成员都要参加，对于一些心理病态的儿童，治疗其母亲甚至比治疗孩子更为重要。治疗地点非常随意，既可以在患者家里，也可以在医院里。

如何运用分析支持疗法治疗糖尿病

支持疗法主要目标是支持患者度过心理危机，并辅导患者有效地去适应面对着的困难，它是心理治疗基础。指更有深度地去分析、了解患者的心理。帮助患者领悟自身的潜在动机、心理症结以及行为根基，进而帮助患者寻找较为成熟有效的方法去适应心理生活，分析疗法需要治疗者具备特殊的知识和技巧以及经验来实施。

选择心理医生时应考虑哪些因素

（1）留意心理医生的口碑，好医生总会被朋友提及和推荐。在候诊的时候，求询者经常会交流对医生的看法，尤其要听取那些与医生保持很长关系的咨询者的意见，他们对医生的感觉要到位一些。

（2）关注自己对医生的感觉，好的心理医生有很强的人格魅力和亲和力，使患者感觉到安全、舒适、被爱、被尊重、被接纳与认同。

（3）寻找胸怀开阔和富有爱心的心理医生，不仅因为这类医生容易掌握最新的知识，还因为他们往往能保持足够的耐心将治疗进行下去。

（4）寻找具有灵感和创新精神的心理医生，治疗过程是复杂和艰难的，它需要有智慧和新的方法解决治疗中不断出现的新问题，需要对治疗模式有所突破。

患者接受心理治疗应注意哪些问题

只有具备如下几个条件，患者才有可能从疾病的痛苦中走出来，才能看到治疗的希望：

（1）患者必须有正确的求治态度 客观看待自己的心理问题或精神问题，并对治疗效果作出实际的期待，不要指望在很短时间内恢复健康。

（2）要找经验丰富的治疗师 千万不要凭自己的性格或兴趣偏好选择专家，应根据专家的水平、经验、敬业精神和职业素养进行选择。

（3）要信任医生 在治疗过程中一定要充分信任你的医生，并与他保持稳定的治疗关系。事实证明，有两类患者是很难治愈的：一是疑神疑鬼对专家缺乏信任的患者；二是不断更换治疗师，缺乏坚持精神的患者。

糖尿病患者的心理护理包括哪方面

初患糖尿病或新入院的患者，常由于对糖尿病缺乏认识，一般都存有不同程度的消极、恐惧、悲伤等情绪，并希望医生、护士给予同情和帮助，把自己的康复寄托在医生、护士身上，常反复地询问自己的病情和治疗方案，十分注意医生、护士的一举一动。

因此，医护人员态度要热情、服务要周到，向患者主动诚恳地解释有关问题，要恰当说明病情，介绍糖尿病知识，增加患者自我调适的能力。鼓励患者到室外活动，呼吸新鲜空气。

适当的运动能使患者心情舒畅，并有利于葡萄糖的利用，降低血糖。

因此，要根据疾病的需要及某些活动的可行性和有益性，向患者解释其所以然，使他们理解这些活动与适当的休息相结合，有助糖尿病的稳定，使他们从心理上接受这些安排，而达到配合治疗的目的。

糖尿病患者心理护理的重要性是什么

长期住院的糖尿病患者，其心理活动常有较大的变化，特别是病情较重的患者易产生悲观情绪，甚至产生轻生念头和行为；有的患者因为住院生活单调，情绪烦闷；有些患者在工作上是佼佼者，但离职时间一长，就丧失了原来的心理平衡。所以，调整和组织好患者的情绪、生活，是心理护理的主要内容之一。

如何提高糖尿病患者心理护理的质量

（1）帮助其改善饮食习惯。
（2）提高患者对运动疗法的认识、服药的指导。
（3）帮助患者正确测血糖。
（4）帮助其解决胰岛素注射技术问题。
（5）帮助其正确认识并发症。

第二节　不良心态对糖尿病的影响

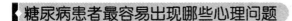

糖尿病患者最容易出现哪些心理问题

糖尿病的治疗是持续的，漫长的，伴随一生的。接受这样的治疗，会给患者带来很大的心理压力。

（1）糖尿病目前尚没有彻底的根治方法，长期不能间断的治疗，病情时常反复，许多患者在疾病的长期折磨下，生活、家庭、事业方面均有一定的损失，极易使患者产生或加重抑郁心理。疾病的长期折磨，也使患者易产生懈怠情绪。

（2）也有部分患者在接受治疗后，疗效不理想，或因为血糖反复波动，使这些患者表现为意志消沉，患者的焦虑心理随着病程的延长而增长。

（3）急切心理。因为不了解糖尿病，患者有求治的迫切心情和希望治愈糖尿病的急切心理。

麻痹大意会对糖尿病患者造成哪些危害

现实生活中往往存在这样一些人,他们看待事物过于乐观,或者太过粗心,缺少正确的认识。在糖尿病患者行列中也不乏这样的人,他们觉得糖尿病只是糖代谢不正常,盲目认为其对健康的危害并不大。殊不知,糖是人体热量供应的主要物质,为大脑、心脏等重要脏器提供热量的主要来源也是糖。血糖水平保持在一定范围内,才能保证各脏器功能正常运行;血糖代谢紊乱则可导致机体三大物质代谢紊乱,对机体造成很大危害,甚至危及生命。

为什么说糖尿病患者讳疾忌医的态度是可怕的

部分患者患了糖尿病,往往采取一种漠不关心、不检查、听之任之的态度,不了解糖尿病及其危害的严重性,不清楚该病如果得不到及时的治疗,血糖长期控制不好,就会发生双目失明、肾功能衰竭,甚至导致截肢等残废或过早死亡。

无论是什么原因,只要患者对糖尿病产生了消极的看法,不去接受治疗,那么势态一定会越来越严重。患者得知病情后毫不在乎或者惊慌失措,都是不正确的。正确的做法是采取"既来之,则安之"的态度,保持开朗、平静的心情,积极接受治疗,千万不可讳疾忌医。

恐惧心理对糖尿病患者有哪些危害

由于缺乏对糖尿病的足够认识,有许多患者得了糖尿病后,认为自己患上了不治之症,感到恐惧不安,尤其是了解到糖尿病危重急症的危害,如视网膜病变会导致失明、糖尿病坏疽要截肢,以及容易引发心肌梗死、脑梗死,从而谈病色变,甚至一听见"糖"字就起鸡皮疙瘩,以致精神抑郁,噩梦不断,惶惶不可终日。这种恐惧心理,最终只能使病情加重。

恐病证是一种心理性疾病,是自我暗示的结果,在必要的情况下,患者可以采取心理咨询,先从思想上解除精神枷锁和心理上的羁绊,这样才能保持乐观的心态。若再加强体育锻炼,增强体质,随着时间的推移和身体的健壮,就会从恐病证的阴影中解脱出来。也只有这样,才能树立与糖尿病病魔做长期斗争的决心。

治疗糖尿病的方法
—— 多管齐下显神威

心态失衡对糖尿病患者有什么影响

当人处于心态失衡状态时，自主神经功能发生紊乱，内分泌失调，交感神经高度紧张和兴奋。机体为调节各种刺激，在大脑的调控下，肾上腺分泌更多的激素释放入血液中，以满足大脑的高度兴奋和肌肉的能量需要。另外，这些激素还可间接地抑制胰岛素的分泌、释放，以提高血中葡萄糖的含量来满足机体应付紧急状态的需要。若是这种不良心理因素长期存在，很容易引起胰岛细胞出现功能障碍，从而使胰岛素分泌不足，进而导致糖尿病。

为什么情绪不良会诱发糖尿病

在糖尿病患者中，部分人的病情轻，症状不明显，这些人平时不会出现糖代谢异常，故通常没有自觉症状；有些患者空腹血糖显示正常，但饭后有高血糖及糖尿，糖代谢紊乱不严重，也没有表现出临床症状。然而，当人体处于紧张、焦虑状态时，交感神经的兴奋就会直接作用于胰岛细胞的β受体，抑制胰岛素的分泌。

专家提示，如果长期存在这种不良心理，会引起胰岛β细胞的功能障碍，使胰岛素分泌不足的倾向最终固定下来，进而引发糖尿病。

不良情绪对胰岛素分泌的影响主要限于中老年人，因为中老年人的内分泌功能已经减退，胰岛β细胞的数量逐渐减少，功能下降。因此，中老年人应积极控制不良情绪，以防糖尿病和其他疾病的发生。

因此，糖尿病患者要学会放宽心境，以乐观、积极的态度对待生活，对待疾病，这是控制血糖的关键。患者还可参加一些糖尿病专题讲座，了解糖尿病及其并发症的基本知识和应对措施，纠正错误认识及不良行为。当患者出现焦虑、抑郁等情绪难以排解时，应及时找专科医生就诊，避免加重病情。

胸怀狭小、嫉妒心强对糖尿病患者有哪些不利影响

嫉妒是指对能力比自己强的人产生的一种怨恨而又力所不及的心理。它能使皮质激素、去甲肾上腺素分泌增多，并引起人体免疫机能紊乱、大脑功能失调、抗疾病能力减弱，从而使糖尿病患者的病情加重，还有可能导致高血压、冠心等疾病。所以糖尿病患者应克服嫉妒之心，养成豁达乐观的心态。

抑郁状态对糖尿病患者有什么影响

其主要特征如长时间（30天以上）持续的心情压抑、情绪低落、悲观失望。同时还伴有厌食、失眠、体重下降、注意力不集中、记忆力减退、乏力，对所有的事情都提不起兴趣，生活能力明显下降。此类患者心理压力特别大，精神十分痛苦，严重的患者还会有生不如死的念头，应特别予以重视，及早发现，及时送医院进行治疗。

暴怒对糖尿病患者有什么影响

糖尿病虽属终身性疾病，但多数患者经饮食控制、适量运动及合理用药是能将血糖降至较理想的范围内的。但也有些患者血糖忽高忽低，经常不稳定。究其原因，专家认为可能与其性格和心理因素相关，即情绪变化导致了血糖的波动。

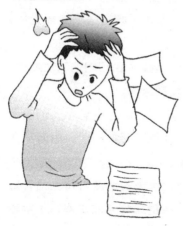

在激素分泌过多时，肝糖原即转变成葡萄糖释放到血液中，以提高血中葡萄糖浓度；同时为保证机体在应急时对热量的需要，机体还会抑制胰岛素的分泌，这无疑会使血糖进一步上升。健康人在暴怒过后，胰岛素的分泌能迅速恢复正常，使上升的血糖降下来，但糖尿病患者的胰腺一般一时难以分泌出足量的胰岛素。因此，血糖就会维持在很高的水平上。久而久之，糖尿病患者的病情就有可能恶化。

心理压力过大会引发糖尿病吗

在糖尿病发生、发展过程中，精神、神经因素的诱发是近年来中外学者所公认的。因为精神的紧张、情绪的激动、心理的压力会引起某些应激激素分泌大量增加，而这些激素都是升血糖的激素，也是与胰岛素对抗的激素。这些激素长期大量释放，必然会造成内分泌代谢调节紊乱，引起高血糖，导致糖尿病。

治疗糖尿病的方法
中篇——多管齐下显神威

精神压力对糖尿病患者有什么影响

精神压力的不良影响包括两个方面：一是生理反应，如呼吸、心跳加快，血压升高，血糖升高等，使人感到胸闷、头痛、头晕、疲乏；二是心理反应，如部分人感到焦虑不安，有的对既成事实仍表示怀疑，甚至否认它的存在，有的人则表现为恐惧、愤怒等。这些反应常常交织在一起，使人情绪波动，身体感觉不舒服。通过找出引起压力的原因和自己对压力的反应，就会知道什么时候更应该密切观察自己的血糖，并采取相应的措施来解决压力。

悲观会给糖尿病患者造成什么影响

随着医学的发展以及对糖尿病的病理生理学、遗传和治疗等方面大量观察资料的积累，人们越来越重视心理因素和社会因素对糖尿病的影响。临床观察发现，糖尿病患者常因精神紧张、焦急忧虑、发怒、恐惧、孤独、绝望、忧郁、沮丧或激动使病情加重，甚至发生酮症酸中毒。这是由于情绪紧张使肾上腺素及肾上腺皮质激素分泌增加，交感神经兴奋性增强，且脂肪分解加速，产生大量酮体，而发生酮症。相反，当情绪紧张消除或使糖尿病患者感到安全和满足时，糖尿减少，胰岛素需要量也减少。因此，糖尿病患者保持思想乐观、情绪稳定，对糖尿病的控制是有利的。

当人处于心态失衡状态时，自主神经功能发生紊乱，内分泌失调，交感神经高度紧张和兴奋。机体为调节各种刺激，在大脑的调控下，肾上腺分泌更多的激素释放入血液中，以满足大脑的调度兴奋和肌肉的热量需要。另外，这些激素还可间接地抑制胰岛素的分泌、释放，以提高血中葡萄糖的含量来满足机体应付紧急状态的需要。若是这种不良心理因素长期存在，很容易引起胰岛细胞出现功能障碍，从而使胰岛素分泌不足，进而导致糖尿病。

Ⅰ型糖尿病，一旦被确诊，将终身控制饮食和依赖外源性的胰岛素治疗。对求学、创业、恋爱的渴望和对未来美好生活的憧憬，使这些青少年患者难以接受这一不可改变的事实，情绪低落、感情脆弱。

近年来，Ⅱ型糖尿病发病年龄也提前，特别是有糖尿病家族史的肥胖儿，20岁以前甚至就被冠以糖尿病的帽子。这些小患者家庭的饮食习惯往往不健康，患儿纠正生活习惯也较困难，常常有一种失望的情感，表现出对生活失去信心，整天沉浸在悲伤愤怒的情绪之中，甚至迁怒于父母（遗传）。

精神紧张对糖尿病患者有什么影响

人不同于动物，人是有复杂的思想和心理活动的，所以心理治疗对糖尿病控制至关重要。一方面精神紧张可能造成病情波动，另一方面血糖波动又会引起精神紧张，结果陷入恶性循环的怪圈。精神紧张、焦急忧虑、愤怒、恐惧等都会使交感神经兴奋性增强，体内的肾上腺素和肾上腺糖皮质激素等升血糖、升压激素浓度急剧升高，血糖、血压上升，血脂分解加速，甚至会造成酮症。反过来血糖升高、酮体阳性又会加重患者的心理负担，使患者心慌意乱，进一步刺激交感神经。对这种情况，我们应采取双管齐下的方法加以处理。一方面要劝导患者保持思想乐观、情绪稳定、心理平和、处事冷静、待人宽厚，另一方面积极找出引起病情波动的其他原因，并予以纠正，尽快使血糖得到满意的控制。

糖尿病患者出现焦虑都有什么表现

这是糖尿病患者心理障碍中较常见的一种特征。原因主要是对糖尿病治疗过程中的各种"麻烦"和"限制"估计不足，缺乏信心。因此，对糖尿病引起的并发症过于担心和恐惧以及思虑过度。其特点是发作性或持久性的焦虑和紧张。也有急性或慢性之分，还可分为精神性焦虑症或躯体性焦虑症。前者表现为紧张恐惧、情绪焦虑、坐立不安、无故担忧、常为小事激动、发火、心情忧郁、昼夜失眠；后者表现为心慌、气短、头痛、无力、手脚发抖、肢体麻木、食欲不振等。

第三节　培养良好的情绪

如何正确对待糖尿病

如何正确对待糖尿病是糖尿病心理治疗的核心内容，不能坚持正确对待糖尿病，病情的良好控制就无从谈起。多数糖尿病患者都能正确对待糖尿病，但也有些患者不能正确对待他们的病情。有两种不良倾向是必须避免

治疗糖尿病的方法
——多管齐下显神威

的：一种是对糖尿病"满不在乎"，这种人根本不了解糖尿病及其危害的严重性，对糖尿病采取不承认、不检查、不治疗、听之任之的做法，这样的人势必将会为这种满不在乎付出沉重的代价；另一种是"过分在乎"，这种人对糖尿病是怨天尤人、悲观失望，或者是紧张焦虑、有病乱投医，致使病情也得不到满意控制。糖尿病患者对待糖尿病，也应该采取"既来之，则安之"的态度，保持开朗、平静的心理。要采取"在战略上藐视，在战术上重视"的原则。对糖尿病不要害怕，不要惊慌失措，而要有战胜疾病的坚定信念，有"与病共存，健康长寿"的信心。在具体防治措施上，又要一丝不苟，认真对待。有人说糖尿病患者要永远记住自己是糖尿病患者，永远不忘乎所以；又不要老是想着自己是糖尿病患者，老是放不下，这是很符合辩证法的思维方式的。

糖尿病患者如何对应压力

虽然不可能把压力完全从生活中去除，但是以下的几种方法可以帮助减轻压力。通过学习应对压力的方法，你可以从中获益来控制你的血糖。

（1）当遇到不顺利的事情时，人们总是更易于看到问题的阴暗面而不是它的积极方面。从你生活的各个方面寻找一些亮点：工作、家庭、朋友和健康。乐观积极地看问题可以帮助你度过难关和压力。

（2）你的天分、才能和目标是什么？你是不是对自己期望太高了？不要把自己期望值定得超过自己的能力限度。

（3）不要把所有的问题都埋藏在心里。如果你不想跟家人或者朋友谈论你的问题，有一些咨询机构和热线电话可以为你提供一些帮助和见解。

保持良好情绪对糖尿病患者有什么帮助

健康良好的情绪能加速消除疲劳，而消极的情绪则只能让人身心疲惫。现代医学研究证实，心理因素影响糖尿病的物质基础是肾上腺素。过度焦虑、脾气暴躁的患者，其血液中的肾上腺素含量较高，从而引起血糖升高，同时也使血小板功能亢进，造成小血管栓塞，从而诱发各种并发症。

另外，情绪波动能够引起交感神经兴奋，促使肝脏中的糖原释放并进入血液，从而使血糖水平升高，导致糖尿病患者病情加重或降低治疗效果。因此，糖尿病患者必须学会控制情绪，注意保持情绪稳定。在使用药物治疗的同时，必须加强心理治疗。研究表明，身心放松法可降低紧张和焦虑意识，使人保持良好的情绪，同时提高脑力劳动效率，增强抗疲劳能力。

糖尿病患者如何保持一个好心情

（1）选择一个空气清新、安静舒适的地方。

（2）选择一种自我感觉较舒适的姿势，站、坐、躺均可。

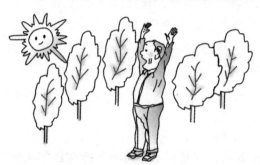

（3）先活动一下身上的一些大的关节与肌肉，动作不需要规范或固定格式，只要求速度均匀、缓慢，直至关节放开，肌肉放松。

（4）暂时有意识地排除包括学习和工作在内的所有杂念。

（5）注意力集中，把意念归于某一对象或有意识地注意放松到整个身体，从而达到一种清静的精神状态。

（6）保持呼吸自然、流畅，尽可能不用意识支配呼吸，并达到所谓的忘我的境界。此刻可以随心所欲地想象一些美好的事物，以调节身心平衡，战胜工作疲劳。

糖尿病患者如何自我放松

（1）调换情绪。当你心情紧张的时候，可以试着打开录音机，欣赏几首美妙的歌曲，或者干脆自己高歌一曲，那是非常有效的舒展方法，会使人精神振奋。

（2）小憩片刻。当劳累之后，不妨暂且将工作放下，趴在桌子上休息一会儿。

（3）关上门静养片刻。什么事情也不要想，不要听电话，更不要因为这样会浪费时间而费心思。只有这样，大脑才能得到短暂的充分休息。

（4）做一下深呼吸，或者给朋友们打打电话聊聊天，吃点儿点心，修剪花草或者洗个澡等，都可以使精神得到放松，对恢复疲劳十分有益。这样不仅不影响工作，还能大大提高工作效率。

糖尿病患者如何运用情志调养法

（1）乐观待病，泰然处事。在患病过程中，凡事要从容以待，冷静思考，养成理智与冷静的性格，正确对待各种突然打击，做到"神安而不惧"。

（2）排解逆境。要善于自我解脱，要充满战胜疾病的希望和信心，不必过于担心和焦虑。

（3）舒畅情志。即采用各种方法以便患者情志怡畅，如读书吟诗、弹琴作画、浇花种竹等，都能使患者心情舒畅，还能解除忧郁。

（4）增强糖尿病患者的自我控制能力。临床上应根据患者的客观表现，向其详细述说病因，分析病情，使其对疾病有正确的认识，以改变其不良的心理状态，并启发其自知力，增强其自控能力。

（5）尽量减少各种情志刺激因素。家庭成员、医务人员、亲朋好友对糖尿病患者给予精神安慰、体贴照顾是非常重要的。

大笑对糖尿病患者有益处吗

对糖尿病患者而言，如果血糖控制不好将增加引发其他并发症的机会，比如心脏病、肾功能衰竭和失明等，因此，糖尿病患者在饮食上有所顾忌，并且必须经常去医院检查葡萄糖和胰岛素。专家表示："积极乐观的情绪，例如大笑能降低血糖。如果患者和医务人员都能认识到其重要性的话，人们的精神健康将得到提高，所以，我们应该笑得更多。"

糖尿病患者怎样克服孤独、愤怒和灰心

为了更多地了解糖尿病知识，并打消因患糖尿病而产生的孤独感，一种最好的方法是与同样患糖尿病的患者交谈。现在有很多地区成立了糖尿病患者自己的俱乐部组织。在这些团体组织中，你会遇到糖尿病患者也在学习患糖尿病后如何生活的问题。在一起互相学习，采用新的更有益于健康的生活方式，并且会做得既容易又有趣。如此改变生活和学习方式，对每个患者都有益，并为新的友谊奠定了基础。在这些团体中，许多糖尿病患者聚集在一起，比较他们各自的康复记录和交流他们成功和失败的经验。

怎样对抗拒治疗的糖尿病患者进行疏导

有此心态的Ⅰ型糖尿病患者占2.5%；Ⅱ型糖尿病患者占7.5%，均为患病时间长、并发症多且重，治疗效果不佳者。他们对治疗用药产生对立态度，认为无药可医，迟早都是死，自暴自弃，不配合治疗，对医护人员不信任，表现出一种冷漠、无动于衷的态度。对于这类患者首先用温和的语言、熟练的操作、丰富的医疗护理基础知识取得患者的信赖，主动与患者谈心，合理提供治疗信息，对病情变化、检查结果主动向其做科学的、保护性的解释，帮助患者重新树立治疗信心；用正确的人生观、社会观感染、影响患者，促使患者克服厌世的心理现象，从而积极地与疾病抗争。

注意力的转移对糖尿病患者的病情有什么改善

转移注意法，是一种把糖尿病患者的注意力从疾病上转移到其他方面去，以减轻病情。整天围绕疾病胡思乱想，陷入苦恼和忧患之中，甚至夜不能寐，从而使病情加重，影响了正常的工作、学习，服药也难以见效。对上述的这类患者，用言语诱导的方法说服和影响、转移其注意力，可收到单纯药物达不到或不药而愈的疗效。

如何对待不同疾病的不同心理

在糖尿病治疗中，饮食治疗作用仅次于药物治疗，必须给予重视。因此，有两种心理问题必须注意：

（1）部分患者心理过分紧张，表现为过于严格控制饮食，什么东西都不敢吃，或进食过少，认为这样才能控制疾病，结果导致患者消瘦程度加重，营养不良，免疫力下降。

（2）有的患者认为已经吃药了，不注意控制饮食，致使血糖水平难以调整，甚至使病情恶化。

如何保持乐观心态及调和喜怒哀乐

（1）意志坚、苦为乐：就是说既要大脑清醒，信念坚定，方向明确，百折不挠，又能以苦为乐，奋发进取。

（2）常知足、善处事：这是指既要对现实生活充满希望，又要对人宽厚、和善处事。

（3）适嗜欲、慎劳神：就是说既要使嗜好、欲望适当，保持乐观常在，又要避免焦躁不安引起的劳神伤气。

（4）善于思、随其俗：是指遇事既要善于思索，不慌不乱，适应客观规律的变化，又要不脱离社会现实，衣、食、住、行、劳、逸均入乡随俗而自乐。

（5）养精神、求虚静：就是说既要气和志舒无忧虑，又少言少语少劳心；既精神，又心思清虚宁静而志无所乱。太极拳、书法绘画等皆能做到怡神静心，舒和气机。

对他人倾诉能缓解不良情绪吗

当你遇到不顺心的事，受到挫折，甚至遇到不幸，首先应冷静下来，控制一下自己的感情，然后找到自己真挚而乐观的朋友、亲人倾诉自己的苦哀，或向亲人、朋友写信诉说自己的苦闷、烦恼。俗话说：旁观者清。从亲友的开导、劝告、同情、安慰中得到力量和支持，而消极的苦闷和烦恼就会随之消散。

严重的心理问题对糖尿病患儿有哪些影响

由于患儿的严重心理障碍造成病情的反复及不稳定，给临床治疗带来很多困难。紧张心情不可避免地引起神经——内分泌功能的变化，导致儿茶酚胺、肾上腺素、皮质激素等升糖激素分泌增加，进而血糖、血脂增高并出现酮血症。而患儿本身由于胰岛 β 细胞的功能被破坏，不能相应地增加胰岛素的分泌，去调节这种内环镜的失衡，致使代谢失去控制、血糖增高、尿糖增加，甚至出现酮尿症。

如何正确地引导患儿面对糖尿病

鼓励患儿积极参加集体活动，组织参观名胜古迹，游览祖国大好河山和野餐等活动，患儿互相交流如何控制好病情的体会，互相鼓励，广交朋友，把自己融入战胜糖尿病的大家庭，感受到集体的温暖，使患儿不再感到孤单，增强了战胜疾病的信心。事实证明，不少患儿自患病以来从未参加过这类集体活动，通过参加这些活动后不仅使患儿开阔了眼界，增长了知识还享受到了生活的乐趣。更重要的是，使他们体会到自己也能像其他小朋友一样能参加丰富多彩的课外活动，也能像正常健康儿童一样生活。

糖尿病患儿在青春期心理发展会出现哪些问题

当患儿处于青春发育阶段时，其心理的发展正经历一个重要的转折时期，具有独立性与依赖性、自觉性与幼稚性并存又相互矛盾的特点。由于感受到自身生理上的变化，他们开始意识到自己不再是小孩子，要长大成人了。这种"成人感"和独立性常使他们的情绪不稳定，带有冲动性、敏感性、缺乏自制能力等特征，从而造成他们行为的不可预测性。比如他们很看重周围人群（老师、父母、同学、朋友）对自己的评价，表现出很强的自尊心。如果父母或成年人仍把他们当作小孩子看待，对他们指指点点，他们会很反感，认为这是对自己的不尊重，甚至会发生与父母顶嘴的现象。但是他们在糖尿病的特殊生活要求和学习的许多方面又离不开父母的照顾和指导，而表现出一定的依赖性。

妊娠糖尿病孕妇有哪些心理问题

对妊娠糖尿病孕妇来说，突然被确诊为妊娠糖尿病，往往缺少心理准备，会表现得恐惧和焦虑。妊娠糖尿病孕妇则担心胎儿会出现畸形或某些并发症，所以他们的压力一般都很大。最常见的表现是情绪低落，不喜欢与人交往，遇事爱发火，而且考虑问题较悲观。

如何对糖尿病孕妇进行心理辅导

（1）**坚持治疗原发疾病** 积极控制病情，将血糖控制在理想范围内。

（2）**用转移法来调整情绪** 糖尿病妊娠确实可能影响孩子，但是否出现重大疾病不是孕妇个人可以掌控的。孕妇不要在这方面焦虑，应把注意力转移到别的事务上，注意多活动、多锻炼。

（3）**加强糖尿病教育** 从正规渠道获取更多的相关知识，例如孩子可能出现疾病的概率是多少。因为此时患者最关心的是疾病对孩子的影响，如果糖尿病知识普及了，患者了解知识，用科学知识武装自己，知道自己应该注意什么，就会从焦虑中解脱出来。

家属要配合，允许孕妇情绪的发泄。孕妇突然患妊娠糖尿病，肯定会紧张害怕，有顾虑很正常。这时候家人不要堵她的嘴，要给她说话的机会，让她把不良情绪发泄出来，要允许她诉说，家人一定要抽时间听她诉说，等她发泄过后，家人要耐心开导。对患有妊娠糖尿病的孕妇来说，把焦虑宣泄出来就是很好的疏导。

如何对糖尿病产妇进行心理调适

妇女在产后也应注意情绪控制。产后要多活动，及时投入到自己照顾孩子的活动中。孩子和母体分开后，需要培养教育，家务事也增加了很多，如果所有的家务事都让别人来干，自己大松心、"大撒把"，反而容易变得过于关心自己，造成抑郁、焦虑。所以把自己奉献给家庭，全身心地投入到家务和对孩子的关注中，是非常好的情绪宣泄方法，而且还有利于母婴的交流和家庭的和睦。

第二章 西医治疗糖尿病——兵贵于神速

糖尿病的西医疗法一般是用药物来控制糖尿病病情,也是治疗糖尿病的基本方法之一。但近年来降糖药物的种类、剂型都有很大发展,新药不断呈现,需要长期药物治疗糖尿病患者,就要根据自己的病情,认识、掌握几种常用降糖药物的种类功效、禁忌等,以便选择适合自己的降糖药物。

第一节 西药与糖尿病的关系

西医治疗糖尿病有哪些特点

治疗特点:

(1) 降糖快,作用强,远期疗效稳定可靠。

(2) 迅速消除乏力酸困、皮肤瘙痒、四肢麻木、视力昏花等并发症,恢复肾功能。

(3) 康复后不再服用任何药物。在临床应用后,收到了前所未有的理想效果。不论病程长短、病情轻重,一般1~2个月即可明显见效,3个疗程即可达到标本兼治的理想效果。

糖尿病患者怎样做到按规律服药

理想控制血糖的关键是要做到按时、按规律服药。最好的方法就是制订一个详细的服药时间表,这样有助于养成良好的服药习惯,坚持每天在同一

治疗糖尿病的方法
——多管齐下显神威

时间、同一地方服药，如早上在卫生间或餐桌旁。为了进一步减少药物漏服的机会，还可以使用一种服药标签，按一周 7 天分别记录，提前一周把每天应服的药物相应写在格子里，每服 1 次药做 1 次记号，如打"＋"或"－"，并把漏服药的原因等写在备注栏，这样，就不易发生药物漏服情况。一般说来，要服用的药物种类越多，服药时间表制订得就会越复杂，这样发生错误的可能性就越大。如果不能坚持准时、正规服药，血糖水平就会忽高忽低，这对糖尿病的治疗是非常不利的。

糖尿病患者为何应在医师指导下服药

任何药物都有其作用的特点，也就都有其适应症和禁忌症，患者自己对这种情况不一定了解，如果用得不合适，不但无法取得良好的疗效，而且可能导致一些副作用，有些副作用甚至是致命的。所以口服降糖药最好在有糖尿病治疗经验的医师指导下使用。如优降糖，优点是作用强，但正因为作用强，如果血糖本来就不太高的患者，过量服用优降糖就可能引起低血糖症，轻者出现心慌、无力、大汗、饥饿难耐等症状，重者就可能出现昏迷，甚至死亡。降糖灵也是如此，不该服降糖灵的患者，如肝、肾功能不好或年纪太大的患者服用了过量的降糖灵，可能进一步损害肝、肾功能，有时还能引起致命的乳酸性酸中毒而危及生命。另外，值得注意的是，糖尿病的治疗是一种综合性治疗，不仅需要药物治疗，还需要进行心理、饮食、运动治疗，还要进行糖尿病监测，综合治疗更需要对糖尿病的病理机制完全了解，对口服降糖药性能的充分掌握，这些条件糖尿病患者一般是不具备的，所以口服降糖药必须在医师指导下使用。

降糖药越贵越好吗

经常遇到这种情况：糖尿病患者找到医师说："大夫，给我开点儿最好的降糖药吧，我不在乎钱。"实际上，各种口服降糖药能在市面上存在，就说明它一定有某个方面的优势，也就是说，各种口服降糖药只有用的合适不合适，而没有绝对的好坏。对一个药的评价，不外乎疗效如何？副作用大不大？服用是否方便？价格是否合理？从这些角度来看，每种药都有它的长处，也都有它的弱点；比如说，降糖作用强的，引起低血糖的危险就大；不容易引起低血糖的，降糖作用就较弱或者较短，另外双弧类药物能够抑制食欲，这是它的"正作用"；但是如果这种药物所引起的食欲下降过于明显，以至到了恶心、呕吐的地步，这也就成了它的副作用。所以，患者和医师共同寻求的应该是药物选择的合理、正确，而不应奢求一种对任何一位患者都合适的"好药"；也不能轻率地认为"便宜没好货"，"一分钱一分货"，以价取药。

跟着广告吃药行吗

目前，治疗糖尿病的药品广告比比皆是，这就难免鱼龙混杂。在这种情况下，糖尿病患者如不加分析，盲目跟着广告用药，肯定是不合适的。

先看病再根据病情开处方，这是看病取药的基本常识，有谁听说过一方药能治百人病的。但不少药厂却是把患者简单地当一般消费者对待，扩大宣传，诱导患者买药。而一些不懂医学常识的患者，急于治病，也跟着广告吃药。如果仅看广告吃药就能治好病的话，那治病就太容易了，还要医院干什

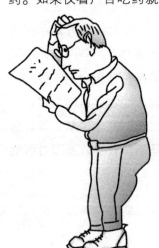

么？还要8年制的医科院校干什么？大家都应该知道糖尿病现在还没有什么办法可以根治，只能够通过适当的治疗方法把病情控制住。现在还没有发现能代替胰岛素疗效的口服降糖药，对于Ⅰ型糖尿病还必须使用胰岛素治疗。而饮食治疗则是糖尿病的基础治疗，离开饮食治疗去单谈药物治疗是行不通的。

广告完全真实宣传的药品也并不是对每一个糖尿病患者都适用。糖尿病是血糖升高的一大类疾病的总称，其原因是各种各样的，有病毒感染或免疫功能失调等引起的胰岛β细胞破坏，导致胰岛功能衰竭；有身体肥胖引起胰岛素抵抗导致胰岛功能下降等。其中与遗传、活动少、精神紧张等多种因素有关。这些不同的原因导致了不同的病证，虽血糖都高，但治疗的方法却不完全一样。所以，每一个糖尿病患者必须根据自己的病情来选择用药，使治疗方案个体化，即因人而异，对症下药。所以，糖

药的作用不容低估，一旦停了降糖药，高血糖就会卷……部分患者在其血糖控制好的同时，也学会了如何严格……由于血糖的下降，他们体内对抗胰岛素的激素分泌得……的敏感性也增强了，他们可以停用口服降糖药，但停……几点：

（1）血糖偏低的时候再停药，如果血糖虽已不错，……内，最好不要急着停药。

（2）停药必须逐渐进行，一片一片地减，能减到……度，不要牺牲血糖而硬减药物。

（3）减药后要更加注意饮食治疗和体育锻炼，因……仅靠饮食与运动的功效了。患者不能"好了疮疤忘了疼……好了"而放松饮食及运动治疗，造成病情的反复。此……测血糖，如果血糖上升，立即口服降糖药。

什么情况下不能口服降糖药

（1）Ⅰ型糖尿病患者不宜单用口服降糖药，当然……与胰岛素合用还是很有效的。

（2）糖尿病孕妇应一律停用口服降糖药，以免目……引起胎儿发育有异常。因为口服降糖药能通过乳汁排……不要服用口服降糖药。

（3）肝、肾功能不全者不用或慎用口服降糖药，……脏代谢，大多数都要经肾脏排出，肝、肾功能不好的……能发生药物蓄积中毒或发生低血糖症，还可能进一步损……

（4）糖尿病急性并发症：如感染、糖尿病酮症酸……尿病昏迷等患者使用口服降糖药效果很差，有些还可……起乳酸性酸中毒，最好不用。

（5）比较严重的糖尿病慢性并发症，特别是发展……的肾脏及眼底病变者应停用口服降糖药，改用胰岛素……

（6）其他急症：如心肌梗死、手术、创伤等情况……胰岛素治疗。

治疗糖尿病的方法
——多管齐下显神威

尿病患者跟着广告用降糖药是不可取的。一定要去医院诊治,由医生来选择适合病情的药物。并且要求糖尿病患者通过糖尿病知识的学习,逐步弄明白自己适合用什么样的药,用药中出现了问题该怎样处理等问题。

长期吃降糖药对肾脏有损害吗

有些患者认为"西药的副作用大,长期服用对身体有害",当血糖得到初步控制后就自行减药。甚至停用所有的药物,导致血糖忽高忽低,波动很大。这种情况对糖尿病患者的病情控制是极其不利的,因为血糖大幅度波动会促使各种并发症发生,而且容易诱发糖尿病酮症酸中毒。

众所周知,任何药物,包括中药和西药都可能产生不良反应。而患者的肝肾功能正常时药物能够在肝脏及肾脏正常代谢及排泄,并不增加身体的负担,因而用药是安全的。在肝脏、肾脏出现功能障碍时,患者应严格控制药物的使用。此外,临床上使用的各种治疗糖尿病的药物都是经过多重筛选,在反复进行实验和多年临床基础上得到确认的安全、有效的药物,但是每一种药物又都有它严格的适应症和禁忌症,因此患者要在医生的指导下抓住主要矛盾,合理使用正规的药物,不要自作主张滥用药物。

该患者谈到自己服用糖适平已经两年会不会损害肾脏,在此可以明确地告诉你:"不用特别担心"。因为糖适平是唯一一种不主要经肾脏排泄的药物,而且是短效磺脲类降糖药,它几乎完全在肝脏代谢,仅有5%的代谢产物经肾脏排泄。据有关资料证实,在18个国家的68个城市,1334位患者进行为期一年半的研究,每日服用剂量15~180毫克(半片~6片)即可控制血糖,而且还没有发现糖适平对肝脏、肾脏产生任何临床和实验方面的不良影响,现已被推荐用于治疗合并肝肾功能异常的Ⅱ型糖尿病患者,所以可以放心服用。

选择降压药的原则是什么

选择口服降糖药是医师的任务,不要求患者学会自己决定用什么药。但是有的患者对药物一无所知,吃了几年药,连名字都叫不出来,只知道是"大白片"或者"小黄片",这样吃药就太盲目了,也太缺乏自我保护意识

了。所以，我们要求患者对药物的选择有个基本的
品种有以下几个原则：

(1) **按病型** Ⅰ型糖尿病患者只能用双胍类、
唑二酮类3种降糖药，而Ⅱ型糖尿病患者5类药均可

(2) **按血糖高低** 血糖较高的用较强或者作用
之则用作用比较平和的药物。

(3) **按胖瘦** 较胖的人首选双胍类、葡萄糖苷
降糖药，偏瘦者首选磺脲类或苯甲酸类。

(4) **按年龄** 年长者在服用较强、作用较长
小心。

(5) **肝肾功能** 肝肾功能不好的在用强效或长
最好不要用降糖灵。

什么时间口服降糖药效果最好

从作用强度的效果来看，各种口服降糖药都以
是说进餐前在体内准备一个药物的环境，使餐后血
血糖先上升，然后再把它压下来要好。所以，如果
服降糖药都应餐前服用。磺脲类和双胍类降糖药以
适。葡萄糖苷酶抑制剂要求餐前服用，餐后再吃效
博平则以在吃第一口饭前嚼碎服用效果较好，倍欣
二酮类饭前饭后服用均可以，但是有些口服降糖药
包括胃肠道刺激症状，如胃部不舒服、食欲不振、
肠道刺激症状可能比磺脲类更明显，特别是降糖灵
属味道，还可引起恶心、呕吐、腹痛等。为了减轻
药可放在餐后再服。一种药效果好不好，除了其降
作用大不大。餐后服用疗效虽然可能不及餐前，但
用一般较小。

血糖控制良好后是否可以停用降糖药

血糖控制良好后能不能停药这个问题不能一概
血糖控制良好是饮食治疗、运动治疗和药物治疗共

糖尿病患者在什么情况下可以做手术

在以下情况下可考虑实施手术。

(1) 除非外科状况非常危急，否则应先将血糖控制在 6.7～10 毫摩尔/升之间，才可做外科手术，以减少并发症。

(2) 麻醉手术期间，可由一管道输注葡萄糖，另一管道输注短效胰岛素溶液（N/S），调节输注浓度与速度。

糖尿病的药物治疗应注意什么问题

糖尿病患者若是服药以后，应该长期坚持，定期监测血糖，根据病情发展情况及时调整治疗方案，切忌随意停药。多数降糖药在餐前 20～30 分钟服用，可以在体内营造一个药物环境，使饭后血糖不升高。如餐后服药，因为药物吸收需要一定时间，往往是餐后血糖先升高，后降低，也能引起低血糖现象。在餐后即时服用，是因该药胃肠反应较大，如二甲双胍等。此外，也有些降糖药要求餐后即刻服用或进餐开始同时服用。所以在服用降糖药时必须严格按照医嘱，并认真阅读说明书，看清楚该药物的服用原则。

耐糖量受损者需要服用降糖药吗

一般来说，糖耐量受损者主要是进行饮食控制和体育锻炼，不一定要用口服降糖药，特别是磺脲类降糖药。但是，近年来国外有人发现，有些糖耐量受损者也可能发生糖尿病的慢性并发症，主张还是服点药比较好，服药后可以延缓糖尿病的发生。因为糖耐量受损者多数有热量摄取过多和肥胖，所以最好是用不易引起低血糖和体重增加的双胍类降糖药，这类药同时还有增强身体对胰岛素的敏感性的作用。葡萄糖苷酶抑制剂和格列酮类降糖药也可以用。当然，如果服药有困难，血糖又不是太高，单纯饮食控制和体育锻炼也能收到满意的效果。

忘记服药了，应该怎么办

如果忘记服用糖尿病药物，最简单的是此时是否还要服用。如果在想起错过该吃药时间的 3 小时以内（通常每天服药 2 次时），这时可以立即补服。如果已经超过 3 个小时，那就等待服用下次的药物。如果每天 1 次服用的是长效的药物，而想起来的时候已错过服药时间 12 小时之内，那就立即服药。否则到下一次服药的时间再服用这些药物。

上述做法适合于磺酰脲类（如优降糖）、双胍类（如二甲双胍）和噻唑烷二酮类药物。对于葡萄糖苷酶抑制剂类药物，则要等到下一餐的时候再服。

第二节 口服降糖药的联合使用

口服降糖药可不可以搭配使用

降糖药物的种类很多，目前认为，可以根据不同种类药物的作用机制和特点，采取联合用药的方式，以达到降糖作用相加、不良反应相抵销、防治并发症的效果，同时要兼顾费用（效果因素）尽量减轻患者的经济负担，重视病情监测，并适时进行调整。

我们经常遇到这样的情况：一种口服降糖药疗效不佳，必须加上另外一种或两种。实际上，两种不同的药物之间往往有互补作用，它们发挥药效的方式和环节不同，同时使用时作用特点和时间上能互相补充，往往有 1 加 1 大于 2 的功效，其共同效果往往超过把一种口服降糖药剂量加倍的做法。

所以一种药物每天 3 片如效果不佳，最好是加用另外一类药物中的一种。各种口服药之间都可以联合使用，如磺脲类加双胍类，双胍类加葡萄糖苷酶抑制剂，葡萄糖苷酶抑制剂加磺脲类，磺脲类加双胍类再加葡萄糖苷酶抑制剂。以上各种药物还可与噻唑烷二酮类药物联合使用。此外，各种或者多种口服降糖药也可以与胰岛素同时使用。但是，多数人不主张将同一类药物中的两种药物同时使用，如两种磺脲类药放在一起或者两种双胍类药物放在一起使用，因为两种同一类的药物同时使用，可能会引起它们之间的竞争，增加的主要是副作用，而不是它们的降糖效果。

口服降糖药联合应用有哪些好处

糖尿病患者常用的五类口服降血糖药物是通过不同的机制起降血糖作用的。因此，联用降糖药能从不同方面降低血糖，比单用效果好。如磺脲类＋双胍类、磺脲类＋胰岛素增敏剂、双胍类＋糖苷酶抑制剂、胰岛素促泌剂＋双胍类等。同类作用药物不联用，如优降糖＋美吡哒，磺脲类也不要与胰岛素促泌剂联用，药物联用以2种为好，通常不超过3种。

常用的口服降糖药有哪些

口服降糖药主要有五类。第一类是磺脲类，包括甲苯磺丁脲（D860）、格列苯脲（优降糖）、格列齐特（达美康）、格列吡嗪（美吡哒）、格列喹酮（糖适平）等，该类药适用于Ⅱ型糖尿病患者。第二类药是双胍类，如二甲双胍，适用于肥胖的Ⅱ型糖尿病患者。第三类药为α-葡萄糖苷酶抑制剂，包括阿卡波糖（拜糖平）、优格列波糖（倍欣），适用于大多数Ⅰ型和Ⅱ型糖尿病患者。第四类药噻唑烷二酮类，为胰岛素增敏剂，包括罗格列酮、吡格列酮。第五类为苯甲酸衍生物，是胰岛素促泌剂，包括瑞格列萘（诺和龙）等，是速效餐后降糖药。

口服降糖药之间是如何联合使用的

（1）双胍类与噻唑烷二酮类合用在使用二甲双胍的基础上加用罗格列酮，其胰岛素敏感性亦有提高，可使糖化血红蛋白进一步降低。

（2）双胍类与葡萄糖苷酶抑制剂合用这一方案比较适合肥胖的糖尿病患者，除了减轻体重以外，还可以改善胰岛素抵抗，但应注意，这可能会使胃肠道不良反应出现的概率加大。

（3）双胍类药物与非磺脲类促胰岛素分泌剂的合用促胰岛素分泌剂对就餐时间的血糖波动有更明显的降低作用，而双胍类药物则对空腹血糖水平作用更大。两者合用可明显降低血糖而对体重无影响，发生低血糖事件比磺脲类与双胍类药物合用少。

（4）磺脲类与噻唑烷二酮衍生物类合用可明显改善磺脲类药物失效患者的血糖控制，还可明显降低患者血浆胰岛素水平。对有高胰岛素血症的患者，使其胰岛素水平下降尤为明显。但在联合使用时，要注意可能会出现低血糖，应减少磺脲类药物的剂量。

（5）磺脲类与双胍类合用 肥胖者首选双胍类药物，非肥胖者可选用磺脲类药物。当使用磺脲类药物失效时，加用双胍类药物可使1/3～1/2的患者在数年内的血糖控制尚满意，还可以减轻磺脲类引起的体重增加。但是应注意，磺脲类药物可导致肥胖患者体内胰岛素水平更高。

（6）磺脲类与葡萄糖苷酶抑制剂合用，当使用磺脲类药物血糖控制不满意或仅餐后血糖高时，加用α-葡萄糖苷酶抑制剂（餐时服用），可使餐后血糖下降，两者联用可改善胰岛β细胞的功能。

口服降糖药与胰岛素之间是如何联合应用的

口服降糖药与胰岛素的联合治疗在保持长期良好血糖控制、降低胰岛素剂量、改善体重和血脂方面显示出优势，可减少糖尿病并发症的发生，保存β细胞功能。特别是在口服药继发失效后，胰岛素与口服降糖药联合治疗可有效控制血糖，同时仍保持了口服药的优势。

（1）噻唑烷二酮类与胰岛素 噻唑烷二酮类药物可以提高靶组织的胰岛素敏感性，从而改善内源性和外源性胰岛素的作用。在Ⅱ型糖尿病患者胰岛素治疗中加用罗格列酮可节约胰岛素，不良反应有水肿、低血糖和充血性心衰。

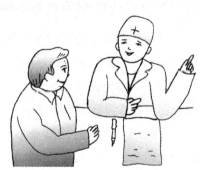

（2）拜糖平与胰岛素 三餐前正规胰岛素剂量治疗，餐后血糖仍高者，加用拜糖平后餐后血糖会明显降低，有时甚至需减少胰岛素用量。

（3）双胍类与胰岛素 双胍类药物明显降低，Ⅱ型糖尿病患者外周组织及肝脏的胰岛素抵抗，与胰岛素联合用可改善血糖控制，使血糖控制趋于平稳；提高胰岛素敏感性；改善血脂代谢；较少的体重增加和低血糖事件明显减少。在Ⅰ型糖尿病使用胰岛素治疗血糖波动较大时加用二甲双胍可使血糖控制趋于平稳。

（4）磺脲类与胰岛素 磺脲类在Ⅱ型糖尿病患者开始应用时有效，一段时间后即使用足量，空腹血糖仍在 10 毫摩尔/升以上，称为继发失效。这些继发失效病例，如加用小量胰岛素治疗会使许多患者血糖在相当长时间内得到满意控制。尽管许多磺脲类药物都曾成功地与胰岛素联合使用，但目前只有格列美脲被美国 FDA 批准与胰岛素联合应用。

双胍类降糖药有哪些作用机制

（1）增加胰岛素介导的葡萄糖使用。

（2）增加基础状态下的葡萄糖利用。

（3）降低肝葡萄糖输出。

（4）降低肠道葡萄糖吸收。

（5）二甲双胍还可以降低胆固醇、低密度脂蛋白、三酰甘油、超低密度脂蛋白，增加高密度脂蛋白。

（6）抑制血小板聚集。

哪些患者适宜使用双胍类降糖药

（1）中年以上起病的Ⅱ型糖尿病患者，特别是肥胖型患者经严格饮食控制和运动治疗不能满意控制病情时，应首选此类药物。

（2）磺脲类药物原发性或继发性失效时，可改用双胍类或与双胍类药物联合应用，常可获得良好效果。

（3）胰岛素治疗的患者与双胍类药物联合使用，可减少胰岛素的用量，减少血糖波动，但不能完全代替胰岛素。

（4）原用较少剂量胰岛素（<20mU/天）的糖尿病患者。拟改用口服降糖药物治疗，而对磺脲类药物有过敏反应或失效时，可用双胍类。

（5）对胰岛素有抗药性的糖尿病患者，加用双胍类可减少胰岛素用量。

（6）可预防糖耐量异常者发展为临床糖尿病。

双胍类降糖药的优点有哪些

（1）双胍类降糖药的作用如下：

①增加胰岛素介导的葡萄糖使用量。

②增加基础状态下的葡萄糖利用。

③降低肝对葡萄糖的输出。

④降低肠道对葡萄糖吸收。

⑤降低胆固醇、低密度脂蛋白、超低密度脂蛋白和三酰甘油三酯,增加高密度脂蛋白。

⑥抑制血小板聚集。

(2) 双胍类降糖药的适应主要有:

①肥胖的Ⅱ型糖尿病患者。

②磺脲类降糖药物治疗未达到良好的血糖控制者。

③预防糖耐量低减的糖尿病患者。

(3) 双胍类降糖药的副作用主要为:

会引起胃肠道反应,一般患者可以忍受。年纪大的患者合并心、肺或肝、肾功能不全时,发生乳酸酸中毒可能性大。

(4) 双胍类降糖药的禁忌症有:

①肝、肾功能不全和有心、肺等疾病的患者。

②糖尿病伴有各种急性病发作的患者。

③高龄、很瘦小的患者。

④妊娠、手术、分娩及怀孕妇女。

⑤严重慢性胃肠道疾病的患者。

⑥醉酒或乙醇中毒者等。

双胍类降糖药有哪些不良反应

(1) **乳酸性酸中毒** 老年人,或者年龄虽然不太大,但心血管、肺、肝、肾有问题的糖尿病患者,由于体内缺氧,乳酸的生成增多,而其代谢、清除发生障碍,这类患者如服用较大量的降糖灵,发生乳酸性酸中毒的危险性就明显增多。

(2) **消化道反应** 表现为食欲下降、恶心、呕吐、口干、口苦、腹胀、腹泻等,苯乙双胍(降糖灵)引起胃肠道症状的可能性比二甲双胍大,其程度也比二甲双胍严重。

(3) **肝、肾损害** 对于肝功能不正常。氨基转移酶升高的糖尿病患者,或是对肾功能不好、尿蛋白持续阳性,甚至血中肌酐和尿素氮等废物堆积、升高的患者,双胍类降糖药有使肝、肾功能进一步变坏的危险,最好不用。

(4) **加重酮症酸中毒** 降糖灵能促进酮体的生成,所以有酮症酸中毒或酮症酸中毒倾向的糖尿病患者不宜用。

磺脲类降糖药有哪些好处

磺脲类降糖药目前是广泛应用于糖尿病患者的一种药剂,它有什么优点,又有哪些副作用呢?

(1) 不刺激胰岛素的合成,促进胰岛 β 细胞释放胰岛素。

(2) 促进钙离子纳入腺苷三磷酸依赖性钾离子通道,即磺脲素降糖药的共同受体。

(3) 可提高磷酸二酯酶的活性,腺苷-3′,5′-环磷酸促进胰岛素释放。

(4) 细胞内三磷酸肌醇水平升高,促使细胞内储存的钙离子释放,进而促进胰岛素释放。

(5) 通过对靶组织受体或受体后作用,增强周围组织对胰岛素的敏感性。

(6) 促使肝糖原合成,减少肝糖的产生。

(7) 降低血小板的黏附和聚集,增加纤维蛋白的溶解,改善动脉硬化与微血管病变。

什么样的糖尿病患者适宜吃磺脲类降糖药

磺脲类降糖药主要作用是刺激胰岛素的分泌,进而降低血糖的。所以,适合服用磺脲类降糖药治疗的患者应具备以下条件:

(1) 经饮食和运动治疗,血糖控制仍不好的患者。如果单纯饮食控制,血糖控制就已经满意者,不应再滥用降糖药物,包括磺脲类降糖药。

(2) 有一定胰岛素分泌的Ⅱ型糖尿病患者,这种患者一般发病年龄比较晚,病程不是太长。对于已经没有胰岛素分泌能力的Ⅰ型糖尿病患者来说,磺脲药几乎没什么作用。

(3) 体重问题:磺脲类降糖药使用后,胰岛素分泌量增加,糖分就能得到比较充分的利用,在血糖下降的同时,脂肪和蛋白质的合成量就增加,结果可能使患者的体重增加,所以最适合服用磺脲类药物的是体重较轻的糖尿病患者，服用后体重可有一定程度的增加，达到或接近正常水平。对于肥胖或者超重的糖尿病患者，除了血糖较高、单用饮食控制加其他口服降糖药疗效不佳者外，磺脲类降糖药不作为首选药物。

甲磺丁脲的作用有什么特别

磺脲类降糖药按其问世的时间和作用的特点可分为两代，甲磺丁脲是目前仍在使用的唯一的第一代磺脲类降糖药，其他都是第二代。甲磺丁脲的代号叫D860，每片500毫克。此药在胃肠道吸收迅速，服药后2～4小时出现明显的降糖作用，半衰期（某药在血液中的浓度减少一半时所需要的时间）为4～6小时，持续12小时后消失。甲磺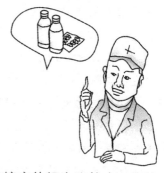丁脲作用平和，作用持续的时间比较短，发生低血糖症的机会比较少，即使肾功能有点儿问题，也还是可以小心地使用。甲磺丁脲的另一个特点就是价格比较便宜，很适合于我国目前的国情，故在我国尚未退出历史舞台。甲磺丁脲每天最大用量不超过6片。

哪些药物可能影响磺脲类降糖药的效果

本身不是口服降糖药，但会加强或减弱口服降糖药作用的药物不少，在使用中必须加以注意。这些药物包括：

（1）加强降糖作用者：大量饮酒（特别是空腹大量饮酒）、解热止痛药（如服大量阿司匹林）、抗菌药物（如磺胺药、异烟肼、青霉素）、β受体阻断剂及降压药（如倍他乐克、胍乙啶、利血平）、其他（如氨茶碱、他巴唑、别嘌呤醇）。

（2）减弱降糖作用者：升糖激素（如肾上腺糖皮质激素、甲状腺素、麻黄素与新福林等类似肾上腺素的药物）、雌激素（如口服避孕药）、某些利尿降压药（如噻嗪类、心痛定等钙离子拮抗剂、速尿、低压唑等）、中枢抑制剂及抗癫痫药（苯巴比妥、苯妥英钠等）。所以，正在服用口服降糖药的患者，如果同时需要服这些药物，要考虑到它们对血糖的影响，适当增加或减少口服降糖药的剂量。

磺脲类口服降糖药有哪些副作用

磺脲类口服降糖药也具有禁忌：

（1）低血糖反应是磺脲类降糖药最为常见的严重副作用。主要表现为乏力、饥饿、焦虑、心悸、多汗、面色苍白、反应迟钝、恶心等，如不及时缓解，是十分危险的。

（2）消化道反应。食欲减退、上腹部不适、恶心呕吐、腹胀腹痛，通常反应轻，无须中断治疗。有时还会引起胆汁郁积性黄疸和肝功能损害。

（3）血液系统反应。白细胞、血小板或全血细胞减少，产生粒细胞、溶血性贫血等。这些副作用第一代磺脲类药比较多见。

（4）过敏反应。可引起皮肤瘙痒、荨麻疹、红斑、皮炎等。

（5）神经系统反应。一般发生在用药剂量过大时，有头痛、头晕、嗜睡、视力减退、耳鸣、共济失调、震颤等症状出现。

（6）引起高胰岛素血症与肥胖。

格列酮是一类什么药物

格列酮又名噻唑烷二酮，包括吡格列酮和罗格列酮。有人把它们称胰岛素增敏剂，可见它们的作用也不是刺激胰岛素分泌，而是增强胰岛素的作用。研究结果表明，格列酮类药物能够增强组织摄取和氧化葡萄糖，增加糖原和脂肪的合成，减少糖原分解和肝糖的输出而降低血糖。也就是说它们能在多个层次上降低机体对胰岛素抵抗，增强机体对胰岛素的敏感性，对胰岛素抵抗比较严重的糖尿病患者更为适宜。格列酮类药物每天服用一次即可，而且服用时间比较自由。它们的作用不是直接降糖，所以服用后1～2周方能显效。格列酮类降糖药副作用并不大，但是有造成钠水潴留，加重水肿的副作用的问题，严重时会造成心功能不全以至心力衰竭而危及生命。但只要选择好适应证，不用于水肿或心功能不全者，就没什么问题。格列酮类降糖药可以和磺脲类、双胍类、葡萄糖苷酶抑制剂类药物以及胰岛素合用，互相有补充或者加强的作用。

格列奈类降糖药作用有什么特点

格列奈类降糖药不是磺脲类，但是它们也能和磺脲类降糖药的受体结合，刺激胰岛素的分泌，是第二类胰岛素促泌剂。这类胰岛素促泌剂除了能刺激胰岛素分泌外，还能在一定程度上增强胰岛素的作用。格列奈类降糖药的作用特点是快，刺激胰岛素的分泌快，在血液内消失得也快，所以服药后不必等待即可进餐，又被称为餐时降糖药，对抑制肝糖的输出，降低餐后血糖和糖化血红蛋白有利。市面上有售的格列奈类降糖药包括瑞格列奈（如诺和龙）和那格列奈（如唐力），常用剂量为每天3次，每次1片。

格列奈服用时有什么好处

该药口服吸收迅速，起效时间为0~30分钟，服药后1小时内血浆药物浓度达到峰值，继而迅速下降，4~6小时内被清除。血浆半衰期约为1小时。本品与人血浆蛋白结合率大于98%，它几乎可被全部代谢，在肝脏代谢，代谢物无降血糖作用。本品与其代谢产物90%由胆汁排泄，很小部分代谢产物由尿中排出，粪便中的原形药物少于1%。

格列齐特的作用有什么特点

法国产的格列齐特商品名叫达美康，国内生产的类似产品名就叫格列齐特。格列齐特在胃肠道迅速吸收，在血液中与蛋白质结合，所以消失得比较慢，它的半衰期为10~12小时，是各类降糖药中半衰期最长之一，所以作用时间比较长，使用80毫克片时推荐剂量为每天2~4片。达美康每片80毫克，国产的格列齐特有40毫克和80毫克两种剂量。达美康作用也比较温和，但由于它的作用时间较长，所以从临床上看降糖效果较强。除了刺激胰岛素分泌外，达美康还有降低血液黏稠度，减少血小板凝聚性，预防和治疗糖尿病血管并发症的作用。近年来有一种格列齐特缓释片上市，叫做达美康30，每天早餐前吃1次即可，一次可服1~4片，比较方便。

格列喹酮的作用有什么特点

格列喹酮的商品名叫做糖适平，是唯一的一种基本上不从肾脏排出的磺脲类降糖药。糖适平经口服后吸收快而且完全，半衰期最短，仅为1~2小时，8小时后在血液中已无法测出，而且它的分解产物也没有降糖作用。糖适平最大的特点是：它95%从肝脏排出，自肾脏排出的比例不足5%，而且作用温和，很少引起低血糖症。糖适平的这些特点使糖适平具有广泛的使用范围，特别适合老年以及有轻、中度糖尿病肾病的患者使用。糖适平的剂量为每片30毫克，最多每天服用6片。

格列本脲的作用有什么特点

格列本脲的商品名叫做优降糖，是最早用于临床的第二代磺脲类口服降糖药，它的作用强大而且持久，是目前作用最强、持续时间最长的一种磺脲类降糖药。优降糖从半衰期来看并不是最长的，为10~14小时，不如现在已

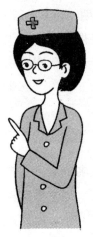

不常使用的氯磺丙脲，比达美康长。它作用强大可能与它特殊的代谢方法有关，优降糖半衰期长，代谢产物仍有降糖作用。有人发现优降糖能进入胰岛β细胞发挥作用，所以它的作用时间长而且强度大。降糖作用强的另一面就是引起低血糖症的机会多，现在报道的低血糖症多是由于吃优降糖不合适造成的。优降糖剂量为2.5毫克，国外也有5毫克1片的。许多中药，如消渴丸中也都含有优降糖。优降糖效力强、价格低，现在在我国口服降糖药市场上首屈一指的就是优降糖，其次就是消渴丸。有人误传说"优降糖伤肾"，其实没有什么依据。优降糖最主要的副作用是低血糖，严重时足以致死，其他副作用并不大。

格列美脲的作用有什么特点

现在还有一种叫做格列美脲的药，这是一种比较新的磺脲类降糖药，其降血糖作用的主要机制是刺激胰岛β细胞分泌胰岛素，部分提高周围组织对胰岛素的敏感性。格列美脲口服后迅速而完全吸收，空腹或进食时服用对本品的吸收无明显影响，服后2~3小时达血药峰值，降糖效果于格列本脲相近，是较强的一种磺脲类降糖药。格列美脲与胰岛素受体结合及离解的速度较格列本脲为快，代谢产物无降糖作用，故较少引起较重的低血糖。格列美脲服用方便，每天1次即可，每次剂量2~4毫克。

治疗糖尿病的方法
—— 多管齐下显神威

哪些糖尿病患者不能服用瑞格列奈药物

（1）对瑞格列萘过敏的患者。
（2）Ⅰ型糖尿病患者。
（3）酮症酸中毒的患者。
（4）妊娠期或哺乳期妇女患者。
（5）12岁以下的儿童患者。
（6）严重的肾功能或肝功能不全的患者。

服用瑞格列奈会有什么不良反应

临床试验中，服用瑞格列萘不良反应的发生率和严重性与其他口服促胰岛素分泌剂无显著差异。轻度低血糖、短暂的视力障碍、胃肠道功能紊乱。像腹泻或呕吐，都是最常见的不良反应。在个别病历也观察到有肝酶水平的轻度而短暂升高。

什么样的情况下不适合用磺脲类药

磺脲类药是一种中等强度的口服降糖药，当空腹血糖大于11毫摩尔/升时，单用磺脲类药很难使血糖降至正常。因此，对磺脲类药的降糖作用要有一个正确的认识，不能认为磺脲类药适用于任何糖尿病。糖尿病有以下情况时就不适合用磺脲类药：

（1）单纯饮食控制和运动治疗能使血糖恢复正常者。
（2）已确诊为Ⅰ型糖尿病者。
（3）有糖尿病酮症酸中毒、高渗性昏迷、严重感染及各种应激并发症者。
（4）特别肥胖的Ⅱ型糖尿病患者。
（5）糖尿病妊娠、分娩及外科手术等。
（6）肝、肾功能衰竭者。
（7）有黄疸、造血系统受抑制、白细胞缺乏者。
（8）有磺脲类药过敏史，或重度反应病史者。

如何避免磺脲类药物在应用中出现低血糖

低血糖对老年患者来说，有时会造成威胁生命的严重后果，预防磺脲类降糖药所致的低血糖具有十分重要的意义。应用磺脲类降糖药一般应注意以下几点：

（1）当糖尿病患者连续几次低血糖均发生在每日同一时间时，可将前一次服药的剂量减少。

（2）饮食与服药一定要配合与协调好，一定要饭前服药，服药后及时吃饭。

（3）运动量增加或外出旅游时，血糖容易降低，磺脲类降糖药应及时适当减量。

（4）原来肥胖的患者，经过饮食和运动治疗后，体重已经基本恢复正常时，须及时减少服药剂量。

（5）老年患者或伴有肾病变者，最好选择不经肾脏排泄的降糖药物，如糖适平，以防磺脲类降糖药在体内积聚，导致低血糖。

（6）购买血糖仪，及时测验血糖，早期发现"未察觉的低血糖"，根据血糖变化情况，在医生的指导下调节用药计量。

能增强磺脲降糖药作用的药物有哪些

下列药物可能会对磺脲类降糖药物的药效发生协同作用：

（1）双胍类降糖药。

（2）降压药，如利血平（普萘洛尔）等。

（3）β受体阻滞剂，如心得安等。

（4）解热镇痛药，如阿司匹林、保泰松、消炎痛（吲哚美辛）等。

（5）抗菌类药物，如磺胺类、青霉素、异烟肼等。

（6）大量饮酒。

（7）抗凝血病药，如双香豆素等。

（8）抗肿瘤类药，如甲氨蝶呤等。

（9）其他，如痢特灵、氨茶碱、他巴唑、灭滴灵、安妥明、丙磺舒、别嘌醇等。

对抗磺脲类降糖作用的药物有哪些

（1）糖皮质激素、女性避孕药：能抑制胰岛素受体敏感性，对抗磺脲类降血糖作用。大剂量应用糖皮质激素可使糖耐量减低或促使有糖尿病遗传基

治疗糖尿病的方法
——多管齐下显神威

础而糖耐量正常者发生糖尿病。

（2）噻嗪类利尿剂（双氢克尿噻等）、苯妥英钠、氯苯甲噻嗪、吲哚美辛（消炎痛）等，能抑制β细胞释放胰岛素而对抗磺脲类降血糖作用。

（3）肾上腺素、烟酸、胰升糖素、甲状腺激素等，能对抗胰岛素的降低血糖作用。

出现磺脲类降糖药物失效应如何处理

对原发失效者可加服双胍类降糖药如苯乙双胍（降糖灵）或二甲双胍（降糖片），若仍无效，则需改用胰岛素治疗。对继发性失效患者来说，一般对胰岛素反应良好，且有的患者改用或加用胰岛素治疗一段时间后，又对磺脲类药反应良好。一般应在专业医生的指导下进行。

阿卡波糖是一种什么药物

阿卡波糖又称拜糖平，属α-糖苷酶抑制剂，是一种伪四碳糖，对α-糖苷酶具有可逆性抑制作用，对α-糖苷酶亲和力比蔗糖强很多。主要抑制α-糖苷酶中的葡萄糖淀粉酶，其次是蔗糖酶、麦芽糖酶和异麦芽糖酶，对β-半乳糖酶无抑制作用，延缓了小肠中的淀粉葡萄糖转化，蔗糖向葡萄糖和果糖转化。这延缓了糖类在小肠的吸收，防止了餐后高血糖。

α-葡萄糖苷酶抑制剂在治疗糖尿病时起到什么作用

此类药几乎不被吸收入血，在肠道内发挥效果，只抑制小肠上皮细胞表面的α-葡萄糖苷酶，延缓碳水化合物的分离和吸收，降低餐后血糖幅度，使餐后血糖曲线比较正常。长期应用可减轻葡萄糖毒性，改善胰岛素的敏感性，也有利于降低空腹血糖。特别适用于以碳水化合物为主的饮食，对于蛋白质为主的饮食，效果欠佳。

哪些糖尿病患者适合使用α-葡萄糖苷酶抑制剂

（1）只适用于饭后血糖升高为主的糖尿病患者尤其是肥胖的Ⅱ型糖尿病患者。

(2) 可与磺脲类药物、双胍类药物、胰岛素增敏剂或胰岛素合用治疗Ⅰ型或Ⅱ型糖尿病。

(3) 早期糖尿病患者的低血糖症。

(4) 防止糖耐量低减发展成为糖尿病。

α-葡萄糖苷酶抑制剂的副作用有早期腹胀、排气增多,通常两周后有所缓和,极少患者因此而停药。

使用α-葡萄糖苷酶抑制剂时有哪些注意事项

(1) 孕妇、哺乳期妇女、儿童不要使用。

(2) 严重肝、肾功能不良及严重慢性胃肠疾病者慎用。

(3) 药物本身不会引起低血糖,若与磺脲类药物、胰岛素合用时可能会发生。

(4) 不宜和助消化的淀粉酶、胰酶合用,否则有反作用。

α-葡萄糖苷酶抑制剂的不良反应主要有哪些

α-葡萄糖苷酶抑制剂的常见不良反应是胃肠道不良反应,可出现腹胀、肠鸣音亢进、排气过多,甚至腹泻。多数患者在服药2周后缓解,若不能缓解可适当加胃动力药,约3%患者因不能耐受而停药。有严重胃肠功能紊乱、慢性腹泻、慢性胰腺炎、恶性肿瘤、严重肾功能障碍者禁用。妊娠、授乳期妇女不宜使用。本药与磺脲类、双胍类或胰岛素联合使用时,应注意低血糖的发生,发生时应口服或静脉注射葡萄糖。

为什么糖尿病患者要服用阿司匹林

据统计,糖尿病患者死于心血管并发症的危险性通常会比正常人增加2~4倍,动脉粥样硬化和血管栓塞是重要的促进因素,血小板是促进剂。研究发现,在有心血管病的Ⅱ型糖尿病患者中,体内血栓烷产生增加。血栓烷是一种强有力的血管收缩剂和血小板聚集剂,血小板对血栓烷是高度敏感的,参与血栓的形成过程。低剂量阿司匹林治疗作为心血管病的一种辅助预防策略,其机制为:阿司匹林通过将血小板环氧化酶乙酰化,抑制血栓烷的合成。这种预防策略在有心血管病高危因素的人群中正在广泛使用。用药请在医生指导下进行。

糖尿病患者使用阿司匹林应注意哪些问题

（1）在有大血管病变的糖尿病患者中，应辅以阿司匹林治疗。包括：患过心肌梗死、周围血管病、卒中或有短暂性缺血发作史、跛行或心绞痛的男性或女性糖尿病患者以及做过血管旁路术的患者。

（2）除治疗已证实的主要心血管危险因素外，在糖尿病高危患者群中，运用阿司匹林治疗可作为主要的预防策略。

（3）若是服用肠溶阿司匹林，每天剂量应控制在50～100毫克。

（4）对阿司匹林过敏、有出血倾向、抗凝治疗，近期有胃肠道出血以及有活动性肝病的患者，最好不用阿司匹林治疗。

（5）年龄在21岁以下的患者不建议使用阿司匹林治疗，因为在这部分患者群中使用阿司匹林会增加瑞氏综合征（一种少见的儿童疾病，在水痘及病毒性上呼吸道感染之后发生）的危险。

哪些糖尿病患者可以使用阿司匹林

（1）有冠心病家族史。

（2）吸烟。

（3）肥胖（>120%标准体重），或男性BMI（体重指数）>27.8千克/米^2，女性>27.3千克/米^2。

（4）白蛋白尿（微量或大量）。

（5）血脂：胆固醇>5.20毫摩尔/升；LDI胆固醇≥2.60毫摩尔/升；IIDL胆固醇男性<1.16毫摩尔/升，女性<1.42毫摩尔/升；三酰甘油>2.26毫摩尔/升。

（6）年龄>30岁。

糖尿病患者为什么要慎用氟喹诺酮类药物

据美国学者报告称，一例老年糖尿病患者因加用左氧氟沙星进行抗炎治疗，发生了致命性低血糖。据资料记载，几乎所有氟喹诺酮类药物均有引致低血糖的报告，尽管其并不常见。而在老年Ⅱ型糖尿病患者中，用氟喹诺酮类药物者更易发生低血糖。

激素可以治疗糖尿病吗

激素是一种由脂肪组织分泌的物质，它可以影响机体对胰岛素的反应，可以作为一种糖尿病治疗药物。某些糖尿病患者的细胞抵抗胰岛素，会导致高血糖，这种称为脂联素的物质可以帮助医生治疗糖尿病。

第三节 胰岛素治疗

什么是胰岛素疗法

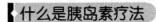

Ⅰ型糖尿病，绝大多数需要胰岛素注射，而且患者常需于早、晚注射中、短效胰岛素才能良好控制血糖。

Ⅱ型糖尿病，当急性并发症感染、其他方法血糖控制恶劣、手术、怀孕、肾衰竭等时，应接受胰岛素治疗。

如没有特别理由，应选人体胰岛素。

新型修饰型超短效、速效胰岛素可以马上注射，马上进食，对饭后增高的血糖，可有效控制。

胰岛素治疗的目的是什么

强化胰岛素治疗，有效地控制血糖，使患者血糖水平达到或接近生理水平，可防止或延缓糖尿病慢性并发症的发生，提高生活质量；可缓解症状，使糖尿病儿童能正常发育，糖尿病孕妇度过妊娠分娩期，过着积极而完全的生活。认为打了胰岛素就撤不下来是一种误解。我们认为胰岛素的使用是根据病情所决定，Ⅰ型糖尿病和Ⅱ型糖尿病出现严重并发症时必须要用。当然，糖尿病患者的急性并发症得到控制时，胰岛素还是可以撤除。

治疗糖尿病的方法
——多管齐下显神威

胰岛素治疗糖尿病有哪些好处

胰岛素治疗确实能给患者带来很大好处,主要是能使患者的病情获得最好的控制,使其糖、蛋白质、脂肪、水盐及酸碱代谢平衡维持正常,防止或延缓糖尿病急性和慢性并发症的发生与发展,使患者维持良好的体力及精神状态,维持正常的生长、生活与工作。其次,胰岛素治疗是一种最生理的疗法,一种对肝、肾、胃、肠影响最小的糖尿病治疗方式,也就是说它的副作用最小。第三,随着口服降糖药价格的猛涨,胰岛素的治疗花费也相对较低。有些打胰岛素的患者告诉医师说,他们在打胰岛素前十分紧张、恐惧,实际打起来才感到打胰岛素也没那么可怕,反而自我感觉良好。所以,该打胰岛素的患者千万不要抵制,以免贻误病情。

所有糖尿病患者都必须注射胰岛素来控制病情吗

其实大多数糖尿病患者不必注射胰岛素。Ⅰ型糖尿病和Ⅱ型糖尿病的治疗方式有很大区别。

(1) Ⅰ型糖尿病的患者,需要每天注射胰岛素,终生不断。少数Ⅰ型糖尿病患者每天自己注射1次胰岛素;多数患者每天注射2次,有些人甚至要更频繁地注射。患者还要极其谨慎地安排饮食,按时借助血液或尿液试验监测血糖水平,以便调整胰岛素的剂量。

(2) 许多Ⅱ型糖尿病患者不用注射胰岛素就能控制病情。如果患者超重,则必须减肥,同时多做运动,可以加强身体组织对胰岛素的反应。

胰岛素的类型有哪些

(1) 依照来源分有猪胰岛素、牛胰岛素与人胰岛素。猪胰岛素是从猪胰脏中提出来的;牛胰岛素是从牛胰脏中提取的;人胰岛素是通过基因工程或通过生物化学转换的方式,将猪胰岛素转变成人胰岛素。

(2) 依照纯度可分为标准品和高纯品。纯度越高的胰岛素产生胰岛素抗体、造成脂肪萎缩等副作用就会越小。

(3) 按作用时间分为超短效、短效、中效与长效胰岛素。

胰岛素制剂的选择及使用原则是什么

（1）有糖尿病的急性并发症及应激情况下宜用短效胰岛素。如糖尿病酮症酸中毒、高渗性昏迷、乳酸性酸中毒、急性感染、急性心脑血管疾病、大手术前后等。可于餐前30分钟皮下注射正规胰岛素，每日3～4次。亦可以根据病情需要如有严重酮症酸中毒昏迷、皮下吸收不良者，或有抗药性需要加大剂量时，使用短效类胰岛素静脉滴注。

（2）Ⅱ型糖尿病患者有严重的慢性并发症，需要使用胰岛素治疗时，可先用短效类胰岛素调整剂量后，待血糖稳定后，再改用中、长效类胰岛素，或用中、长效与短效胰岛素的混合剂。

（3）Ⅰ型糖尿病患者，若血糖波动较大时，可用短、中效胰岛素混合制剂每日2次注射外，可以选加 α-葡萄糖苷酶抑制剂、双胍类降糖药。但如果血糖波动过大，难于控制血糖者，可用短效类胰岛素，每日3～4次皮下注射。

胰岛素为什么不能口服

（1）胰岛素是蛋白质多肽类药物，如果口服，在消化道内会被蛋白水解酶分解、消化，失去生物学活性。

（2）胰岛素分子较大，还有很强的分子间聚合趋势形成较大分子量的寡聚体，难以通过消化道黏膜进入循环发挥效应。

口服胰岛素制剂的研究结果表明，如果把药物分子适当包裹，就能起到保护作用并能促进药物的吸收利用，产生生物学效应。现已明确证明，口服胰岛素有降低血糖、升高血浆胰岛素浓度的作用。

选择胰岛素注射部位时应注意什么问题

（1）注射部位的选择关系到药物的吸收和并发症的产生，而且可以减轻痛苦，有利于长期治疗。

（2）人体皮下注射的最好部位：上臂前外侧、臀部外上1/4区、下肢骨前外侧、腹部，以腹部吸收最快。

（3）若注射后马上进行运动，应避免在上、下肢注射，以免过快吸收引起低血糖。

治疗糖尿病的方法
——多管齐下显神威

（4）注射部位的交替：把每个注射部位划分为2厘米×2厘米的小方块，每次注射选一个小方块，两次注射点应间隔2厘米，这样左右交替注射。一定避免在同一个小方块内连续注射。

什么情况下可以使用胰岛素

（1）Ⅰ型糖尿病要用胰岛素治疗，因为Ⅰ型糖尿病的发病是因为它的胰岛分泌功能已消失。几乎没有胰岛细胞，自己分泌不出胰岛素，所以必须更换治疗。

（2）Ⅱ型糖尿病的患者。在用口服降糖药剂失去作用的情况下，应当使用胰岛素。

（3）有些有较严重的糖尿病的并发症或者还有严重的其他疾病的患者，应当使用胰岛素进行治疗。

（4）平时血糖用口服降糖药控制的为佳，现在遇到了特殊应急状态，比方说现在突然得了肺炎、骨折、心肌梗死、心血管病，这是需要暂时用的。

（5）妊娠糖尿病患者。就是在怀孕时期发现得了糖尿病，这期间应该用胰岛素治疗。

（6）非常急于手术的患者。就要及时地去打针，打胰岛素，把血糖调好，然后进行手术，手术是比较安全的，待到手术愈合以后，再把胰岛素停掉。

胰岛素注射的类别途径有哪些

（1）静脉途径。急性并发症需静脉给药。早期植入型胰岛素泵以前普遍采用静脉途径，会形成导管口的凝结和静脉炎，现已少用。

（2）口服给药。通过口腔黏膜吸收极少，吞服后酶的消化作用难以克服，微包囊技术可减少酶的不利作用，但离实际应用还有很大距离。

（3）鼻腔给药。虽然在理论上行得通，但无明显实用价值。

（4）肌肉途径。

（5）直肠途径。胰岛素吸收后可在门脉系统形成较高浓度，药疗后30～45分钟血浆中达高峰，但下降较缓慢，不如腹腔给药理想，有多种剂型能提供选择。缺点是肠黏膜出血、溃疡形成，应用前景并不理想。

（6）口腔吸入给药。1998年美国糖尿病学会年会上声明研制一种新式胰岛素吸入器，能使患者通过口腔吸入干粉状胰岛素。

胰岛素皮下途径应用有哪些进步

（1）胰岛素笔为笔型注射器，携带和使用方便，注射剂量准确，注射时疼痛轻。

（2）高压无针注射仪为实现胰岛素的无针无痛注射而设计，使用永久性材料制成，使用寿命可达30万次。

（3）持续性皮下胰岛素输注。20世纪80年代开始投入临床应用，目前使用的胰岛素泵大多数采用持续性皮下胰岛素输注技术。持续性皮下胰岛素输注治疗在达到良好血糖控制时，低血糖发生率比每日多次胰岛素治疗低。

（4）人工胰腺是一种连接胰岛素泵和葡萄糖感受器的装置，能植入的葡萄糖感受器随时监测体内血糖变化，和它相连接的胰岛素根据血糖变化按需要向皮下输注胰岛素。

胰岛素腹腔内途径注射有哪些优点

腹膜表面积比较大，交换能力非常强，因而胰岛素注入腹腔后吸收比皮下迅速，注射后15分钟就可以发挥作用，30~45分钟出现血浆胰岛素高峰，立刻直线下降，这一变化规律与进餐后内源性胰岛素分泌比较相似。另外注入腹腔的胰岛素大部分由门脉系统吸收，比较符合胰岛素生理性代谢过程，腹腔给药利于减轻外周高胰岛素血症。

腹腔内途径注射的缺点有哪些

（1）容易造成腹腔内感染。

（2）需手术植入导管，增加患者的病痛。

（3）导管开口处易被纤维蛋白凝块堵塞。

腹腔内用药主要有哪几种方式

（1）体外携带泵，胰岛素泵位于体外，贮存多量的胰岛素来防止频繁操作增加感染的危险性。输注胰岛素的导管在前腹壁皮下潜行一些距离后穿过腹壁进入腹腔。

（2）植入型胰岛素泵，人工胰腺腹腔内植入有希望成为Ⅰ型糖尿病患者较理想的治疗手段之一。

（3）腹膜透析中使用，腹腔给药可在终末期肾衰患者持续性非卧床腹膜透析中应用；可在腹膜透析液中放进胰岛素；也可直接注入腹腔，效果均很好。

何时是胰岛素注射最佳时间

大家都知道，使用胰岛素治疗是效果最好、副作用最小的糖尿病治疗方式。熟练掌握注射技术，能够在很大程度上提高治疗效果。另外，掌握好胰岛素的注射时间，也是一项重要的学问。

胰岛素的注射时间大体有以下几种：

（1）餐前注射，目前临床使用的常规胰岛素是一种六聚体的胰岛素，皮下注射后，需分离成单体后才能吸收入血，起效需时约30分钟。为了使胰岛素与血糖高峰同步，常规胰岛素需在餐前注射。

餐前应监测血糖，按照餐前血糖值来决定胰岛素注射时间。一般认为，在住院期间进行胰岛素强化治疗的患者，要求需严格些，具体为：餐前血糖在3.9~6.7毫摩尔/升的患者，在用餐前15分钟注射，可适当多进食；餐前血糖在6.7~10.0毫摩尔/升者，在餐前30分钟注射，按常规进食；餐前血糖高于10.0毫摩尔/升者，在餐前45分钟注射，减少进食。

对于老年患者及在家中自行注射胰岛素者，餐前血糖值要放宽些，具体为：餐前血糖7~10毫摩尔/升者，餐前15分钟注射；餐前血糖10~15毫摩尔/升者，餐前30分钟注射；餐前血糖高于15毫摩尔/升者，餐前45分钟注射。

（2）餐时注射目前应用的速效胰岛素，是采用基因重组技术将胰岛素分子结构上的某个氨基酸替换或改变序列位置而制成的人胰岛素类似物。速效胰岛素的特点是：打开了常规胰岛素的六聚体形式，而成为单体结构，注射后不需要再分离成单体的过程，吸收快，起效时间短。进餐时不需提前注射，而注射后必须立即进食，否则可能出现低血糖。

短效胰岛素或速效胰岛素控制餐后血糖，睡前则应使用中效胰岛素或长效基因重组胰岛素维持基础胰岛素水平，这样能有效地抑制肝脏葡萄糖产生，减少脂肪分解，保持夜间血糖平稳，而且低血糖发生少，避免黎明时高血糖发生。用量应遵医嘱，并根据空腹血糖值调节。

什么是胰岛素泵

胰岛素泵是小型化的、计算机控制的泵，大小像一个寻呼机。可以别在腰带上或者放在口袋里。在胰岛素泵内，有一个用以注射短效胰岛素的注射器，注射器上配备有一个由齿轮驱动的栓塞。注射器管长53～110厘米，被固定在胰岛素泵内。注射器通过注射器管连接到固定于皮下的针头或导管上，通常固定于腹部或大腿皮下。

糖尿病患者为胰岛素泵设计好程序，胰岛素泵就可以按照设定好的程序为机体注射所需胰岛素。胰岛素泵能模拟正常胰腺胰岛素分泌的模式，24小时不停地向患者体内输入微量胰岛素（基础量），进食前再按需要输入负荷量。因而更容易调整剂量，更少发生副作用。目前有两种胰岛素泵，一种是持续皮下胰岛素输注泵，另一种是腹腔内植入型胰岛素输注泵。

胰岛素泵是如何发挥作用的

I型糖尿病患者必须维持血糖水平恒定，注射法不能满足其需要，于是部分患者就采用胰岛素泵。泵必须戴在颈项上或挂在腰带上，通过埋于皮肤下面的导管或针头，一天24小时连续不断地把胰岛素输入体内，患者还必须每天数次刺手指取血来测量血糖水平，以确定所需的胰岛素剂量。胰岛素泵能把糖尿病患者的血糖浓度维持在接近正常的水平，但是也可能引起许多并发症。埋在人体内的胰岛素泵与传感器相连，实际上就像人工胰腺一样发挥功能。

胰岛素泵有哪些不足

胰岛素泵治疗与普通胰岛素治疗相比有其特殊的优点，也有其不足之处。

（1）胰岛素泵价格昂贵，不仅购买泵需要数万元人民币的花费，而且以后每个月都需要一定的开支用于泵的各种耗材。

（2）胰岛素泵必须24小时佩戴，有时会给患者带来生活不便。

(3) 如果皮肤消毒不好，针头埋置时间过长，置针部位皮肤可能瘙痒、红肿、过敏及感染等。

(4) 有可能发生机械故障、导管阻塞等情况，使胰岛素停止向体内输入，如果使用泵治疗的患者不监测血糖，将不能及时发现高血糖并及时纠正，有的患者可能导致酮症酸中毒。

(5) 对使用者有较高的要求，要求患者有一定的文化素质，使用泵以前，患者需接受全面、系统的技术和知识培训。没有经过良好的培训与教育、不能坚持自己监测血糖的糖尿病患者，将不会获得胰岛素泵治疗的优良效果。

是否总是需要注射胰岛素

正在研究如鼻腔喷雾、吸气面罩，或像药片那样的方法将胰岛素给予患者，但是用这种方法来给出足够量的胰岛素还必须克服许多问题。不幸的是不能将胰岛素做成药片的形式，因为散碎的蛋白质在到达血液循环之前就被胃肠道破坏和消化了。因此，为了将胰岛素送入血液中的有效方法就必须绕过上述器官。注射是将一定剂量的胰岛素送入人体内最直接的方法。在采用鼻腔喷雾的方法时，要产生类似于注射所产生的效果，必须有3倍的胰岛素剂量。

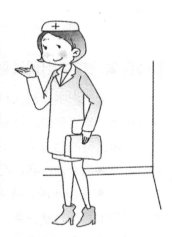

胰岛素有没有正常剂量

不存在胰岛素的"正常剂量"。因为有些人对胰岛素作用的抗性很大，就需要较大剂量的胰岛素。个人的胰岛素要求也可能是变化的，当生病时，就要求多些，或在运动量或进食量小时，就要求少些。但是有一种估计胰岛素剂量的方法。没有糖尿病的人每天产生约40单位的胰岛素。如果没有糖尿病，就可以按体重的磅数除以4来估计你的胰岛素。例如，如果体重为90千克，那估计胰岛素需要量约为50单位。现在，加上所用的胰岛素剂量来算出每天的总量。如果比50单位高得多，这就说明对胰岛素作用存在抗性，所要求胰岛素用量多于正常情况。如果比50单位低得多，这就说明对胰岛素作用有响应，胰腺仍然能产生和释放出胰岛素。

注射胰岛素的腹部已有肿块该怎么办

当在同一个地方反复注射胰岛素时会形成脂肪垫和肿块，就不要再在腹部肿块处注射胰岛素了，应该细心地轮流更换注射的位置，在同一个部位上进行注射大约2个星期后，如果有一个肿块位子腹部某处，则应在其他部位注射。如果在腹部上都是肿块，则可在大腿、臀部和臂部开始注射胰岛素。所说的肿块并不危险，也不可怕，但有些患者为此感到很烦恼。如果在上述肿块上再注射胰岛素，那么胰岛素就不能很快地进入血液中，从而延迟和延长其作用时间。如果让腹部进行休息，则肿块会在若干星期或数月之后慢慢消失，如果肿块很大而引起麻烦，那只能用外科手术的方法来切除了。

胰岛素治疗中出现过敏反应怎么办

胰岛素治疗中少数人可出现过敏反应，如荨麻疹、血管神经性水肿、紫癜，个别严重者可出现过敏性休克，其过敏性反应常由制剂中所含的杂质引起。轻者无需处理或采用抗组胺类药物治疗，重者更换制剂或改服口服降糖药。必须胰岛素治疗者，可采用脱敏疗法。

（1）若出现水肿，继续使用一段时间后常可自行消失，较重者可更换制剂。其原因可能是胰岛素促进肾小管对钠的重吸收，引起水钠潴留。

（2）若出现屈光不正，多见于初治患者，表现为视物模糊、远视。是由于治疗后血糖迅速下降，使晶状体和玻璃体内渗透压不平衡所至，当血糖控制稳定后，症状迅速消失，无需处理。

（3）若出现皮下脂肪萎缩，应经常更换注射部位，并采用室温胰岛素注射，热敷注射部位和使用高纯度的胰岛素，可减少发生机会。

胰岛素治疗中出现低血糖反应如何处理

低血糖反应是由于胰岛素用量过大，注射胰岛素后未按时进食或进食量太少，活动量过大、时间过长所致静脉血浆葡萄糖浓度 < 3.1 毫摩尔/升，出现一系列交感神经兴奋和中枢神经功能紊乱的症状，严重者可昏迷。其早期表现为饥饿感、头晕、软弱、自汗、心悸等，后期可呈烦躁不安、语无伦次、

反应迟钝。一旦出现低血糖,早期进食含糖食物后可缓解;神志不清者应迅速静脉注射50%葡萄糖40~60毫升,继以静脉滴注10%葡萄糖水;如还没缓解,可用氢化可的松100~200毫克加入5%~10%葡萄糖液中静脉滴注,也可用胰高血糖素1毫克肌肉注射。患者苏醒后让其进食糕点,以防再度昏迷。

影响胰岛素剂量的因素有哪些

(1)进食量。
(2)体力活动、运动、多肌肉运动可酌减胰岛素需要量。
(3)精神情绪紧张状态使需要量增加。
(4)胰岛素制剂,高纯度胰岛素需要量小,产生胰岛素抗体时剂量常须加大。
(5)胰岛素保管情况,夏季高温季节须4~10摄氏度冷藏。
(6)许多药物有协同降低血糖或拮抗血糖作用可影响剂量。
(7)各种并发症,如有高热、酮症酸中素、化脓性感染、各种应激状态时受体亲和力下降,剂量须加大。
(8)肥胖及体重,脂肪细胞等受体数与亲和力常与血浆胰岛素成反比,肥胖者较不敏感,剂量往往偏大;消瘦者较敏感,剂量偏小。
(9)其他内分泌病和妊娠,有脑垂体、肾上腺、甲状腺功能亢进者常须增加,妊娠末三个月时也常增加。
(10)肝肾功能状态,胰岛素主要在肝肾中不能降价,当肝肾功能衰竭时,不能减弱,理论上胰岛素需要量可减少,但有时伴抵抗性而被抵消。

在家注射胰岛素时怎样处理不良反应

主要是指观察有、无低血糖反应。在注射胰岛素的时候,如果注射剂量不准确或是没有定时定量进餐,以及注射部位错误(误注射到肌肉)等,都可能发生低血糖。发生低血糖的原因主要是剂量过大、服药时间过早或吃饭时间太迟、忘记吃饭或进食量不足、活动量大而没有及时加餐或调整药物剂量。如果发生了低血糖,应立刻吃一些高糖饮食,如糖水、饼干。10~15分钟后,若症状还未消失可再吃1次。若症状消除但距离下一餐还有1小时以上,则可加食1片面包或1个馒头。经以上处理仍未好转,请家人或朋友帮助,并迅速去医院检查。

此外,长期使用胰岛素者还应观察注射部位有无异常情况,如皮下硬结、脂肪组织萎缩等。

怎样保管胰岛素

胰岛素既不能日晒,也不能冷冻。在没开封的情况下,最好的储藏方式是放在2~8摄氏度的冰箱冷藏室中冷藏(在这种情况下瓶装胰岛素和笔芯胰岛素都可以保存两年半)。但是已经装在胰岛素笔中使用的胰岛素是不主张放在冰箱冷藏室的,因为这样会对笔有一些影响。胰岛素在25℃的室温中也可以保存4~6周。如果气温确实超过了30℃,可以使用保温袋保存。

什么是胰岛素抵抗

胰岛素抵抗(排斥)也称做胰岛素的抗药性,指的是机体细胞对胰岛素产生抵抗,拒绝胰岛素进入细胞内发挥功能的一种现象,多发生在Ⅱ型糖尿病患者身上。导致机体对胰岛素发生抵抗的原因,目前认为可能与以下两方面有关:

(1)机体产生了胰岛素抗体,当注射胰岛素后,血中抗体可与胰岛素结合使胰岛素失效。

(2)机体组织上的胰岛素受体发生异常。当机体发生胰岛素抵抗时,为了降低血糖水平,胰岛β细胞将分泌更多的胰岛素,但由于机体细胞不能有效利用胰岛素,血液中胰岛素量及血糖水平仍不断地升高。这也就是为什么有些Ⅱ型糖尿病患者体内并不缺乏胰岛素分泌,但血糖水平仍然很高的原因。

胰岛素抵抗是怎样引起的

(1)个人生活习惯、环境因素。大量摄取蔗糖、果糖可导致慢性高血糖,使葡萄糖诱导的胰岛素分泌降低,同时让骨骼肌胰岛素介导的葡萄糖摄取及利用降低,产生胰岛素抵抗(IR),也可使血管内皮产生胰岛素抵抗。另外,吸烟让脂肪重新分布,让腰臀比往上增长,中心性肥胖,致胰岛素受体数目下降,使胰岛素清除率下降,使交感神经兴奋性增加,致胰岛素拮抗激素儿茶酚胺水平上升，致血管病变，使胰岛素介导的葡萄糖摄取、利用减少，上述这些因素可互相影响、互相作用。

（2）遗传因素胰岛素基因的突然改变，目前已发现了几十种，还有几种胰岛素受体的基因突变会使胰岛素失活或活性降低，胰岛素受体后信号传导障碍导致胰岛素抵抗。

胰岛素抵抗综合征的防治措施有哪些

胰岛素抵抗综合征的预防措施一般指以针对改善胰岛素抵抗作为基础的全面防治心血管危险因素的综合防治。所以只要能纠正胰岛素信号传导通路中所有障碍，增加胰岛素感应器官对其敏感性的措施均可治疗胰岛素抵抗。首先以饮食控制和运动疗法作为长期干预的基础措施，此外应强化血压控制、降低血糖和纠正血脂紊乱。

目前已经有一些治疗胰岛素抵抗的药物开始在临床工作中使用，如罗格列酮就是一种"胰岛素抵抗抑制剂"（亦称胰岛素敏感性增强剂），服用后可以增加胰岛β细胞对胰岛素的敏感性。

改用人胰岛素时应注意什么问题

人胰岛素，比其他动物型制剂见效快，因此，在改用人胰岛素时可能需要调整胰岛素的剂量和注射时间安排。

有些人从动物胰岛素换成人胰岛素后会出现多次低血糖发作。出现低血糖或高血糖的任何症状都意味着有改用人胰岛素的某种问题。低血糖的症状包括饥饿、发抖、出汗、神经过敏、急躁、易怒、寒战和湿冷、心搏加快、焦虑、头昏或头晕、视力模糊、恶心、失眠、舌或唇有麻刺感或麻木感，以及意识模糊。高血糖的症状包括口干舌躁、极度渴感、失眠、意识模糊和皮肤干热无汗。

换用人胰岛素或任何其他种类的胰岛素时，最好事先做好安排，防止出现血糖的波动。有关时间安排方面的问题应请教医生。要记住：同动物胰岛素相比，所有的人胰岛素进入血流都比较快，起效比较早，峰值来得早，而持续时间较短。例如合成的人胰岛素类似物 lispro，在注射后 15 分钟内便起效，峰值在大约 1 小时后达到。如果不知道进餐时你究竟吃了多少，那么这种类型比较方便，因为它在你吃饭时，甚至在饭后都可以注射。

在换用人胰岛素时，要经常监测血糖。这样就会知道胰岛素进入得是否过早以及是否需要调整注射时间、剂量或部位。医生可以帮你解释清楚血糖水平，并查明该如何改变胰岛素的时间安排（如有必要）。

夜间出汗、早起头痛和胰岛素有关吗

所说的症状可能是由睡觉时的低血糖引起的。这可能是晚间的进食少，且又注射了过多的胰岛素。那些在吃晚饭前过早注射中效胰岛素或长效胰岛素的患者有时会出现类似的症状。上述胰岛素在 6~10 个小时后具有最大的作用，也许这正好是早晨血糖浓度最低的时候。要和保健医生讨论上述症状。同时将闹钟设置在凌晨 3 点，连续几天在这时测试血糖，还要在早晨起来立即测试血糖。将在晚餐前所注射的中效胰岛素或长效胰岛素后移至睡觉的时候再注射，这样做可将胰岛素峰值移至清晨，那时正好起床并准备进早餐，以保空腹血糖达到正常水平。

得了糖尿病不想注射胰岛素行吗

有一些其他的疗法可以推迟注射胰岛素的时间。当增加一种和原先计划的降血糖药不同的药物时，是可以进一步降低血糖值的。采取综合药物疗法并且继续保持进食量和运动量，就能推迟注射胰岛素的时间。但是，在过一段时间之后，许多Ⅱ型糖尿病患者的胰腺停止分泌胰岛素。这时，就必须注射胰岛素来降低血糖值。有些患者白天继续服用药物，在睡觉之前注射小剂量的胰岛素。当然，害怕打针是正常的，但是会发现这种注射是无疼痛的。你用细而短的针头将胰岛素注射在皮下的脂肪层内（此处无神经末梢）。经过适当的注射技术练习，就能消除忧虑和不舒适感，而感到采用胰岛素疗法是十分简便的。

注射一次普通胰岛素能持续多久

普通胰岛素通常持续 3~6 个小时。但是普通胰岛素持续的时间长短取决于注射的单位，还和对血液中胰岛素的灵敏度有关。注射的胰岛素越多，那

么持续的时间就越长。1个单位的胰岛素只能持续1个小时，而10个单位的胰岛素可持续5个小时或更长些。如果在早餐之前注射小剂量的胰岛素，而在午餐之前血糖开始升高，那么也许需要增加在早餐之前的胰岛素剂量。

在注射胰岛素时如何防止体重增加

当血糖高时，在尿中就会排出像糖一样能产生热量的东西。注射胰岛素的目的是改进血糖，并使每天的感觉好些，重要的是能减少出现并发症的危险。但是当尿中不再排出产生热量的东西时，体重就会增加。

和医生一起审查讲食习惯、总的热量、食物类型和脂肪与碳水化合物的总量，目的是科学合理的规定需要摄入的热量和应该进行什么运动。这对身体获取并存储葡萄糖更为有效。

怎样调整胰岛素泵

当开始用胰岛素泵时，就要用一些时间查明最适于自己的基础量和增补剂量。在此期间，尤其要经常监测血糖。如果全天的血糖水平都比较高，则说明需要加大基础量。如果血糖太低，则需要降低基础量，甚至可以改变夜间的基础量，以便控制住血糖。例如，如果你在夜间出现低的血糖值，则需要降低夜间的基础量。如果由于黎明现象而在早晨出现高血糖，则应考虑在清晨时加大一些基础量。

如果在泵中使用普通胰岛素，应在饭前30分钟输入增补剂量；如果在家中使用速效lispro胰岛素，则应在饭前即刻给予增补剂量；如果发现输入血糖在饭后会升得太高，则要在下一餐中少吃一些糖类食物，或者多用些胰岛素；还可能发现，这样做有助于计算或确定每一餐的糖类食物量。总之，10~15克的糖需要摄入1个单位的胰岛素。可能需要在一定时间才能查明适合于自己的剂量，只要这样做了，胰岛素泵会给你的作息时间安排提供很大的灵活性。在从事体育活动期间，可以把泵安全地取下来。不仅十分方便，而且在锻炼时还有助于避免发生低血糖症。但是，如果泵里用的是速效lispro胰岛素，取下泵的时间切勿超过1小时，否则会有高血糖的危险。如果泵里用的是普通胰岛素，则可以把泵取下来2~3小时。

使用胰岛素泵时如何护理插入部位

如果你在使用胰岛素泵,你就会出现一些与用针管注射胰岛素的人所面临的相同的注射部位皮肤问题。处理和预防注射部位皮肤问题的最好办法是经常轮换插入部位。每隔3天你就应更换一次输注装置并移到一个新的插入部位。这有助于你避免感染和预防输注装置发生堵塞。一定要确保,当你这样做时,新的插入部位至少要距离腹部的旧插入部位2.5厘米。应采用定期轮换制,并避免插入到疤痕组织或者痣里。这会影响胰岛素的吸收并引起更多的疤痕形成。如果你发现有红肿,则应改换插入部位并更换输注装置,即使还不到3天也应如此;如果红肿不退,有感染迹象,如触痛或有脓,应立即就医;如果发生感染,应进行及时治疗。

如何排查胰岛素泵出现的不良症兆

如果在监测血糖时,发现高血糖的第一迹象就是:血糖大于13.9毫摩尔/升。还会有下列一种或多种症状:口干、口躁、极度渴感、皮肤干热无汗、尿频和失眠或意识模糊。

也可能出现这样的情况:血糖水平高,但泵没有明显的毛病。如果出现这种情况,则可能是其他因素引起的。首先应检查胰岛素。如果胰岛素未经稀释,胰岛素会出现结晶,从而阻塞或减慢通过导管的液流。只应使用经过稀释的胰岛素制剂。一定要保证胰岛素没有过期,而且未暴露于极限温度下。检查胰岛素制剂中是否有漂浮颗粒或团块。如果用的这瓶胰岛素已经用了一个多月,则应换一瓶新的。

如果胰岛素外观正常,应检查插入部位。如果针头靠近疤痕或痣,应将其移到别处。此外,如果针头靠近皮带或可能有摩擦的任何其他地方,针头部位附近的皮肤出现红肿或触痛,也应将其移开。

还应检查输注装置。一定要确认针头完好无损,输注部位无胰岛素渗漏;一定要确保导管内无血液或空气,而且导管与泵没有松脱开。如果输送装置已放在该处2天以上了,则应加以更换。

如果每一样看上去都正常,则应检查泵本身。一定要确保基础量设定得正确,电池未耗完电,应查看胰岛素吸管安放得是否正确,而且里面还有胰岛素;还要保证在每次装入新的胰岛素吸管时都给泵预充了胰岛素。另一个

治疗糖尿病的方法
——多管齐下显神威

可能是泵还没有正确工作起来。应遵照制造厂的说明来检查泵的功能是否异常，必要时应请厂家检查修理。

糖尿病患者如何使用中效或长效胰岛素

病情较轻者可单独于睡前或早餐前注射 1 次中效胰岛素，某些 II 型糖尿病患者为控制空腹血糖，可单独于睡前注射 1 次中效胰岛素。单独使用长效胰岛素效果不佳时，必须与短效胰岛素联合使用，病情较重者可中效或长效胰岛素与短效胰岛素混合使用，于早餐或早、晚餐前皮下注射。中效或长效胰岛素不能用做静脉注射。

糖尿病患者如何使用短效胰岛素

短效胰岛素一般于三餐前或早、晚餐前皮下注射。在某些情况下，如酮症酸中毒，亦可作为静脉注射。早、晚餐前注射 2 次，短效胰岛素多和中效或长效胰岛素配合使用。

第三章 中医治疗糖尿病——轻松降血糖

中医疗法历史悠久，疗效神奇。其疗法一般包括中医调理、按摩、拔罐、刮痧、针灸等方法，通过对症调理和对经络长期的良性刺激，可以对脏腑起到很好的调整作用，使机体恢复正常功能。

第一节 中医的辨证论治

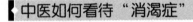

中医如何看待"消渴症"

糖尿病古称"消渴"，所谓"消"一指津液的消烁，二指身体的消瘦。而所谓"渴"顾名思义即为口渴。但古今同称消渴，实则已有许多不同。单从本病来说，起病原因及易发人群并无改变，仍以肥胖者居多，仍为过食肥甘厚味、酒食劳伤之过。但古代的消渴以尿甜为依据，而尿甜至少血糖在180毫克/分升以上，而且尿甜的高糖状态，无论基础体质如何，都会由"三多"（多饮、多食、多尿）变成"一少"。

现代消渴之所以发生变化。主要原因在于大量口服降糖药的问世及胰岛素的广泛临床应用。现代糖尿病95%为Ⅱ型糖尿病，Ⅱ型中又以肥胖为基础的占大多数。这类患者本来的体质多为痰湿、痰浊、痰热、痰瘀，一旦血糖升高出现三多症状时，就被西药控制住了，阻断了"三多"的过程，也就不可能出现"一少"的变化，仍然维持原来的基本征型。这就是为什么现代糖尿病与古代消渴病征型不同的原因。因此，在治疗上要大胆突破原来的三消辨证，应按现代糖尿病本来征型去辨证治疗。

治疗糖尿病的方法
——多管齐下显神威

中医对糖尿病作出了哪些历史贡献

（1）中国医学文献最早详细记载了糖尿病的临床症状及并发症。

（2）中国医学文献中最早记录了糖尿病的诊治医案。

（3）中国医学文献典籍《黄帝内经》，最先提出过食肥甘厚味、形体肥胖、情志失调、五脏虚弱与糖尿病有密切联系。

（4）公元600年中国古代医家甄立言最早记载了糖尿病患者尿甜的现象。

（5）最早提出运动疗法。公元610年隋朝太医博士巢元方在《诸病源候论》一书中提出糖尿病患者应参加适当的体育运动。指出消渴患者应该进行导引，导引后应"先行一百二十步，多者千步，然后食之"。

（6）最早提出饮食疗法。公元650年，唐代医家孙思邈明确指出糖尿病患者要忌面、米及水果等。

中医治疗糖尿病有希望吗

中医药治疗糖尿病有着悠久的历史，积累了丰富的临床经验，有许多行之有效的方药。糖尿病类似于中医的"消渴病"，中医认为其病机为"阴虚燥热"，多采用滋阴清热、活血化瘀法进行治疗。近年来，广大中医药学家开展了中医药防治糖尿病及其并发症的实验研究，尤其在慢性并发症的预防和早期治疗上，中医药的辨证施治有着比西医不可比拟的优势，应当进一步深入研究，寻找行之有效的方药，为糖尿病的防治研究开辟了新的途径。因此，中医治疗糖尿病及其并发症大有希望。

中医可对糖尿病前期进行干预吗

由于一部分糖耐量异常的患者会长期保持糖耐量异常状态，另一部分患者会逐渐恢复正常，还有一部分会逐渐发展成为糖尿病。我国每年有10%左右的糖耐量异常患者进展为糖尿病。糖耐量异常进展为糖尿病之前称为"糖尿病前期"，虽然还不是糖尿病，但同样存在高血糖损害和慢性并发症逐渐发生的可能性。对这部分人群，在认真进行饮食管理与运动治疗的基础上，使用中药调理，可以对血糖和血脂进行有效干预，可以降低50%的糖尿病的发生率。

中医是如何对糖尿病进行分型的

中医对糖尿病的辨证分型至今尚缺乏统一标准，主要分型有：

（1）根据临床主要症状分类。在中医文献中常把消渴病分为上、中、下三消论治。上消主症为烦渴多饮、口干舌燥；中消主症为多食易饥，形体消瘦，大便干结；下消主症为尿频量多，尿如脂膏。

（2）根据阴阳偏盛偏衰分型。分为阴虚型、阳虚型、阴阳两虚型。

（3）阴阳辨证与脏腑辨证、气血津液辨证相结合分型，1991年全国中医糖尿病学会辨证标准协作组通过1504例糖尿病临床观察分为五期五型论治，分期为糖尿病前期（Ⅰ期）、糖尿病证状期（Ⅱ期）、合并症早期（Ⅲ期）、合并症中期（Ⅳ期）、合并症重危期（Ⅴ期）。

中医治疗糖尿病的"三要领"是什么

（1）个体化治疗。中医强调辨证论治，治疗糖尿病首先应遵从个体化原则，即根据患者个人的生理、病理状态，相应地调整用药的种类、剂量，提出其他治疗措施以及饮食、运动的建议，制订一套个人专用的治疗计划。

（2）综合施治。中医非常重视人体自身的统一性、完整性及其与自然界的相互关系，认为人体各个脏器之间在结构上不可分割，在功能上相互协调，相互补充，相互影响。而且人体与自然界也是密不可分的，自然界的变化随时影响着人体，人类在适应自然和改造自然的过程中维持着正常的生命活动。

（3）动态和谐。疾病都有发生、发展、缓解的过程，糖尿病的治疗更是长期而细致的工作，除了根据患者的不同环境、不同地域、不同病证，找出疾病的病因和糖尿病发展过程中各个阶段的共性与个性，区分治疗以外，还应在治疗中注意患者的情绪、体质各方面的变化，根据病程不同阶段和并发症轻重调整用药，才能收到良好的疗效。

中医治疗糖尿病有哪三个目标

（1）及时纠正高血糖和高血脂等代谢紊乱，控制急性并发症，减轻患者痛苦，排除各种危险因素。

（2）通过个体化的药物、饮食、运动等治疗，使患者的血糖、血脂、血压、血黏度和体重等指标逐步回复正常范围，减少和延缓糖尿病急、慢性并发症的发生。

（3）通过长期有效的健康管理和教育指导，注重患者全身功能改善，帮助患者养成健康生活习惯，维持或恢复劳动力，提高生活质量，让糖尿病患者也可以享有和健康人一样的快乐长寿。

中医辨证治疗糖尿病的医理是什么

中医认为消渴病的基本病理是阴津亏损，燥热偏盛，而以阴虚为本，燥热为标。阴愈虚而燥热愈甚，燥热愈盛而阴愈虚，阴虚与燥热之间是互为因果关系的。阴虚燥热常常关联到肺、脾、肾三脏。所以中医治疗消渴病常以"三消"立论，处方用药主要是解决阴虚燥热问题。多年临床实践证明，治疗糖尿病应以病为主，病证结合，取中西之长，扬长避短，才可以提高治疗糖尿病的疗效。

中医治疗糖尿病有什么优势

糖尿病诊断起来很容易，但治疗起来就不那么简单了，尽管新的口服降糖药不断涌现，胰岛素广泛应用于临床，但是一些西药引起的不良反应又是西医无法解决的。故虽然治疗的方法多种多样，但现在越来越强调综合治疗。因此，中医药在治疗糖尿病方面有许多优势：

（1）**能够降糖** 中医药降糖是与西药完全不同的作用机理，中医药是通过整体调节，综合作用取得疗效。

（2）**通过解除"血糖难控因素"来降血糖** 临床常遇到一些患者，虽然药物剂量和种类不断调整，血糖仍然不能控制，除了常见的药物因素、饮食因素、运动因素以外，还有一些严重干扰降糖的诱因，我们称之为"血糖难控因素"，主要有：失眠、便秘、焦虑、抑郁、急慢性感染疼痛、月经不调等。这些因素多通过神经、内分泌的反馈调节升高抗胰岛素激素的水平，从而使血糖升高，而且由于糖尿病本身的原因，多数糖尿病患者都或多或少有上述情况的发生。一旦找到，给予恰当的针对性治疗及处理，血糖往往能够下降，降糖药物剂量和种类也可随之减少。对于"血糖难控因素"的治疗是中医在糖尿病治疗中的优势。

(3) **通过对胰岛素抵抗的减少或消除来达到降糖目的** 中医学认为，Ⅱ型糖尿病胰岛素抵抗可表现为虚证，其多表现为阴虚热盛，气阴两虚和阴阳两虚；在治疗上中医对于阴虚热盛则给予滋阴清热，气阴两虚即给予益气养阴；而阴阳两虚则应滋阴补阳以整体调节来解除胰岛素抵抗；除此之外Ⅱ型糖尿病胰岛素抵抗也可表现为实证，特别是痰浊型更为多见。中医治疗则就以祛痰化浊为主。

(4) **减轻患者的痛苦** 中医药确实具有明显改善糖尿病临床症状的特点。糖尿病是一个需要长期服药的疾病，因此患者在用药过程中，或因药物的不良反应或因疾病本身的缘故会出现许多临床症状，如乏力、失眠、腹胀、便秘、头晕等，这些症状又反过来会成为影响血糖难以控制的因素，因此应该通过正确运用中医药来改善患者的临床症状，提高患者的生活质量，从而降低血糖减少降糖药物的剂量及种类。

适合中医治疗的糖尿病有哪些

中医治疗糖尿病，应扬长避短选择好适应症。就降糖作用而言，中药也许没有西药快，但它注重整体，在改善症状等方面明显优于西医。适合于Ⅱ型糖尿病以及伴有慢性血管、神经并发症者。但考察其疗效时，要与现代医学的可靠指标，如血糖、血脂、血压、HbA1c等相结合。如果效果不佳，要改用中西结合治疗或西药治疗。

Ⅰ型糖尿病适合中医治疗吗

Ⅰ型糖尿病不适合用中医治疗，因为Ⅰ型糖尿病患者自身没有或仅有极少量的胰岛素分泌，完全依赖外源的胰岛素来维持正常的生理需要，一旦终止胰岛素治疗则会出现酮症酸中毒而威胁生命。目前还没有发观任何一种中药能代替胰岛素。

中医怎样对糖尿病进行分段治疗

糖尿病属于中医的消渴病范畴，以往多从上消、中消、下消辨证治疗。但随时间的推移，糖尿病在漫长的病程中病理机理动态变化，重要的是现代患者患病后的表现与消渴病所描述的不完全吻合。针对患者在糖尿病发展中的不同病理变化，结合患者的代谢综合征，中医提出了糖尿病的4阶段为郁、热、虚、损。

(1) 郁　以食郁为先导的六郁→六郁之后热势渐盛→热。

(2) 热　以肝胆胃肠为核心的热的阶段→郁热日久耗伤正气→虚。

(3) 虚　气血阴阳亏虚→郁热与虚共同致瘀→脉损、络损。

(4) 损　脉损——大血管损伤，络损——小血管损伤。

中药能否延缓糖尿病微血管并发症的发生与发展

据介绍，我国糖尿病发病形势严峻，20岁以上的城市人口中，发病率已高达6.13%；初诊糖尿病患者中，许多人已出现了微血管并发症，其中并发蛋白尿占4%，早期视网膜病变占37%，高血压占39%，心血管病占8%。经过对680名患者3年的临床观察证实，中医药治疗能减少尿白蛋白排泄率，降低尿白蛋白增长速度，与对照组相比，可使发生早期糖尿病肾病相对危险度降低65.69%。眼底荧光造影显示，中医药可使发生糖尿病视网膜病变相对危险度降低31.6%。

第二节　中药治疗

单味药治疗糖尿病有哪些好处

中医学认为，肝主疏泄，关系人体气机的升降与调畅；肝气郁滞，则气机升降输布紊乱；肝失疏泄，则血糖等精微物质不能随清阳之气输布于周身而郁滞于血中，出现高血糖或精微物质的输布紊乱，反见血糖升高，进一步导致血脂、蛋白质等其他精微物质紊乱，引起其他并发症。治疗以疏肝调气为主，顺肝条达之性以恢复其生理功能，肝气条达，气机调畅，精微得以输布，糖被利用而血糖自然下降。

可以用于降糖的单味中药有哪些

单味中药的研制近年来的研究表明，一些单味中药或植物有一定的降糖作用，如葫芦、番石榴、苦瓜、荔枝核、葛根、地黄、人参、桑白皮、桑葚、天花粉、五倍子等。这些中药的提取物或粉剂对糖尿病动物模型或部分轻度的Ⅱ型糖尿病有一定降糖作用。而在中药对糖尿病慢性并发症防治的动物研究中，发现一些中药可能有防治糖尿病性神经病变、糖尿病性肾病、糖尿病性大血管病变的作用，如黄芪、水飞蓟、槲皮、大黄等。

灵芝对糖尿病患者有哪些好处

灵芝对糖尿病患者的主要的好处不单纯是降血糖或改善症状，而可能是它预防或延缓糖尿病的心血管合并症的发生，对糖尿病患者的心血管系统有保护作用。对于糖尿病来说，用灵芝辅助治疗，一开始是从降血糖改善症状入手，最终目的是防止或延缓糖尿病引起的心脑血管并发症的发生，这是非常有意义的。

观音草能治疗糖尿病吗

"观音草"在中医上又叫"野靛青"，大多分布在我国长江流域及南方一些地方，是一种民间常用草药。它有清热解毒、利湿消滞、活血止痛的疗效，对疮痛、尿路感染、风湿关节痛、小儿惊风等有一定作用。然而，并没有记载说它能降血糖。

玉竹对治疗糖尿病有什么好处

玉竹防虚有热宜生用，热不甚者宜制用。肺中燥热阴液不足，干咳少痰，口燥咽干者，可与沙参、麦冬、桑叶等相配。热病后期，损伤胃阴，症见饥不欲食，口舌干燥者可与沙参、麦冬、甘草等同施。凡内热水渴不止者，可与天花粉、山药、生地黄等同用，以滋阴清热、生津止渴。玉竹能增强胰岛素的敏感性，消除胰岛素抵抗，修复胰岛组织，平衡胰岛功能。

中篇 治疗糖尿病的方法——多管齐下显神威

桂皮对治疗糖尿病有哪些好处

在日常饮食中适量添加桂皮，可能有助于预防或延缓因年老而引起的Ⅱ型糖尿病。研究发现，桂皮能够重新激活脂肪细胞对胰岛素的反应能力，大大加快葡萄糖的新陈代谢。每天在饮料或流质食物里添加1小匙桂皮，对Ⅱ型糖尿病可能起到预防作用。

葛根对治疗糖尿病有什么好处

葛根素有明显的降低血糖的作用，葛根所含的黄酮类化合物有降血脂作用，能降低血清胆固醇，降低三酰甘油，用于治疗高血糖、高脂血症，有显著疗效。

玉米须有降糖作用吗

玉米须发酵剂对实验动物糖尿病有明显降血糖作用，且对糖尿病患者的高血压、肾病有改善作用。临床用玉米须45克、黄芪30克、白术15克与猪胰1个炖，做一天食疗之用。

知母对治疗糖尿病有哪些好处

知母含有知母皂苷，并含有芒果苷、异芒果苷、胆碱、烟酸、泛酸等，其水溶性提取物有降糖功效。

刺五加对治疗糖尿病有哪些好处

刺五加具有双向调节内分泌的功能，能减轻弱四氧嘧啶对胰岛细胞的损伤，促进胰岛素的分泌，抑制胰岛素抵抗，有辅助治疗糖尿病的功效。

丹参在治疗糖尿病时起到什么作用

丹参煎剂可明显降低实验动物血糖，作用可持续5小时之久，且可降低血脂及血黏度。

临床应用：丹参、花粉、葛根各 15 克，黄芪 20 克，五味子 7 克，忍冬藤、玄参各 10 克，治疗糖尿病合并高凝血、高血脂有效。

地黄在治疗糖尿病时有哪些好处

地黄（生地黄、熟地黄）按 2 克/千克体重计算，喂服实验动物，见血糖明显下降，也可抑制和预防肾上腺素所致的兔血糖上升，且可改善糖尿病患者的高血脂、高血压病情。

临床应用于糖尿病时，多以生地黄配天冬、枸杞子等，例如：生地黄、黄芪各 30 克，怀山药、知母、葛根、石膏（先煎）、牡蛎各 20 克，玄参、枸杞子、苍术、茯苓、党参各 15 克，麦冬、五味子各 10 克，黄连 5 克。

人参在治疗糖尿病时有哪些好处

临床报道人参浸膏对早期轻症糖尿病有治疗效果，使尿糖减少、血糖降低，停药后疗效仍可持续 2 周以上。对轻症糖尿病患者，人参可与生地黄合用；对中、重症糖尿病患者宜与胰岛素合用，因两者有协同降血糖的作用。人参日用量 3～9 克。

黄芪对治疗糖尿病有哪些好处

黄芪具有增加胰岛素敏感性和降低血糖的作用。同时对糖尿病并发肾病证有显著改善作用，并能降低患者尿蛋白、血脂、血尿素氮、血肌酐以及血液黏稠度。

气阴两虚型糖尿病怎样选方用药

（1）病程相对较长，多见于糖尿病的中后期。

（2）燥热标证已退，典型的多饮、多尿、多食的三多症状不显著，多合并视物模糊、眩晕心悸、肢体麻疼、水肿胸闷胸疼、中风偏瘫等并发症。

（3）临床表现以口干、乏力、气短、舌胖质暗为特征。充分反映了气阴两虚兼瘀的病机特点。治疗上应益气养阴，活血化瘀。

【方药】益气养阴活血汤：黄精30克，生黄芪30克，太子参15克，麦冬12克，五味子10克，生地黄20克，玄参30克，丹参30克，当归10克，桃仁10克，葛根15克，花粉30克，枳实10克，生大黄6～10克。

【治则】益气养阴，活血化瘀。

阴虚热盛型糖尿病怎样选方用药

【方药】增液汤合白虎汤合消渴方加减。生地黄30克，元参30克，麦冬10克，生石膏30克，知母12克，葛根15克，花粉30克，黄连10克，枳实10克。每日1剂，水煎分2次服。

【主症】烦渴多饮，多食易饥，尿频量多，大便干结，尿色混黄，舌红少津，苔黄而燥，脉滑数。

【治则】滋阴清热。

阴阳两虚型糖尿病患者怎样选方用药

【方药】金匮肾气丸合水陆二仙丹加减。熟地黄15克，山药15克，山茱萸12克，泽泻15克，猪苓各15克，芡实15克，金樱子15克，桂枝6克，附片8克，丹参30克，葛根15克。

【主症】腰膝酸软，气短乏力，口干饮水不多，畏寒肢冷，颜面或下肢水肿，食欲减退，大便溏泻或泄泻便秘交替出现，小便混浊如膏，面色苍黄晦暗，耳轮干枯，齿摇发脱，阳痿，舌淡暗，苔白而干，脉沉细无力。

【治则】育阴温阳，补肾活血。

常用于降血糖的中成药制剂有哪些

把一些治疗糖尿病的传统方剂制成中成药，如玉泉丸、消渴冲剂、愈三消、消糖片、甘芍降糖片、降糖舒等。这些中成药对轻度、早期的Ⅱ型糖尿病有一定的改善口渴、口苦、多饮及睡眠差等临床症状的作用。配合饮食治疗，可使血糖、尿糖有一定程度的下降，适用于病情轻、发病初期的Ⅱ型糖尿病。

治疗糖尿病的经典名方有哪些

加味七味白术散

【方剂】党参、葛根、怀山药各7.5克,白术、乌梅各6.5克,藿香、薏苡仁各5.5克,谷芽、麦芽各7克,茯苓6克,甘草4.5克。

【用法】每日1剂,水煎服。

【功效】益气健脾,消食祛湿。本方适用于湿滞脾胃、气阴亏虚型糖尿病。

生地黄柏汤

【方剂】黄柏、牡丹皮、五味子各10克,知母、泽泻、茯苓、玄参、麦门冬、天花粉各12克,生地黄20克,山药、黄芪各30克。

【用法】每日1剂,水煎服。

【功效】益气养阴滋肾。本方适用于肾阴不足、气津两亏型糖尿病。

左归丸

【方剂】熟地黄、山药、菟丝子、川牛膝、龟板胶各15克,山茱萸、鹿角胶各10克,枸杞子30克。

【用法】每日1剂,水煎服。

【功效】阴阳双补,填补肾精。本方适用于肾阴亏虚型糖尿病。

地黄麦冬饮

【方剂】生地黄、麦门冬、干葛根、天花粉各6克,北五味子1.5克,甘草2克,粳米15克。

【用法】每日1剂,水煎服。

【功效】滋阴清热,生津止渴。本方适用于阴虚津伤型糖尿病。

半夏苍术汤

【方剂】清半夏20克,白芥子、枳实、川芎各15克,大黄6克,苍术10克。

【用法】每日1剂,水煎服。

【功效】祛湿化痰活血。本方适用于脾虚湿困、痰瘀互结型糖尿病。

中篇 治疗糖尿病的方法
——多管齐下显神威

消渴饮

【方剂】怀山药、云茯苓各15克,天花粉25克,瞿麦12克,附子(先煎)6克,熟地黄24克。

【用法】每日1剂,水煎,早、晚分服。

【功效】滋阴生津,温补肾阳。本方适用于阴阳俱虚型糖尿病。

治疗糖尿病并发高血压的经典名方有哪些

祛湿化浊降压汤

【方剂】法半夏、橘红、白术、建六曲各15克,茯苓、天麻、苍术、石菖蒲、远志各10克,薏苡仁30克。

【用法】每日1剂,水煎服。

【功效】化痰降浊。本方适用于糖尿病并发高血压。

萸地首乌汤

【方剂】何首乌、怀山药各30克,枸杞子、生地黄、天花粉、杜仲、海藻、槐实、白芍药各15克,山茱萸、益智仁、泽泻、陈皮、白术、柏子仁各10克。

【用法】每日1剂,水煎服。

【功效】滋补肝肾。本方适用于糖尿病并发高血压。

益气养阴活血汤

【方剂】生黄芪、太子参各30克,生地黄、北沙参、石斛、刘寄奴、赤芍药、桃仁、红花各10克,丹参、益母草、代赭石(打碎先煎)、川牛膝各15克。

【用法】每日1剂,水煎服。

【功效】益气养阴活血。本方适用于糖尿病并发高血压。

杜仲桑珍汤

【方剂】黄芪、怀山药、玄参、葛根、丹参、珍珠母(打碎先煎)各30克,生地黄、熟地黄、泽泻、杜仲各20克,桑寄生、桑螵蛸各15克。

【用法】每日1剂，水煎服。

【功效】益气养阴，活血潜阳。本方适用于糖尿病并发高血压。

治疗糖尿病并发高血脂有哪些经典名方

大柴胡汤

【方剂】柴胡12克，黄芩、半夏、芍药、枳实、大黄各9克，生姜15克，大枣20克。

【用法】每日1剂，水煎服。

【功效】和解少阳，荡涤降浊。本方适用于糖尿病并发高脂血症。

海蛤糖脂宁

【方剂】海蛤壳粉3克，黄精、何首乌各30克，地骨皮15克，淡海藻、葛根各10克。

【用法】将海蛤壳粉经现代提纯制粉，其他药浓煎，每日1剂，分3次服。3个月为1个疗程。

【功效】益气养阴，清热解毒，化痰祛瘀。本方适用于糖尿病并发高脂血症。

化痰消脂汤

【方剂】白术、苍术各10克，陈皮、半夏各9克，茯苓17克，泽泻12克。

【用法】每日1剂，水煎服。1个月为1个疗程。

【功效】燥湿化痰降浊。本方适用于糖尿病并发高脂血症。

滋肾蓉精丸

【方剂】黄精、肉苁蓉、何首乌、金樱子、赤芍药各15克，怀山药、山楂各30克，五味子6克，佛手10克。

【用法】上药共为粉末，水泛为丸，每次服6克，每日3次，1个月为1个疗程。

【功效】补肾活血降浊。本方适用于糖尿病并发高脂血症。

治疗糖尿病并发肾病的经典名方有哪些

加味参芪地黄汤

【方剂】太子参、生黄芪、生地黄、白茅根、丹参各30克,山药、益母草各15克,山茱萸、茯苓各12克,泽泻、红花、牡丹皮各10克。

【用法】每日1剂,水煎服,1~2个月为1个疗程。

【功效】益气养阴,补肾活血。本方适用于气阴两虚、瘀血内阻型糖尿病。

益气滋肾化瘀汤

【方剂】生黄芪、太子参、黄精、丹参、益母草、白茅根各30克,熟地黄、山茱萸、泽泻、茯苓、五味子各15克,山药、川芎、泽兰各10克。

【用法】每日1剂,水煎服。

【功效】益气养阴,滋肾化瘀。本方适用于气阴两虚,血行不畅型糖尿病。

保元春泽汤

【方剂】人参、黄芪各9克,白术、桂枝、猪苓、泽泻、茯苓、地龙、六月雪各10克,川芎12克,生牡蛎30克,肉桂2克,甘草3克。

【用法】每日1剂,水煎服。

【功效】益气温阳,健脾补肾,利水消肿。本方适用于脾肾阳虚型糖尿病。

糖肾益汤

【方剂】生黄芪30克,桃仁、泽泻各12克,生大黄、山药、桑螵蛸各10克,生地黄、女贞子、淫羊藿、丹参各15克。

【用法】每日1剂,水煎服。

【功效】益气活血,补肾降浊。本方适用于肾虚血瘀型糖尿病。

治疗糖尿病并发冠心病的经典名方有哪些

黄连洋参汤

【方剂】黄连15克,西洋参、陈皮、当归各10克,甘草6克,珍珠1克。

【用法】每日1剂，水煎服。

【功效】益气养血，清心安神。本方适用于糖尿病并发冠心病心律失常。

苍玄山黄汤

【方剂】苍术、玄参各10克，山药20克，黄芪30克，丹参15克，葛根9克。

【用法】每日1剂，水煎服。

【功效】益气养阴，活血化瘀。本方适用于糖尿病并发冠心病。

补气肃肺利水汤

【方剂】生黄芪、太子参各30克，五味子6克，丹参、桑白皮各15克，葶苈子、麦门冬、泽泻各10克。

【用法】每日1剂，水煎服。

【功效】益气养阴，肃肺利水。本方适用于糖尿病并发冠心病。

对糖尿病皮肤瘙痒辨证诊治有哪两种

(1) 血虚肝旺

【方药】当归饮子加减。当归10克，川芎10克，白芍药10克，生地黄12克，白蒺藜20克，何首乌10克，丹皮10克，皂刺10克，钩藤10克。

【主症】皮肤干燥，瘙痒无度，夜间为甚，抓痕血痂遍布，心烦急躁，夜寐不安，舌淡红苔白，脉弦细。

【治则】养血润燥，平肝熄风。

(2) 湿热下注

【方药】龙胆泻肝汤加减。龙胆草10克，黄芩10克，栀子10克，生地黄10克，当归10克，车前子15克，泽泻10克，地肤子15克，白鲜皮15克。

【主症】外阴肛门潮湿瘙痒，或下肢皮肤瘙痒，抓破渗液结痂，遇热痒重，舌红苔黄腻，脉滑。

【治则】清热，利湿，止痒。

怎样对糖尿病皮肤瘙痒进行外治

皮肤干燥瘙痒，搽大枫子油、润肌膏。皮肤潮湿瘙痒，搽薄荷三黄洗剂。

若抓破皮肤，渗液结痂，外敷青黛膏。外阴肛门瘙痒洗方：地肤子30克，蛇床子30克，苦参30克，丹参20克，艾叶20克，煎汤熏洗患处，每次20分钟，每日1次；全身瘙痒洗方：蚕砂200克，或褚桃叶200～250克，煎汤去渣入浴，每次20分钟，每日1次。

为什么要用中药外敷糖尿病性溃疡

糖尿病是常见病、多发病，15%的糖尿病患者会发生溃疡，尤其是在足部，一旦感染，会导致严重的组织坏死甚至截肢。该病具有高发病率、高截肢率、高病死率及高复发率，其防治成为国际医学界的一大难题。糖尿病性溃疡的治疗，除了控制血糖、抗感染外，局部治疗是重要措施之一，而中药外敷具有明显加速溃疡愈合、降低截肢率的作用。针对患者局部疼痛、溃疡难愈合的临床特点，专家组提出血瘀是导致糖尿病性溃疡难愈的病理基础，疼痛可导致溃疡—愈合延迟，因此祛瘀生新止痛是治疗糖尿病性溃疡的关键。

第三节 按摩疗法

按摩治疗糖尿病有哪些优点

（1）**经济实用** 随着人们生活水平的提高，生命价值观念的增强，对医疗保健有了更高的要求。卫生资源的有限性和医疗保障制度的改革及医学的进步，要求医疗方法经济实惠，效果确凿，不但能治病防病，更能在无病时强体健身。按摩不但符合这些要求，更是不需任何设备，不用任何药物，只要自己一双手，在家庭内就可治病防病了，因此，使用按摩疗法治疗糖尿病，可谓省钱省时又实用。

（2）**安全有效** 长期临床实践证明，安全有效是按摩疗法的最大优点。这一疗法不用打针吃药，无创伤，无任何副作用，有病治病，无病可以强身，完全符合当今医学界推崇的"无创伤医学"和"自然疗法"的要求。按摩疗法可以预防和治疗上百种疾病，如头痛、牙痛、急性腰扭伤、岔气、腹泻等，往往只需要按摩1次，就可手到病除。至于许多慢性疑难杂症，如糖尿病、高血压、失眠等，只要有恒心坚持按摩，也多有奇效。

(3) **简便易学** 实践证明，按摩疗法是简便易学的医疗保健方法。

简便：按摩疗法不受时间、地点、环境、条件的影响，也不需器械和药物，身体某脏器或部位出现不适，随时可在田野、工场、房室内外进行按摩，甚至看书、看电视或做手工时脚踩鹅卵石按摩，十分简便，大众易于接受。

易学：按摩疗法男女老幼都可以学会，有文化，懂一些生理解剖知识的人学起来就更容易了，关键在于记住穴位或反射区，认真反复实践即能掌握，适应社会大众医疗保健需要。

(4) **疗效奇特** 按摩疗法不仅具有易学、易掌握、易操作、见效快的优点，并且不受时间、地点、环境、条件的限制。同时，按摩疗效奇特，是一种无针、无药、无创伤、无副作用的药理疗法，是一种标本兼治的全身治疗方法。尤其是对一些慢性病证和痛证的治疗，能显示出其独特的疗效，深受广大人民的喜爱。

按摩疗法有哪些疗效

患者用手按摩、刺激体表的俞穴，通过经络传导可以调节胰岛素和肾上腺素的分泌功能，提高葡萄糖的利用率，从而降低血糖值，达到预防治疗糖尿病的目的。

按摩可加速血液循环，促使新陈代谢旺盛，改善肺活量，提高人体的自身免疫功能，从而防止或减少糖尿病并发症的出现。

按摩治疗糖尿病的机制是什么

临床观察表明，按摩疗法不但能增强体质及抗病能力，还可以提高治疗效果，缩短病程，从而起到"扶正祛邪"的保护作用。

从按摩作用的机制研究，以及对健康人按摩前后的对比中观察到，"按摩可以提高白细胞总数及其吞噬能力，同时还可使肺活量增加（按摩后可以使氧的吸入量增加7%~15%）"。

按摩对糖尿病有一定的治疗作用。糖尿病是一种涉及多系统、多脏器的

治疗糖尿病的方法
——多管齐下显神威

全身性疾病，容易导致心、脑、肾、眼、皮肤及神经的并发症。通过按摩，可起到增强心脏功能，扩张冠状动脉，增加血流量，促进血氧和营养物质的吸收，使心脏得到充分的营养，防止血管栓塞等作用，预防和延缓糖尿病血管并发症的发生。自我按摩还可调节神经功能，改善大脑皮质的兴奋和抑制过程，解除大脑的紧张和疲劳，解除患者的焦虑、紧张等情绪，有利于血糖的控制；自我按摩可加速血液循环，促使新陈代谢旺盛，改善肺活量，提高人体的自身免疫功能，从而防止或减少糖尿病并发症的发生。通过按摩、刺激体表一定的腧穴，通过经络传导可以调节胰岛素和肾上腺素的分泌功能，提高葡萄糖的利用率，从而降低血糖值，并可对血管神经并发症起到防治作用，以达到防治糖尿病的目的。

经穴按摩的具体方法有哪些

（1）自我推拿法：糖尿病患者自己运用手法在一定部位进行刺激，它不受时间、地点的限制，手法相对简单，易掌握、实施并坚持。常用方法有：揉擦肾俞，摩中脘，揉气海，按揉手三里，拿合谷，拿按内、外关，按揉足三里，按揉三阴交。上述穴位按顺序推拿，每穴推拿20~30次。早、晚各做1遍为宜，每遍30分钟左右。

（2）一指禅推法：患者俯卧，医生以一指禅推法在两侧膀胱经治疗，自膈俞到肾俞，往返操作，以局部明显压痛点为治疗重点，约10分钟，然后在膀胱经实施擦法，以透热为度。

（3）捏揉掌心第四掌骨中纹相交处5分钟，此为腹部膜反射区。捏揉时，医生意念应存想患者上腹部，使患者上腹部有温热舒适感。

（4）捏揉足底内缘，第一趾骨小头区域5分钟，此为足部膜反射区。捏揉时，医生意念也存想患者上腹部，使患者上腹部有酸胀不适感，但停止治疗后会消退。

按摩治疗糖尿病的分期辨证是怎样的

（1）消渴病初期 以益气养阴立法。常用穴为脾俞、肾俞、足三里、太溪、合谷、劳宫等，备用穴为中脘、中极、水泉。取脾俞、肾俞、足三里以补肾健脾，益气养阴；合谷、劳宫以生津止渴，滋阴清热。太溪为足少阴之原，调肺、脾、肾三经之气，使气畅脉和。选用点、按、揉、摩等手法弱刺激，每日2次，每次15分钟。

（2）消渴病中期 以滋阴润燥立法。常用穴为劳宫、脾俞、水道、关元、三阴交，备用穴为期门、涌泉、极泉、百会、大都。取三阴交、水道、关元以补血养阴，劳宫、脾俞以清热润燥。如胃肠热者配天枢、合谷以通腑泄热；湿热困脾者配大都、中脘以健脾利湿；肝郁化火者配以太冲、期门以疏肝解郁，清热润燥；燥热伤阴者配以涌泉、极泉以滋阴润燥。选用点、按、摩等手法，采用泻法强刺激，每日3次，每次15~20分钟。

（3）消渴病后期 以补气养阴，疏畅经络立法。常用穴为肾俞、胃俞、三阴交、血海，备用穴为内关、足三里。取肾俞、胃俞益气生血，三阴交、血海疏通气机，健脾益气，足三里理气血，调脾胃，共补虚弱。选用摩、揉手法，补法弱刺激，每次20分钟，每日3次。若血脉瘀阻，痰瘀互结，阴损及阳者，以活血化瘀，调和阴阳立法。常用穴为曲池、三阳络、足三里、肾俞，备用穴为三阴交、外关、太溪。取肾俞、足三里、三阴交、太溪益气健脾补肾，利湿化痰清热；配曲池、外关、三阳络以健腰活血通络，调理气机。选用揉、摩手法，补法弱刺激，每日2次，每次30分钟。

临床上一般采用服药、针灸、按摩等综合治疗，病情较轻者可单选一种治疗方法。

按摩哪些常用穴位可治疗糖尿病

治疗糖尿病的常用穴位有：胸部：膻中、中脘、天枢、气海等；背部：大椎、肺俞；胰俞、肝俞、脾俞、胃俞、肾俞、命门、腰眼等；四肢：曲池、内关、太渊、大陵、手三里、阳池、足三里、阴陵泉、阳陵泉、三阴交、太溪、然谷、承山等。

糖尿病患者如何进行腹部按摩

糖尿病患者清晨起床后和临睡前，取卧位或坐位，双手叠掌，把掌心放在下腹部，以脐为中心，手掌绕脐顺时针按摩40圈，然后逆时针按摩40圈。按摩的范围由小及大，由内向外，可上至肋弓，下至耻骨联合。按摩的力量，要由轻及重，以让患者能耐受并自我感觉舒适为宜。

治疗糖尿病的方法
——多管齐下显神威

如何进行肾压按摩治疗糖尿病

清晨起床后和临睡前，取坐位，两足下垂，宽衣松带，腰部要挺直，用两手掌置于腰部肾俞穴，上下加压摩扒肾区各40次，然后采用顺旋转、逆旋转摩擦各40次。待局部感到有温热感为佳。

如何进行上肢和下肢按摩

（1）**上肢按摩** 按摩部位以大肠经、心经为主，手法以直线做上下或来回擦法为主，可在手三里、外关、内关、合谷等穴位上各按压、揉动3分钟左右。

（2）**下肢按摩** 按摩部位以脾经、肾经为主，手法以直线做上下或来回揉法为主，可在阳陵泉、足三里、阴陵泉、三阴交等穴位上各按压、揉动3分钟。

如何进行糖尿病足部按摩

（1）**太冲、太溪等穴**
【按摩手法】单指扣拳，点按太冲、太溪处50～100次，按摩力度以酸痛为宜，男性患者先左后右，女性患者先右后左。

（2）**肾反射区**
【按摩手法】用大拇指揉压双足的肾反射区150～300次。

（3）**膀胱反射区**
【按摩手法】用大拇指揉压双足的膀胱反射区200～300次。

（4）**胰腺反射区**
【按摩手法】用大拇指捏揉双足的胰腺反射区200～300次。

（5）**上身淋巴、下身淋巴**
【按摩手法】单指扣拳在下身淋巴、上身淋巴处点按50～100次，按摩力度以稍有疼痛为宜。

（6）**涌泉**
【按摩手法】用大拇指按压双足的涌泉穴500～700次。

(7) 太溪穴

【按摩手法】用拇指揉压太溪穴 300～600 次。

(8) 然谷穴

【按摩手法】用大拇指揉压然谷穴 300～600 次。

(9) 足跟

【按摩手法】揉捏双足足跟 400～500 次，按摩力度适当。

(10) 双足大拇指

【按摩手法】用双手大拇指和食指揉捏双足大拇指 400～600 次。

(11) 十指趾端部

【按摩手法】单手拇、食指相对，依次捏住十指末端捻动，各 10 次。

如何进行糖尿病耳部按摩

(1) 耳部肾穴

【按摩手法】用食指按揉耳部肾穴 100～200 次，按摩力度适宜。

(2) 耳部胃穴

【按摩手法】用食指按揉耳部胃穴 100～200 次，按摩力度适宜。

(3) 耳部肺穴

【按摩手法】用食指按揉耳部肺穴 100～200 次，按摩力度适宜。

(4) 耳部心穴

【按摩手法】用食指按揉耳部心穴 100～200 次，按摩力度适宜。

(5) 耳部膀胱穴

【按摩手法】用食指按揉耳部膀胱穴 100～200 次，按摩力度适宜。

(6) 耳部神门穴

【按摩手法】用拇指和食指捏揉神门穴 100～200 次，按摩力度以稍痛为宜。

(7) 耳部内分泌穴

【按摩手法】用拇指和食指捏揉耳部内分泌穴 100～200 次，按摩力度稍重。

(8) 耳部胰胆穴

【按摩手法】用食指按揉耳部胰胆穴 100～200 次，按摩力度稍重。

按摩劳宫穴的要点是什么

劳宫穴位于第二、三掌骨之间,握拳,中指尖下。按摩手法常采用按压、揉擦等方法,左右手交叉进行,每穴各操作10分钟,每天2~3次,不受时间、地点限制。也可借助小木棒、笔套等钝性的物体进行操作。

如何按摩涌泉穴

该穴位于足底前1/3,足趾跖屈时呈凹陷处。按摩手法采用按压、揉擦等方法,左右手交叉进行,每穴各操作10分钟,每天早、晚各1次。也可借助足按摩器或钝性的物体进行自我按摩。

如何运用按摩法降血压

按摩对于糖尿病合并高血压的患者有非常好的疗效。用双手拇指桡侧缘交替推印堂至神庭30次。用双手拇指螺纹面分推攒竹至两侧太阳穴30次。用拇指螺纹面向下直推桥弓,先左后右,每侧10次。用拇指螺纹面按揉百会、印堂、四神聪、百劳各50次。用中指指端叩击头部2~3分钟。用双手大鱼际按揉太阳穴30次,按揉时的旋转方向均向前。以率谷为重点扫散头侧面左右各30次。按摩风池各10次,以局部有轻微的酸胀感为佳。按揉肝俞、肾俞、太溪、太冲各30~50次。按顺时钊揉腹3~5分钟。用拇指螺纹面向下直推桥弓,先左后右,每侧10次。由前向后,用五指拿捏头顶,接着头部改为三指拿捏,顺势从上向下拿捏项肌3~5次。拿捏肩井10~20次,拿捏上肢2~3次。用双手大鱼际从前额正中线抹向两侧,在太阳穴处按揉3~5次,再推向耳后,并顺势向下推至颈部,做3次。用双手掌根同时拍击下肢内、外侧2~3次,然后擦涌泉至热。以上方法每天按摩1~2次,3个月为1个疗程。3个月后,血压如果恢复正常,按摩可改为每天1次或隔天1次。

如何运用按摩法减脂

按摩有较好的减肥作用,并且不会产生副作用。对糖尿病合并肥胖者来说,按摩主要是调节内分泌功能,从而调节体内的脂肪代谢;按摩还可调节胃肠道的功能,减少食物的摄入。用拇指指端按揉脾俞、胃俞、肝俞各 50～100 次，待局部产生较强的酸胀感为宜。用掌根按揉脊柱两侧的骶棘肌，上下往返 3～5 次，接着以掌根从上向下按压脊柱 2～3 次。以拇指指端按揉中脘、天枢、足三里各 50～100 次。逆时针揉腹 5 分钟左右。拿捏地机、三阴交、内庭各 30～50 次。用力捏拿风池、肩井、曲池各 20～30 次；待局部有较强烈的酸胀感为佳。

如何进行推法按摩治疗糖尿病

推法按摩是指用手指、手掌、大鱼际、小鱼际或肘面，触及人体一定部位或穴位做向前、向上、向外直线单方向推动，推动距离应尽量长，然后顺势返回。推法所能达到的深度随着用力大小而异，轻可浮于肌肤表皮，重则深及筋骨脏腑。进行推法时的力量要由轻而重，用力大小可根据病情和患者体质而定。对首次治疗的患者，应随时询问其情况，观察其反应，以调节手法的轻重快慢，使之适度。推法分指推法（用拇指指腹在颈项、手、足等部位做推动）、掌推法（用手掌在背、腰或四肢处做推动）、拳推法（用食、中、无名、小指指间关节在脊柱两侧做推动）。推法的频率一般为每分钟为 30～60 次。此法具有疏经通络，行气消瘀，调整脾胃功能等疗效。

如何进行打法按摩治疗糖尿病

糖尿病患者伴有腰脊和四肢疼痛，或并发肢体瘫痪、肌肉萎缩等症状时，可以进行打法按摩治疗。

用手掌、掌根、手指、小鱼际、拳头等拍打和击打患部或穴位。

操作手法：

（1）**侧掌打，即小鱼际打**　操作时两手掌侧立，大拇指朝上，指与指间分开 1 厘米许，手掌落下时手指合拢，抬手时再略分开，起落交替进行。

（2）**虚掌打**　双手手指并拢，稍微弯曲，成虚掌状扣打患处。

（3）**平掌打**　五指伸直，用全掌扣打患处。

（4）**反掌打**　两手或单手手指略为弯曲，掌心向上，用手背敲打患处。

（5）**拳打**　分为横拳打法和竖拳打法。握拳要轻松活泼，指与掌间要留出空隙。打法按摩适用于腰脊痛、四肢疼痛、高血压、肌肉痉挛、肢体瘫痪、肌肉萎缩等症状。

治疗糖尿病的方法
——多管齐下显神威

如何进行搓法按摩治疗糖尿病

用两手掌挟住患部或穴位，上、下、左、右快速搓动局部身体。搓法的速度一般在每分钟 120 次以上。此法具有疏通经络，活血止痛，松肌解痉等功效。常用于腰背、胸腹、两肋及四肢部。例如腹部冷痛，可以以肚脐眼为中心，疼痛部偏左就向右搓，能驱寒除湿，疼痛立刻就能减轻或痊愈；老人血不养筋，四肢麻木刺痛，用搓法更适合。搓法一般作为按摩疗法的结束手法，适用于老年糖尿病伴有四肢麻木，血脉不通者。

如何运用摩法按摩治疗糖尿病

用手掌掌面或四指指面触及某个部位，以腕关节连同前臂有节奏地做环圆形移动摩擦，作用力要温和而浅，仅达到皮肤及皮下。摩法分指摩法和掌摩法。指摩法每分钟 120 次，掌摩法每分钟 80 次。轻摩能起安抚、镇静、止痛的作用，重摩可活血驱寒。摩法常用于按摩治疗的开始、结束或变化手法时应用。掌摩法适用于面积较大的部位，如腹、背、腰、臀等处。该法具有温经活络，调和气血，祛瘀止痛，消炎退热，祛寒加热，消积导滞，祛郁放松之功效，适用于各种疼痛和局部知觉障碍等疾病，特别适合于糖尿病并发末梢神经病变者。

如何运用按法按摩治疗糖尿病

是用手指、手掌、肘、足或其他器械按压身体，按压的深度可达骨骼、关节、脏腑，浅则及皮肉。手法有：可以用大拇指指峰或螺纹面按压；可以用大拇指、食指或中指的第一指间关节的弯曲突起处按压；可以用单掌或双掌相叠的掌根部分按压；可以用屈肘部突出的鹰嘴部分按压等。按压时，应徐徐地逐渐加压，由轻而重，当患者感到有一定的压迫感后，继续一段时间，然后慢慢放松减压，也可间断性地一按一松，有节律地按压。按压时间在 10 秒钟至

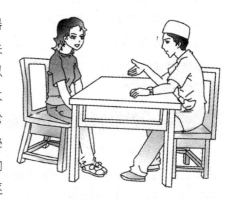

2分钟为宜，切记按压不移位。该法具有放松肌肉，开通闭塞，活血止痛的功效，适用于坐骨神经痛及腰痛等。

如何运用拿法治疗糖尿病

用拇指和食指、中指或拇指与其他四指相对用力呈钳状，于人体一定部位或穴位上进行紧松有规律的提拿，提拿的方向与肌肤要垂直，可横向、纵向提拿。本法的强度比较大，以患者有酸胀舒适感为度，每个部位提拿2～5次即可。该法具有祛风散寒，疏通经络，顺气活血，开窍明目，消除疲劳等疗效。适用于肩部、背部、四肢、头部等处。

如何运用捶法按摩治疗糖尿病

捶法是拳击身体的一种方法，常用于四肢及腰背部，其作用力较大，可打通肌肉、关节和骨骼。捶时重而快可兴奋神经，轻而慢可舒展筋骨。操作时应双手握拳或五指伸直而后并拢，肩、肘放松，以腕发力，由轻而重，由慢而快，或快慢交替。频率为每分钟100～200次。

如何运用擦法治疗糖尿病

用手掌的掌跟、大鱼际或小鱼际紧贴于身体适当的部位，进行有节奏的直线来回擦动，推动幅度要尽量大。大鱼际擦法用于腕、踝关节，掌根擦法主要用于背、腰部，小鱼际擦法用于四肢部，频率为每分钟100～120次。该法有祛风散寒，温通经络，行气活血，祛瘀消肿之功效。多用于治疗内脏虚损及气血功能失常等症状。

如何运用捏法按摩治疗糖尿病

是用手指挤捏肌肉、肌腱的一种方法。捏时用拇指与其他指头相对捏住肌肉或肌腱，沿其轮廓，并循其走向，各指辗转挤捏而推进。手法的强度可轻可重、频率为每分钟100～200次，主要用于捏脊。属一种刺激很强的手法。适用于消化不良、腹泻、腹痛、呕吐等症状。

治疗糖尿病的方法
——多管齐下显神威

如何运用揉法按摩治疗糖尿病

用手掌、手指、大鱼际、小鱼际、掌根或肘尖部触及俞穴或其他部位上,进行左右前后的反复内外回旋揉动,不可移位。揉法作用力不可太大,仅达到皮下组织,深揉时可作用到肌肉。手法有:全掌紧贴皮肤按揉,即掌揉;手掌上翘,掌根着力于身体部位,即掌根揉;用大拇指尾部及鱼际着力于身体部位,即大鱼际揉;用拇指指腹或食、中指指腹揉动体表的穴位,即指揉等。揉时要注意腕部放松,以肘部为支点,前臂做主动摆动,带动腕部做轻柔缓和的摆动。频率为每分钟40~80次。此法能温经散寒,活血化瘀,理气松肌,消肿止痛,消食导滞等。对各种因外伤而致红肿、剧烈疼痛的急性疾患以及便秘、泄泻等最为适宜。

如何运用滚法按摩治疗糖尿病

滚法就是用手背在身体上滚动的一种手法。操作时手做半握拳状,小鱼际的侧面触及按摩部位,使腕部稍屈,各指稍伸开,手背平贴按摩部位,以助发力,然后用力按压,一滚一回,滚回交替,使之有节奏地滚动,频率为每分钟100~200次。主要适用于大面积部位和软组织丰满的部位,如肩、腰、臀及腿部。

如何运用分法按摩治疗糖尿病

用两手拇指指腹从一处向两边分开移动,起点通常在穴位上。操作上可根据不同病情而用不同的分推手法。治疗腰部疾病,以腰椎为中心,两手浅相叉,上下或左右分推。若是腹部,应以肚脐眼为中心,按此法分推。若施术头部,可以以印堂为中心,两手大拇指按额向两边分推至太阳穴。如果是颈项部,可以以后颈为中心,两手拇指按风池穴,从发际起,向下、向肩部分推。此法具有通经活络,解郁散滞,舒肝止痛,活血散瘀,开胸顺气等作用。适用于伴有头痛、胸闷、腹胀等症状的糖尿病患者。

按摩疗法的注意事项有哪些

无论是治病还是保健,进行穴位按摩均应注意以下事项,以保证按摩的安全和疗效。

（1）室内要保持清静、整洁、避风、避强光、避免噪音刺激、保持空气新鲜。

（2）对于长时间服用激素和极度疲劳者，不宜进行穴位按摩。

（3）按摩者的手、指甲要保持清洁。有皮肤病者不能给他人按摩，也不能让他人为自己按摩，以防相互传染。

（4）按摩者在按摩每个穴位和反射区前，都应测定一下针刺样的反射痛点，以便有的放矢，在此着力按摩，取得良好的治疗效果。

（5）饭后、酒后、洗澡后、大运动量后，不宜立即进行按摩。

（6）治疗时应避开骨骼突起部位，以免损伤骨膜。老人的骨骼变脆，关节僵硬，儿童皮薄肉嫩，在按摩时不可用力过大。

（7）淋巴、脊椎、尾骨外侧反射区，一定要朝心脏方向按摩，以利于推动血液和淋巴循环。

（8）治疗过程中，如有不良反应，应随时提出，保证治疗的安全可靠。如出现发热、发冷、疲倦等全身不适症状，属正常现象，应坚持治疗。

（9）足部按摩后，不可用冷水洗脚，可用手纸擦去多余的按摩膏，穿上袜子保暖。晚上睡前洗净油脂并用热水足浴15分钟。

（10）在按摩后半小时内，必须喝开水500毫升以上。严重肾脏病患者，喝水不能超过150毫升。

糖尿病按摩治疗的禁忌有哪些

（1）各型糖尿病出现急性并发症、妊娠期糖尿病。

（2）患有急性传染病、急性炎症（如急性化脓性扁桃体炎、急性风湿性关节炎、急性阑尾炎、白喉、伤寒、脓肿、疥疮、丹毒等）和胃及十二脂肠合并急性穿孔者，以及一切腹痛难以忍受按摩的患者。

（3）患有严重的心、脑、肾疾患或肿瘤，以及体质极度虚弱者。

（4）患有容易引起出血的疾病，如血友病、血小板减少性紫癜、肺结核等。

（5）妊娠3个月以上的妇女和月经期禁忌按压合谷、三阴交及腹部、腰骶部有关穴位。

(6) 按摩部位有严重的皮肤破损或有严重的皮肤病患者。

(7) 恶性贫血、妇女产后恶露未尽或久病体弱而极度消瘦者。

(8) 体内有金属固定的患者。

(9) 各种骨折初期、骨髓炎、骨肿瘤、骨关节结核、重度骨质疏松症等。

第四节 针灸疗法

针灸治疗糖尿病的作用有哪些

(1) 针刺可使胰岛素水平升高，胰岛素靶细胞受体功能增强，加强胰岛素对糖原的合成代谢及氧化酵解和组织利用的功能，从而起到降低血糖的作用。

(2) 针刺后糖尿病患者T3、T4含量下降，表明血液中甲状腺素含量降低，从而减少了对糖代谢的影响，有利于降低血糖。

(3) 针刺可使糖尿病患者全血比黏度、血浆比黏度等血液流变异常指标下降，这对改善微循环障碍，防止血栓形成，减少糖尿病慢性并发症有重要意义。

(4) 针刺能够调整中枢神经系统，从而影响胰岛素、甲状腺素、肾上腺素等分泌，有利于糖代谢紊乱的纠正。

针灸治疗糖尿病的优点有哪些

针灸疗法又叫做针刺疗法，是一种外治法，目前已传播到世界各地，有"东方的神针"的称号。现在世界范围内掀起了针灸热，在防治各种疾病及医疗保健中发挥作用。

针灸疗法的优点：一是适应症多，治疗范围广，通常常见病、疑难病等都可采用；二是经济实用，取穴方便，操作简单，而且便于推广；三是疗效肯定，没有副作用和不良反应；四是具有预防疾病和治疗疾病、强身健体的多重作用。对急、慢性疾病均有疗效。

针灸时的注意事项有哪些

（1）进针时指部用力应均匀，进针后体位不要改变，防止断针、弯针等情况发生。

（2）针灸手法不可过重，针灸体位应舒适，饥饿、疲劳、精神高度紧张者，不宜针灸，防止晕针；体弱者不宜用强刺激，并尽量采取卧位。

（3）针灸小腹穴位时，应在排空小便后进行，还应掌握适当的针灸方向和角度。

（4）怀孕前3个月，禁针灸腹下区；3个月以上者，禁针腹上、腹下区及腰底部。另外，凡能引起子宫收缩的俞穴，如合谷、三阴交、昆仑、至阴穴等，均不宜针灸。

（5）针灸时应避开血管，以免出血。凡有自发出血倾向的患者不可针灸章门、期门等穴。

（6）若皮肤有感染、溃疡、瘢痕者，不宜针灸。

（7）针灸胸背穴位，尤其是肺俞、膏肓、肩井等穴时，切忌刺之过深，否则会发生气胸，造成危险后果。

针灸有哪些常用穴位

用针灸方法治疗糖尿病时，常用的穴位有：

（1）按经取穴常用膈俞、肝俞、胰俞、脾俞、胆俞、肾俞、胃俞及腹、手、足胰腺代表区等穴位。

（2）辨证取穴上消取肺俞、胰俞、太渊、廉泉等穴；中消取脾俞、胃俞、内庭、胰俞、三阴交等穴；下消取太溪、肾俞、然谷、胰俞、行间、渴甚，加金津、玉液等穴；善饥嘈杂，加中脉足三里；头晕、视物模糊，加太阳、光明；阳虚畏寒，加命门、关元。

上、中、下消渴如何使用针灸治疗

（1）**上消**　于大椎、肺俞、鱼际、合谷、太渊等穴，每日针灸1次，亦可隔日针灸1次。主要适用于糖尿病患者出现口干舌燥、烦渴多饮等上消症状。

（2）**中消**　于脾俞、胃俞、中脘、足三里、曲池、阳陵泉等穴，每日针灸 1 次，也可隔日针灸 1 次，采用平补平泻法。适用于糖尿病患者出现多食善饥、形体消瘦等中消症状。

（3）**下消** 于肾俞、肝俞、关元、三阴交、太溪、然谷等穴，隔日针灸 1 次，留针 20 分钟，运用补法。主治糖尿病患者出现尿多尿频、头晕目眩、腰膝酸软等下消症状。

如何选择针灸的角度

针灸的角度是根据俞穴部位和疾病性质这两方面来决定的。在四肢和腰腹部常用垂直刺法，胸背部常用斜刺法，头部多用沿皮平刺法，而面部可酌行斜刺或直刺法等。对于心、肝、胆、脾、胃等病证，分别选取心、肝、脾俞时，应采用沿皮平刺法，分别透厥阴俞、胆俞和胃俞，既能减少针数，增强疗效，又较为安全。另外，在结合补泻时，可考虑改变针灸的方向和角度，以适应补泻的需要。

如何把握针灸的深度

实践证明，临床疗效与针灸的深浅有十分密切的关系，若病深针浅，其病不去；若病浅针深，而其病反益。所以，必须衡量病情和所选经穴部位，尽可能做到针灸深度恰到好处。通常来说，对老幼、瘦弱、畏针、头面部、胸背部、新病和阳证者，应浅刺；而对年富力强、肌肉丰满、针感迟钝、久病和阴证者，应酌情深刺或透穴。

如何掌握针灸得气

当进针到达一定深度，通过提插、捻转等运针手法后，常会产生得气。操作者会有指下沉紧，如鱼吞钓饵的感觉，患者则有针感并发的感觉。要是进针后，经运针而不得气时，可能是取穴欠准确、针灸偏倚或未达一定深度等所致，经调整部位、角度和深度，即可得气。若经上述调整后，仍不得气，要续行提插、捻转运针手法，亦能得气。若久病气虚，可留针片刻，以候气至，再行运针，则多可得气。对宿疾顽痹，久经针砭，患者已有一定的针灸耐受性，则可适当加大运针的幅度和频率，亦可使之得气。

针灸时如何获得补泻

针灸补泻是针灸疗法的重要一环,针灸疗法的补虚泻实,都是对特定的俞穴,在进针得气后,运用不同的手法获得的。临床常用的针灸补泻手法有提插补泻、开合补泻、捻转补泻、呼吸补泻等,可单独使用,也可结合使用。

针灸时如何留针

对寒证行补泻手法后,应留针15～30分钟,以宣通寒凝;对热证行手法后,应即出针,外泄邪热。另外,对剧痛疾患,可酌行留针,间歇运针,增强镇痛效果,对顽症痼疾,留针也有帮助。

针灸时出现滞针如何处理

进针后提插、捻转不易,甚至不能提插、捻转,称之为滞叶。滞针是患者精神紧张,针灸局部肌肉收缩引起的,或是行针时捻转角度过大,连续单向捻转,以致肌纤维缠绕针身。发生滞针后,应消除患者的紧张状态,使局部肌肉放松。如果是单向捻转而致者,应反向捻转。若是肌肉一时紧张,可按揉局部,或在附近部位加刺1针,以解除痉挛。

如何处理针灸时的晕针现象

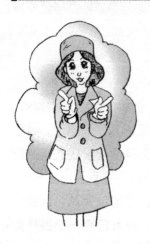

患者在针灸治疗过程中,突然出现精神疲倦、心慌气短、头晕目眩、面色苍白、恶心呕吐、脉象微弱、出冷汗,甚至血压下降、四肢厥冷、不省人事、二便失禁等,这就是所谓的晕针。晕针常是由于患者精神紧张、体质虚弱、饥饿疲劳、体位不正及施针者手法过重,使脑部暂时缺血所致。出现晕针后,应立即将针全部取出,让患者平卧,头部稍低。轻者可饮用热茶水或糖水;重者用指掐或针灸人中、内关、足三里等穴,或灸百会、关元等穴,必要时应采用其他急救措施。

治疗糖尿病的方法
——多管齐下显神威

针灸时出现弯针如何急救

弯针是针身在体内弯曲,针柄在进针时改变了刺入的方向和角度,致使提插、捻转和出针均都很困难。弯针常是由于施针者进针手法不熟练,用力过猛,或下针时碰到坚硬组织;留针中患者体位不适应或受到某种意外刺激而改变体位;针柄受到外力压迫和碰撞及滞针没有得到及时处理所致。处理方法有:若是轻微弯曲,不可再行提插、捻转,应顺着弯曲方向,慢慢将针退出;若是因患者改变体位所致,患者应恢复原来的体位使局部肌肉放松,再行退针,千万不可强行将针拔出。

针灸时出现断针情况如何采取急救措施

针身折断,残端留在体内者,称为断针。断针是因针具质量欠佳,针身或针根剥蚀损坏,或行针时大力提插、捻转,肌肉强烈收缩,或者体位改变,滞针或弯针现象没有及时正确地处理而导致。处理方法:嘱患者不要紧张,不要乱动,以防断端向肌肉深层陷入,若断端还在体外,可用手指或镊子取出;如断端与皮肤相平,可指压针孔两旁皮肤,使断端暴露体外,再用镊子取出;若是针身完全陷入肌肉,应在 X 射线上定位,及时采用外科手术取出。

针灸时出现血肿如何处理

如出针后,局部呈青紫色或肿胀疼痛,称作血肿。血肿是因为刺伤血管所致。此时应在局部轻轻按揉,以促进局部血肿消散;如果血肿未消散,24 小时后可用热敷法。

如何用针灸治疗阴阳两虚型糖尿病

于脾俞、肾俞、气海、关元、足三里、三阴交等穴,隔日针灸 1 次,留针约 20 分钟,采用补法。主治糖尿病出现的尿频尿多、小便混浊、消瘦乏力、腰膝酸软、肢冷阳痿等阴阳两虚症状患者。

第五节 拔罐疗法

什么是拔罐疗法

拔罐疗法,又叫负压疗法,是以罐(或杯)为工具,利用燃烧、蒸气、抽气等造成负压,使罐(或杯)吸附于施术部(穴)位,产生温热刺激,使局部发生充血或瘀血现象,从而达到治疗目的一种自然疗法。拔罐疗法古称"角法",是因为古人以兽角做罐治病,故而得名。

拔罐疗法治疗糖尿病的机制是什么

拔罐疗法治疗糖尿病的机制是什么:中医认为,拔罐疗法是通过吸拔病变部位或特定经络、穴位,将充斥于体表的病灶、经络、穴位乃至深层组织器官内的风寒、痰湿、瘀血、热毒、脓血等,经皮毛吸引出来。皮肤有直接

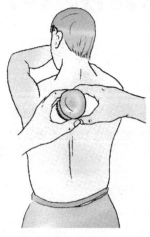

呼吸和排泄作用,通过在皮肤上的吸拔,能将体内瘀血、浊毒排出体外,使邪出正复,经络气血得以疏畅。这种良性刺激引起局部和全身反应,从而提高机体功能,充分发挥经气作用,扶持正气,调节阴阳平衡,加强驱除病邪之力,疏通经络,宣通气血,活血散瘀,消肿止痛,除湿逐寒,协调脏腑,促进病体恢复。西医则认为,拔罐疗法具有机械刺激和温热效应等作用。由于红细胞破裂,出现自体溶血现象,使表皮紫黑,随即产生一种类组胺物质,随体液周流全身,刺激各个器官,增强其功能活力,

提高机体的抵抗力;同时,机械刺激可通过皮肤感受器和血管感受器的反射途径传到中枢神经系统,调节其兴奋与抑制过程,使之趋于平衡,加强对身体各部分的调节和控制力,使患者皮肤相应的组织代谢旺盛、白细胞吞噬作用加强,促进机体恢复功能,使疾病逐渐痊愈。

治疗糖尿病的方法
——多管齐下显神威

拔罐疗法有哪些疗效

拔罐疗法是用罐具吸拔病变部位或穴位,达到通畅气血,疏导经络,拔除病气,调整人体阴阳平衡,增强人体抗病能力,最终达到扶正祛邪,治愈疾病的目的。所以,中医认为拔罐疗法有行气活血,温经通络,消肿止痛,祛湿逐寒,泄热除毒之功效。

拔罐疗法时常取穴位有哪些

(1) **背部** 大椎、肺俞、肝俞、脾俞、肾俞、三焦俞、命门。
(2) **腹部** 中脘、关元、水分、气海。
(3) **上肢部** 太渊、鱼际、曲池、合谷、阳池、神门、内关。
(4) **下肢部** 足三里、三阴交、内庭、太溪、太冲。

如何进行糖尿病的梅花针拔罐疗法

【拔罐穴位】肺俞、膈俞、脾俞、足三里。

【配备穴位】上消配肺俞、大椎;中消配胃俞、曲池;消配肾俞、复溜、关元。

【治疗方法】采用梅花针叩刺后拔罐法,针刺后拔罐。均留罐10~15分钟,隔日治疗1次,10次为1疗程。

怎样进行糖尿病的梅花叩刺后拔罐法

【拔罐穴位】阳池、华佗夹脊。

【治疗方法】先以梅花针叩刺阳池,随即拔罐15~20分钟,再在华佗夹脊从上而下轻叩4遍左右,以不出血为度。然后在拔罐处和罐门涂以液体石蜡,走罐至皮肤潮红为度。每日或隔日治疗1次,10次为1疗程。同时外用糖克消(黄芪、生地黄各6克,苍术、葛根、惟山药各3克,生石膏50克,玄参70克,天花粉2克,炙甘草10克,黄连5克,粳米适量,上述药物共研细末)3克,加二甲双胍0.25~0.4克研磨均匀,填入脐孔内,盖以消毒棉球,再用胶布固定,5~7日更换1次,6次为1疗程。

如何进行糖尿病的水罐疗法

【拔罐穴位】肾俞、天枢、阳池、三焦俞。

【配备穴位】上消配肺俞、太渊、金津、玉液（后2穴均点刺出血）；中消配脾俞、胃俞、曲池；下消配关元、大肠俞、太溪。

【治疗方法】采用水罐法，留罐15～20分钟，每日或隔日1次，10次为1疗程。

如何进行糖尿病的针刺拔罐法

【拔罐穴位】肺俞、膈俞、脾俞、足三里。

【配备穴位】上消配肺俞、大椎；中消配胃俞、曲池；下消配肾俞、复溜、关元。

【治疗方法】采用梅花针叩刺后拔罐法，针刺后拔罐。均留罐10～15分钟，隔日治疗1次，10次为1疗程。

如何进行糖尿病的拔罐、走罐疗法

【拔罐穴位】肺俞、脾俞、肾俞、三焦俞、三阴交、足三里、太溪。

【治疗方法】采用单纯拔罐法吸拔穴位，留罐3～15分钟。或配合背部俞穴走罐，先在肺俞至肾俞段涂抹润滑剂，然后拔罐，推拉至皮肤潮红为度。

每日治疗1次，待病情改善后隔日治疗1次。可用药酒（山药、生黄芪、玉竹、生地黄、泽泻、麦门冬各10克，天花粉15克，加至酒精500毫升中浸泡15日去渣）作润滑剂。

治疗糖尿病时拔火罐的方法有哪些

火罐法，它是利用燃烧时火焰的热力，排去空气，使罐内形成负压，将罐吸附在皮肤上。常用的有以下3种方法：

(1) **闪火法** 用镊子或钳子夹住酒精棉球，点燃酒精棉球后，插入罐内，在底部或中部旋转一圈迅速退出，然后迅速将罐子扣在应拔部位或穴位上。切记操作动作要快，罐口与应拔部位或穴位距离不能太远。此法比较安全，节约棉球,临床使用较多,不受体位限制,适合于任何部位拔罐。

(2) **投火法** 将酒精棉球或纸片点燃后,投入罐内,接着速将火罐罩在施术部位。此法适用于侧面横拔,不然,会因燃烧物落下而烧伤皮肤。

(3) **贴棉法** 将蘸有适量乙醇的小块棉片贴于罐内上、中段,点燃后迅速扣在选定的部位上即可。此法较适用于侧面横拔。

上述3种方法均留罐5~20分钟,即可起罐。取罐时一手扶住罐身,一手手指按压罐口的皮肤,让空气进入罐内,火罐即可脱落,切忌硬拉或旋动。

家庭常用拔罐器各有什么优缺点

(1) **竹罐** 竹罐的优点是轻便、廉价、不易跌碎;缺点是易燥裂漏气,吸附力不强,较难观察皮肤的变化。

(2) **玻璃罐** 玻璃罐由玻璃加工制成,一般分大、中、小3个型号。优点是罐口光滑,质地透明,使用时可观察到拔罐部位皮肤充血、瘀血程度,便于掌握时间和刺激量;缺点是易摔碎损坏。

(3) **抽气罐** 抽气罐由有机玻璃或透明工程塑料制成,其优点是不用点火、不会烫伤、使用安全,方法简单,罐口光滑,适宜走罐运用,可控制抽气量和吸拔力度,便于观察,不易摔碎等。另外,由于改用轻拉罐顶活塞,自动放气起罐的方法,因此起罐时无疼痛。

用拔罐疗法治疗糖尿病时要注意哪些事项

(1) 要严格掌握禁忌症。若是中度或重度心脏病、全身性水肿、紫癜、血友病、咯血、白血病、全身剧烈抽搐或痉挛、活动性肺结核、高度神经质、月经期、极度衰弱、皮肤失去弹性、过度疲劳、醉酒、过饱、过饥、过渴、全身性皮肤病,或吸拔部位有癌变、静脉曲张、皮肤破损、皮肤病,或有外伤骨折,或孕妇腰部和腹部等均禁用拔罐疗法。

(2) 拔罐疗法对降低空腹血糖有明显效果,治疗时要防止皮肤烫伤或破溃,杜绝感染。

(3) 须保暖避风。拔罐时,室内须保持温暖以防受凉。拔罐的基本要求是稳、准、快,吸拔力的大小与扣罐的时机和速度、罐具大小和深度、罐内温度等因素有关。在火力旺时扣罐,扣罐速度要快。罐具深而大、罐内温度高，则吸拔力大；反之则小。

（4）对易发生意外的患者取卧位；选用小罐；对首次拔罐治疗及体弱、紧张、年老等易发生意外反应的患者，宜采取卧位，选用小罐具，并且拔罐数目要少。

（5）注意询问、观察，出现异常应及时调整处理。拔罐期间注意询问患者的感觉，观察患者的局部和全身反应。

第六节 刮痧疗法除病痛

什么是刮痧疗法

刮痧疗法，是以中医经络学说为理论基础的一种独特的自然疗法。它借助某些特殊工具，对体表的特定部位（或经穴、阳性反应点）进行良性刺激，它作用于人体体表部的特定部位，有选择地寻找对于某些疾病的特殊反应点（即痧象）或腧穴进行有程序的刺激，这种刺激产生的痧痕通过经络的传导或反射作用传至体内，激发并调整体内紊乱的生理功能，使之阴阳达到相对的平衡状态，各部之间的功能协调一致，从而增强人体抗病能力，同时，通过对相应体表的经络线、穴位，施以或泻或补等刮治手法（轻刮为补，重刮为泻）予以良性刺激，可以充分发挥卫气的卫外安内作用，起到祛除邪气、疏通经络、行气活血、增强脏腑之功能，以达到扶正祛邪、治愈疾病的目的。

现代医学则认为，刮痧疗法的实质是一种物理疗法，即通过刮治对局部或某些穴位进行一定程度的刺激，使人体神经末梢或感受器官由其传导和反射作用，促进大脑皮质的正常功能，从而调整各组织之生理功能而产生效应。

刮痧疗法常用的工具有哪些

刮痧疗法所选用的工具有：

（1）刮痧板，由天然水牛角为材料组成，是刮痧保健治疗的主要工具。

水牛角有发散行气、清热解毒、活血化瘀作用，对人体肌肤没有毒性刺激和任何化学不良反应。

（2）润滑剂，又称刮痧疏经活血剂（也称刮痧油），主要是采用天然植物油加10余种天然中草药，经科学提炼加工制成，具有清热解毒、活血化瘀、疏通经络、排毒驱邪、消炎止痛、保护肌肤、预防感染等功效。它用于刮痧时涂抹皮肤和单独保健使用。

刮痧时患者常用的体位有哪些

（1）**仰卧位** 患者面部朝上，平卧于床上，暴露腹部及上肢内侧部。适用于取穴和刮拭头面、胸部、腹部和上肢内侧、前侧、下肢前侧及外侧等部位或穴位。

（2）**俯卧位** 患者面部朝下平卧于床上。适用于取穴和刮拭背部、腰骶部和下肢后面及足底部等部位或穴位。

（3）**侧卧位** 患者面部朝向一侧，两膝微微屈曲，身体侧卧。适用于取穴和刮拭一侧的面部、肩胛部、四肢的外侧部和胸部肋间隙、背部肋间隙及身体侧面部穴位。

（4）**俯伏坐位** 患者俯坐于凳上，暴露后背及项部，适用于取穴和刮拭脊柱内侧、头颈的后面、肩胛部、背部、腰骶部以及臀部等部位或穴位，和进行检查脊柱两侧的体位。

（5）**仰靠坐位** 患者仰坐在椅子上，暴露下颌缘以下、喉骨等部位。适用于取穴和刮拭头面部、颈前及喉骨两旁、胸部肋骨间隙等部位或穴位。

常见的刮痧疗法种类有哪些

临床操作时，要根据病情选择相应的刮痧种类，这是达到刮痧治疗效果的关键。不同的疾病和病情，采用不同的刮痧方法才能发挥刮痧治病的最好治疗作用。

因医者所用刮具不同，故刮痧方法又可分刮痧法（用刮具）、撮痧法（用手指）、挑痧法（用针具）和放痧法（用针具）四大类。

什么是刮痧法

刮痧法是刮痧疗法最常用的一种方法，是用刮痧器具蘸刮痧介质后在患者体表的特定部位反复刮试。使皮肤出现"痧痕"的一种操作方法。要按顺序刮拭。刮动时，用力要均匀，一般采用腕力，同时要根据患者的反应随时调整刮拭的力量以达到预期的治疗效果。

因临床应用的不同，又可分为直接刮法和间接刮法两种。

(1) **直接刮法** 指在施术部位涂上刮痧介质后，用刮痧工具直接接触患者皮肤，反复进行刮拭，至皮下呈现痧痕为止。患者取坐位或俯伏位，术者先用热毛巾擦洗患者被刮部位的皮肤，均匀地涂上刮痧介质，然后持刮痧工具，在刮拭部位进行刮拭，以刮出出血点为止。此法以受力重，见效快为特点。多用于体质比较强壮的患者。

(2) **间接刮法** 指先在患者将要刮拭的部位放一层毛巾或棉布，覆盖在其刮拭部位的皮肤上，然后再用刮痧工具在毛巾或棉布上进行刮拭，使局部皮肤发红、充血，呈现出斑点来，称为间接刮法。此法以受力轻、动作柔为特点。多用于小儿、年老、体弱、高热、中枢神经系统感染、抽搐及某些皮肤病患者。

什么是撮痧法

撮痧是指施者用手指代替刮具，在患者体表的一定部位，用手指扯、挟、挤、抓至出现红紫痧痕为止的一种方法。根据不同的指法和力度又可分为扯法、挟法、挤法和抓法等。

(1) **扯痧法** 施术者以拇、食指合力提扯撮痧部位，用力较重，使小血管破裂，以扯出痧痕为止，操作时拇、食指对抗用力，将皮肤提起，当提至最高点处，两指做上下或旋转的动作，如此进行3～5遍，至皮肤出现痧痕。此法力度较大，具有发散解表，通经疏郁的功效。但要以患者能忍受为度。扯痧法主要用于头部、颈部、背部、面部的太阳穴和印堂穴。

(2) **挟痧法（又称钳痧法、揪痧法）** 医者五指屈曲，以食指和中指的第2指节对准撮痧部位，对抗用力，提拧患者表皮（两指用力夹紧并扯起），提至最高处时，两指同时带动夹起之皮肤一同旋转，然后松开，使皮肤恢复原状，如此一提一放，反复进行，此时以能够听到皮肤的弹响，并连连发出

"巴巴"声响为最佳。在同一部位可连续操作6或7遍,这时被拧起的部位皮肤就会出现"痧痕"。由于揪的作用对皮肤有较强的牵引力,所以常引起局部或全身反应,使施术部位的皮肤潮红,且稍有疼痛感,但痧被揪出,局部出现瘀血后,患者就会感到周身舒展。此法多选择在腧穴上,具有通经活络、活血止痛、调和阴阳、引血下行的功效,适用于皮肤张力不大的头部及腹、颈、肩、背等处。

(3) **挤痧法** 施术者用拇指和食指在施术部位用力挤压,连续操作3~5次,挤出一块块或一小排紫红色痧斑为止。此法多选用体表各个腧穴来操作,一般用于头额部位。

(4) **抓痧法** 施术者以拇指、食指和中指3指对抗用力,在患者撮痧部位体表游走,交替、反复、持续、均匀地提起施治的部位或穴位,被着力的局部在指的不断对合转动下提夹,以手指的自然滑动,使皮肉自指滑行移动,至出现痧痕为止。此法具有疏通经络、健脾和胃、调和气血、行气活血之功效。

什么是挑痧法

挑痧法是用针具在人体体表的一定部位或穴位上,刺入皮下挑断纤维丝或挤出点滴瘀血来治疗疾病的方法。挑痧时,施者先用酒精棉球将挑刺部位消毒,然后左手捏起挑刺部位的皮肉,右手持三棱针,对准部位,将针横向轻快刺入皮肤,挑破皮肤0.2~0.3厘米,再深入皮下,挑断皮下白色纤维组织或青筋,有白色纤维组织的地方,挑尽为止。如有青筋的地方,每点挑3下,同时用双手挤出瘀血。术后用碘酒消毒,敷上无菌纱布,胶布固定。此法主要用于头部、颈部、胸部、腰背部和四肢部等。可治疗暗痧、宿痧、郁痧、闷痧等症。

什么是放痧法

放痧法是刮痧疗法中的一种配合使用疗法。主要用于四肢末端穴位、口腔内穴位、五官部位的部分穴位。以及一些不能施以刮痧法的部位,或是为了增强效果而配合使用。本法刺激性强,具有清泄痧毒、通脉开窍、急救复苏等功效，因此，多用于重症急救，其方法是施术者用消毒好的三棱针快速点刺皮肤血脉，通过放痧可使血流加速，瘀血和痧毒从体内排出。放痧法又分为泻血法和点刺法两种。

（1）**泻血法** 常规消毒，左手拇指压在被刺部位的下端，上端用橡皮管结扎，右手持三棱针对准被刺部位的静脉，迅速刺入静脉中0.5～1分深，然后出针，使其流出少量血液，出血停止后，用消毒干棉球按压针孔。当出血时，可以轻按静脉上端，以助瘀血排出，毒邪得泄。此法适用于肘窝、腘窝及太阳穴等处的浅表静脉，可用以治疗中暑、急性腰扭伤、急性淋巴管炎等病。

（2）**点刺法** 针刺前先推按被刺部位，使血液积聚于针刺部位，经常规消毒后，左手拇、食、中三指夹紧被刺部位或穴位的皮肉，右手持针，对准穴位迅速刺入1～2分深，随即将针退出，轻轻挤压针孔周围，使少量出血，然后用消毒干棉球按压针孔。此法多用于手指或足趾末端穴位，如十宣穴、十二井穴或头面部的太阳穴、印堂穴、攒竹穴、上星穴等。

糖尿病刮痧治疗有哪些

（1）疗法1

刮足太阳膀胱经：由肺俞穴处沿脊柱两侧向下，经心俞、脾俞、胃俞、三焦俞等穴，刮至肾俞处。对治疗糖尿病有较好的疗效。

（2）疗法2

刮任脉：由膻中穴处沿前正中线向下，经中脘、水分、关元刮至气海穴处。

（3）疗法3

刮手太阴肺经：由尺泽穴处沿前臂前外侧向下，经孔最、列缺等穴，刮至太渊穴。

（4）疗法4

【穴位】脊柱两侧（从大椎至长强）和腰骶椎及其两侧、肺俞、中脘、下腹部、腹股沟区、膝弯区以及异常发现部位、患者主诉症状的某些部位。

【操作方法】用刮痧法。先在脊柱两侧轻刮3行至出现泛红为止，再重点刮肺俞和腰骶椎及其两侧5行，手法力度中等，刮至出现痧痕为止，点揉中脘,刮下腹部、腹股沟区和异常发现部位、患者主诉症状的某些部位及膝弯区。每日1次,10次为1个疗程。

(5) 疗法5

【穴位】主穴:大椎、大杼、膏盲俞、神堂。配穴:脾俞、肾俞、廉泉、中脘、关元、太渊、神门、三阴交、然谷。

【操作方法】用刮痧法。先刮主穴至出现痧痕为止,再刮配穴。每日1次。继用补法刮配穴。

(6) 疗法6

【穴位】分4组:一为肺俞、肝俞、神门、足三里;二为肾俞、膏肓、中脘、太渊;三为脾俞、廉泉、阳池、三阴交、然谷;四为关元、命门。

【操作方法】用刮痧加灸法。每次取1~3组的1组穴,在所选上述穴位皮区刮至出现痧痕为止,并每日艾灸第4组穴。每日1次,10次为1个疗程。

【附记】坚持治疗,注重调养,忌食香甜,其效始著。若配合敷脐或药物治疗,则效果更好。

(7) 疗法7

【穴位】附分、秩边。

【操作方法】以木铲式刮具自附分穴反复铲至秩边穴。治疗时,先以红花浸油1周,后取出红花外涂患者背部,令其伏卧,以木铲反复推之,至此线发红渐至有充血点为止。刺激程度由轻至重。

【附记】刮痧的同时以玉竹、生地黄各50克,鸡血藤30克,炖猪肚子300克为药液。吃肉、喝汤做配合治疗,会有更好的疗效。

(8) 疗法8

【穴位】背部:大椎、肺俞、肝俞、脾俞、肾俞、命门。腹部:中脘、关元。上肢部:曲池、太渊、鱼际、合谷。下肢部:足三里、三阴交、内庭、太溪、太冲。

【操作方法】用刮痧法。先刮背部的大椎、肺俞、肝俞、脾俞、肾俞、命门,再刮腹部的中脘、关元,然后刮上肢部的曲池、太渊、鱼际、合谷,最后刮下肢部的足三里、三阴交、内庭、太溪、太冲穴。用补法或平补平泻法,刮至微现痧痕为度。隔日1次。

刮痧疗法有哪些禁忌

（1）患者患有重度的心脏病出现心力衰竭者，肾脏病出现肾功能衰竭者，肝硬化腹水者的腹部，全身重度水肿者，禁忌刮痧。

（2）大血管显现处禁用重刮，可用棱角避开血管用点按轻手法刮拭。下肢静脉曲张、下肢水肿的患者，刮拭方向应从下向上刮拭，用轻手法。

（3）有出血倾向的疾病如白血病、血小板减少等需慎刮（即只能用轻手法刮拭，不要求出痧）。

（4）皮肤高度过敏，皮肤病如皮肤上破损溃疡、疮的疮头，新鲜或未愈合的伤口，或外伤骨折处禁刮。

（5）久病年老、极度虚弱、消瘦者需慎刮（即只能用轻手法保健刮拭）。

（6）孕妇的腹部、腰骶部，妇女的乳头禁刮。

（7）眼睛、耳孔、鼻孔、舌、口唇五宫处、前后二阴、肚脐（神阙穴）处禁刮。

（8）醉酒、过饥、过饱、过渴、过度疲劳者禁刮，以免出现晕刮现象。

（9）小儿囟门未合时，头颈部禁用刮痧。

（10）对尿潴留患者的小腹部慎用重力刮痧，以轻力揉按为准。

（11）刮痧出痧后30分钟以内忌洗凉水澡。

第七节　气功疗法

气功疗法有什么好处

气功系一门古老、传统、独特、有效的健身养生祛病术，也是我国传统医术重要的组成部分。它以意引气，疏通经络，调和气血，平衡阴阳，从而达到防治病证的目的。气功疗法治疗糖尿病在我国已有一千多年历史。现代医学也证实了气功对糖尿病有良好的辅助治疗作用。它具有宣导津液，疏通经络，益气生津，导气和血，平衡阴阳，扶助正气，双向调节，祛邪疗疾的作用。气功可使人精神内守，情绪稳定，增强体质，改善症状，还可调整代谢，降低血糖。糖尿病是慢性全身性疾病，以老年人居多，因此临床可采用气功作为一种辅助治疗。

如何练习气功治疗糖尿病

（1）**上消者** 可引肾水或涌泉水以养肺津，润喉舌。具体方法是：解开腰带，安静平卧，做腹式呼吸。吸气时小腹自然上鼓，千万不得用力，呼气时小腹自然回缩，不必用力，连做5次。同时用意念引肾水上升至舌根及咽喉，滋润喉舌。

（2）**中消者** 可引肾水或涌泉水以祛心火，可退胃热。具体方法是：用舌舔上腭，用意念假想肾水从后背上升，用水洗背，接着转至心头，冲灭心火。

（3）**下消者** 宜滋肾阴，养肺金。具体方法是：每日寅、卯时取正立位，身体稍向后仰，举起双手，左右轮换用力向上托起，重复做30次。等呼吸平稳后，用吐浊纳清法，吞咽津液。吞咽时尽量做出流水之声，并用意念将津和气直送至下丹田之中。

气功疗法的姿势有哪些

气功疗法的姿势以平坐式为主，盘坐式和站立式次之。身体太弱者也可用卧式。

（1）**平坐式** 端坐在宽平的方凳上，两足平稳踏地，两腿平行分开，距离与肩宽相等，膝关节屈成90度，身体端正，大腿和躯干成90度，两手掌面向下，轻松地放在大腿上，两肘自然弯曲，头端正，下颌微收，腰背正直，垂肩含胸，两眼轻闭，口自然闭合，上下牙齿轻轻接触，舌尖自然抵住上腭。

（2）**盘腿坐式** 取自然盘腿式，两腿自然交叉盘起，两足放在腿下，两膝不着床榻，臀部稍向后突，稳坐于坐垫上，腰背正直，两肩自然下垂，胸部含蓄（即垂肩含胸），头端正，下颌微收，两手互握置于脐下或小腹处，握法为两手叠放，掌心向上，两拇指交

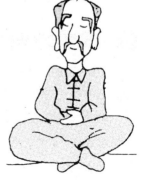

叉。眼、口、舌要求同上。

（3）**站式**　以三圆式站桩最为实用。两腿分开与肩同宽，脚尖稍向内，两膝微曲，腰直，胸平，两肩抬起，手与肩平，两臂圆曲做抱大树状，两手各指微曲做半握球状。

练习气功时的呼吸方式是怎样的

练习气功时的呼吸方式分自然呼吸和腹式呼吸两种。

（1）**自然呼吸**　用鼻自然呼吸，鼻吸鼻呼，按平常呼吸的节律和深度，只要求呼吸调整得细（呼吸出入听不到声音）、匀（快慢深浅都调整得很均匀）、稳（不局促、不结滞）。

（2）**腹式深呼吸**　吸气时腹部自然隆起，呼气时凹下。呼吸之间不间断，逐渐加深，直至1分钟呼吸6~8次左右。当需自然轻松，切勿故意鼓劲用力，勉强追求深长。

什么是气功疗法的入静方法

意守丹田（脐下5~10厘米）是气功的基本练法，将注意力集中在丹田部位，初练时可先用数息法或随息法引导，逐渐过渡到意守丹田。

什么是气功疗法的数息法

默数呼吸数次，一吸一呼算1次：从1数至10，周而复始。中间如有杂念浮起，忘了数数，就要再从头数起。

什么是气功疗法的随息法

气功疗法的随息法比数息法较为自然，思想轻轻跟随呼吸升降，毫不外逸。如有杂念浮起，应该重新把思想收回来放在呼吸的"运行"上。

练功时间和次数均依病情、体力而定，一般在家休养或在医院住院，每天可练功3~4次，每次30分钟。在家半休，或一边工作，一边养病，每天可练功1~2次，每次30分钟。

练功前 10~15 分钟，停止阅读书报和文体活动，排大小便，做好练功准备。练功完毕后，不要匆忙站起，应先用两手擦面，轻揉眼睛，然后缓缓起立，活动四肢。

练功要循序渐进，不断摸索，积累经验。练意的工夫在于"静"，练气的工夫在于"细、深、长、慢、稳、悠、匀"7个字。把"意"和"气"的锻炼结合起来。"静"的要求就是练功时思想意识全部集中在练功上，减少思想起伏现象，进入安静状态，只要耐心坚持下去，就会逐渐进步。

练习气功应注意哪些事项

（1）要树立信心，持之以恒。气功锻炼者首先要树立练功的信心和决心，在练功的中途不要间歇、中断，半途而废。

（2）掌握正确的练功姿势。练功的姿势多种多样，包括卧式、站式、行、步及动静结合等各种姿势。练功时要注意保持各种姿势的准确性与协调性，避免因姿势过分僵硬而致疲劳。

（3）糖尿病患者修练气功，主要目的是强身健体、调节内分泌和身体的免疫功能，可以起到辅助的保健作用，正常的药物治疗不可减少。

（4）糖尿病好转后，依然要坚持练功。这样可以巩固疗效，防止复发。

（5）糖尿病患者一般体质较弱，又多为中老年患者。练功时，应以内养功为主。这样既可增加气的生成，又可节省气的消耗，有利于静养正气，扶正祛邪。

（6）气功康复治疗中宜节食，节制房事，生活起居要合理安排，要适当参加一些文娱活动、体育运动和体力劳动，但不宜疲劳。

（7）应选择比较幽静的环境进行练功，光线不宜太强，室内室外均可。练功环境应保持安静、清洁。

（8）练功时间最好安排在早晨、晚上各1次，每次练功时间30分钟左右最好。

第四章 糖尿病的特殊疗法——回归大自然

除了传统的按摩、拔罐、刮痧、针灸等，还有另一类特殊的疗法，比如沐浴疗法、音乐疗法、森林疗法等，这些回归自然的别样的疗法可以让患者在优美与愉悦之中，轻松降下血糖。

第一节 沐浴疗法

什么是日光浴

日光浴疗法，也叫日光浴治疗，是指利用太阳的直接辐射进行锻炼和治疗；也可利用太阳的天空辐射、地面反辐射和地面辐射进行锻炼和治疗，如常在户外活动或打开窗户、促进通风等利用日光，有益于人体健康。

日光浴治疗糖尿病的机制是什么

日光浴疗法对糖尿病有较好的防治作用，其原因为：

（1）日光浴能使深层的血管扩张，促进血液循环，能较好地防治糖尿病心脑血管并发症的发生。

（2）日光浴有较好的杀菌作用，可有效地防治糖尿病并发皮肤瘙痒、疖、痈等软组织感染。

（3）日光浴对糖尿病并发神经病变出现的疼痛、肢体麻木也有较好的疗效。

（4）日光浴能使患者精神振奋，心胸宽广，有利于增强糖尿病患者战胜疾病的信心。

日光浴疗法的具体方法是什么

（1）**时间** 最好选择上午9~11点，下午3~5点。

（2）**地点** 宜选择空气清新、污染较小的野外草地或公园进行，如能靠近江、河、湖、海等天然水源则更好，忌在空气浑浊，尘埃、煤烟较多的环境中进行日光浴。

（3）**照射部位** 一般可分为局部照射和全身照射两种方法，前者为用白布单遮掩不照射部位而只照射患部。后者则指裸体置于阳光之下，又可分坐位（先照射背部和下肢，后照射腹部和上肢）与卧位（先俯卧，尔后左倒卧位、仰卧位、右侧卧位）两种姿势。日光浴一般不照射头部。

什么是森林浴疗法

森林浴疗法，是指在郁郁葱葱的树林中进行的一种特殊的空气浴，即在森林公园、森林疗养地或人造森林中，较多地裸露身体、尽情地呼吸，利用森林中洁净的空气和特有的芳香物质，以增进健康、防治疾病的一种自然疗法。

森林浴的治疗机制是什么

森林浴疗法的作用机制主要有以下几个方面。

（1）**洁净空气** 森林中树木的枝干、叶片、大量吸附尘粒，并对有毒气体进行净化，能使空气中的飘尘减少50%以上，是庞大的天然"吸尘器"。

（2）**负氧离子（即阴离子）的影响** 森林中，每立方厘米空气中含有750或至少100个阴离子（阴离子的含量是室内的20倍），这种阴离子被人体吸进肺内，通过肺的通气和换气，进入血液循环，输送到全身各组织的细胞中，可有效促进人体的新陈代谢，恒定血压和提高机体的免疫功能，改善大脑皮质的功能，调节中枢神经系统的兴奋与抑制，使人的精神焕发。

（3）**消除噪音** 森林远离闹市，环境幽静，是繁茂的树叶减弱、消散声音而实现的。宁静清醒的森林浴，可消除或大大改善由于长期生活在噪音环境中所产生的中枢神经和自主神经功能紊乱的各种病证。

（4）**森林芳香物的影响** 森林中众多植物不断散发出芳香浓烈的挥发性

物质，如丁香酚、柠檬油、桉油、肉桂油等芳香物具有较强的杀菌作用，这种"植物杀菌素"既可杀灭空气中的细菌，又可随呼吸进入体内，杀灭体内的致病菌。

森林浴疗法如何进行

一般来说，森林浴可分静式与动式两种。

（1）**静式** 只限在林中散步，不必辅以体操类活动。行浴时，要求穿宽松衣服，先在林中散步10分钟左右，做深长缓慢的呼吸运动，从而增加肺活量。在逐渐适应后，逐渐脱去外衣（穿短衣短裤，因森林中透不进阳光，故不能全裸），再卧于床榻或躺椅上即可。第一次行浴时间为20分钟，其中半裸体状态的时间不超过10分钟，以后每次增加5~10分钟，逐渐达到每次60~90分钟，每日1~2次，1个月为1个疗程。

（2）**动式** 早晨起床后即往林间作少量活动半小时，如做深呼吸动作，或练习太极气功十八式、太极拳、木兰拳、木兰剑等，但量不宜过大，以汗欲出而未出为佳；中年于浓阴避风处在吊床上静卧2~2.5小时；傍晚于林中散步半小时。

什么是温泉浴疗法

温泉浴，也叫矿泉浴，它对糖尿病患者有较好的调治作用，根据其化学成分的不同，温泉种类有：氧泉、碳酸泉、重碳酸泉、铁泉、溴泉、硅酸盐泉、砷泉、氯化钠泉、碘泉、硫酸盐泉等。我国有丰富的矿泉资源，因此，古往今来各民族都广泛采用矿泉治疗，特别是温泉水浴治疗。如东汉张衡《温泉赋》中曰"有疾历兮，温泉泊焉。"北魏郦道元《水经注》："大融山石山温汤，疗治百病。"

温泉浴对糖尿病有哪些作用机制

（1）**温度的刺激作用** 温泉的水温在25摄氏度以上，水温如低于34摄氏度，称微温浴；水温为34~39摄氏度，为中温浴，高于40摄氏度则为高温泉，用于保健治疗的多为中温浴。因为这种温度对人体较为适宜，有利于毛细血管扩张，并促进人体血液循环。

（2）**化学成分的刺激作用** 大多温泉水中含有人体需要的化学成分如碳酸盐、硫酸盐等无机盐，以及硒、锌、锗、硅、锰等微量元素，这些化学成分对人体的刺激可产生有益的作用。

（3）**机械的刺激作用** 矿泉水的机械浮力、静水压力以及水的液体微粒运动，以及沐浴时的四肢活动、按抚、揉擦，可对人体起到按摩、收敛、消肿、止痛等作用。

（4）**非特异性变调作用** 有学者认为，单次温泉浴后可使血糖值上升；而反复温泉浴后，可使血糖值下降。

温泉浴治疗糖尿病的方法和注意事项是什么

温泉浴治疗糖尿病的方法及注意事项：温泉浴以氡泉、重碳酸泉（即碳酸氢钠泉）为佳，水温以37～38摄氏度为宜，每次浸浴时间为15～30分钟，连续3～4周效果最好。如能坚持长期温泉疗养（温泉浴、温泉水浴，以及室内外每日步行至少1000步），加上温泉疗养地的气候疗法，则可引起患者的器官、组织相互间的调整能力，提高机体对外来刺激的抵抗力和耐受性，强化内外环境的稳定性，重新调整机体的生物节律，促进患者康复。注意：在空腹及饱食后不宜施予矿泉浴，浴后要及时穿好衣服，谨防着凉感冒。

什么是药浴疗法

药浴疗法的理论根据是中医经络学说。浸药浴时，草药中有一部分离子从皮肤或黏膜渗透入人体，使血管适度扩张，从而促进人体的新陈代谢。经常浸药浴能调节身体机能，逐渐增强细胞活力，提高抗病能力。即使是低温药浴，浴后身体也会变得暖洋洋的，令人顿感心旷神怡，另外浸药浴也是保健养生之妙法。

药浴疗法除了对治疗糖尿病可起到一定的功效之外，还可促进全身血液及淋巴循环、舒筋活血、消除疲劳、养颜美容，对内分泌失调及各种疑难杂症，均可收到一定的疗效。

治疗糖尿病有哪些药浴验方

◎ 止痛清热药浴方 ◎

【方剂】豨莶草、络石藤、羌活、生地黄、天花粉各50克，透骨草、威灵仙、当归各30克，红花25克。

【用法】加水煎煮取汁，待温度适宜后洗浴患处。

【主治】糖尿病周围神经发生病变。

【功效】清热生津，散风祛湿，活血止痛。

◎ 活血生肌药浴方 ◎

【方剂】没药、乳香各25克，生附片、川桂枝各50克，忍冬藤、紫丹参、生黄芪各100克。

【用法】加水5升，用文火煮沸后再煎20分钟，去渣取汁。待温度降至50摄氏度左右时浸泡患足，药液可浸至膝部，每次浸泡30分钟，每晚1次。每剂药可用5天。

【主治】糖尿病趾端坏死。

【功效】温经散寒，活血化瘀，消肿止痛，益气生肌。

◎ 轻身减肥药浴方 ◎

【方剂】冬瓜500克，木瓜100克，茯苓300克。

【用法】将以上3味药加水5升煎半小时左右，去渣取汁。待浴液温度适中后进行局部洗浴，每日1天，20天为1疗程。

【主治】糖尿病伴有肥胖症、高血脂症。

【功效】利水消脂，健脾利湿。

足浴调理的作用机制是什么

现代研究证明，足浴保健法可以通过下列途径调整人体的功能状态，提高免疫调节能力：

（1）能增加血管的数量，特别是侧支微血管的增加，能促进血液循环。

（2）可以软化血管，增加血管的弹性，从而减少因受压力而遭致破坏的危险性。

（3）可以使身体的很多肌肉，尤其是大腿肌能够做连续的收缩和放松，促使肌肉内的大量血管也跟着连续收缩和放松，继而增进肌肉与血液循环的运动效率，加强氧的吸收、运送和有效的运用。

（4）可以强化心脏的效率，使心脏跳动的频率减低而抽送更多的血液，以便能应付突发的紧急事件。

（5）可以增加体力与耐力，解除紧张和压力，在应付各种挑战的压力下不易感染疾病。

（6）可以调节激素的分泌，这对循环系统是一种好现象，因为太多的副肾激素会引起对于动脉的诸多不利因素。

（7）可以减少血液凝结，保持血流顺畅，不使流入心肌的血管受阻塞，有利于心肌梗死的预防。

（8）可以控制体重与降低血压，因为大多数肥胖而有高血压的人，易罹患心脏病和糖尿病。

（9）可以加强新陈代谢，促使全身各个系统的生理自然地强盛起来，达到身心整体性的健康。

（10）可以解除紧张和忧虑，一个人如果心烦意乱或是有什么不能解除的问题，感到忧虑不安时，进行足浴，头脑就会清醒起来，情绪就能平静下来，解决的方法也就有可能想得出来。

足浴疗法的原理是什么

热水浸泡双脚，具有促进气血运行、温煦脏腑、通经活络的作用，从而起到调节内脏器官功能、促进全身血液循环、改善毛细血管通畅、改善全身组织的营养状况、加强机体新陈代谢的作用，使人体感到轻松愉快，对身体健康带来莫大裨益。民谚曰："春天洗足，升阳固脱；夏天洗足，祛湿除暑；秋天洗足，润肺濡肠；冬天洗足，丹田温灼。"中医理论认为，人体全身是由经络连通，脚底是各经络的集中点，又称反射区。

足底反射区关联着人体每一个神经，连通着五脏六腑。中药足浴是利用内病外治的原理，将中草药的有效成分通过水煮使之溶入水中，再通过水和水的温度与脚接触，以及水的压力和水的溶解度，通过经络将药下达到内脏而起到治病健身的作用。

足浴疗法有哪些优势和特点

足浴疗法的优点很多,较之其他治病方法,有其以下几个方面的优势和特点:

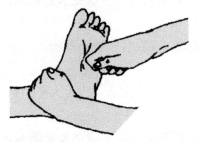

(1) 安全,无毒副作用。足浴作为一种保健和治疗的方法是十分安全的。其一,足浴疗法没有任何风险,不需要任何手术和医疗手段,不会因为医生主观的失误或客观的意外事情而造成患者肉体和精神的痛苦。其二,每一种药物进入人体后,都会产生或多或少的毒副作用,不论是西药还是中药。有人认为中药没有毒副作用,这是没有科学根据的,只能说中药的毒副作用与西药相比,危害程度非常小而已。据有关资料表明,我国每3年有10多万人死于滥用药物,这不得不引起人们的高度重视。而足浴疗法因其没有经过人体肠胃的吸收,而能避免这一问题的发生,不会产生任何毒副作用。

(2) 无痛苦。怕痛怕苦好像是天生的。每一位患过病的人,都会对就医带来的针药痛苦记忆深刻,尤其是小孩,每到医院看到穿白大褂的医护人员就有一种恐惧感。那种吃药的苦楚、打针、手术及手术后的痛感甚至让很多成年人也望而生畏,心有余悸。

(3) 而足浴疗法不但可以做到无痛苦疗法,并且在泡过双脚后,还会起到舒适、轻松、愉快的感觉。

(4) 方便、有效。谈到方便,大家对求医看病一定会感觉到十分麻烦,时间耗费太多。诸如挂号、候诊、划价、付款、取药、检查等都必须排队,高峰期间得排长队,耗时不少。而如高血压这样的慢性病,需要长期跑医院接受治疗,这不便之处就更多了。足浴疗法可以为广大民众提供方便,它不受任何时间、地点、人物的限制,随时可被大家采用,非常方便。据说,最近有人发明了一次性塑料足浴盆,既便于携带,又干净卫生,给经常出门在外的人士提供了方便,也为普及足浴疗法增添了一种新的工具。

(5) 经济实用。足浴疗法花费少、收效大,即简便易行,又方便买用,适用于糖尿病患者预防病、治病。

如何选择足浴的器具

(1) 质地的选择 足浴用的容器以木制盆为好。因木制盆散热较慢,有利于保温。假如去商场购买足浴盆的话,应该购买正规厂家生产、经国家有关部门认证的无毒无害的足浴盆。不论是哪一种足浴盆,总的要求是无害、安全、保温性能好。

(2) 高度的选择 一般来说,足浴盆的高度最好能超过20厘米高(没过踝关节),宽度则以能容纳双脚即可。假如足浴盆太矮,热水浸泡的位置就低,浸泡到的下肢皮肤面积也就相对较少,因此,足浴的效果自然要差些。需要提醒的是,足浴时坐的椅子不能太高,也不能太矮,应高低适中,以保证身体的姿势处于舒适状态为宜。

(3) 结构的选择 目前,市面上销售的足浴盆的结构有简单的,也有复杂的。比如,仅通过电源来控制水温的足浴盆,其结构比较简单,功能是能自动控制水温并保持恒温,这样一来既可节约用水,又可避免因频繁添加热水而给使用者带来不便。另外,有的厂家为提高足浴的保健效果,还给足浴盆设计了足底按摩器,有的还安装有固定频率的震荡器,结构相对复杂。其优点是能够一边足浴一边按摩足部,既节省了时间,又增加了足浴盆的功能,让使用者在足浴的同时,能做到保健与享受同时兼顾,真是一举多得,当然价格也自然要贵一些。应该说这些足浴盆各有特点,每个人可根据自己的喜好、习惯和经济实力选购一种适合自己的足浴盆。

此外,煎煮中药的汤锅最好是铁锅、沙锅或不锈钢锅,这样可以减少污染,防止有害物质侵入人体。

如何掌握足浴的时间

每次足浴的时间一般以30~45分钟为宜,糖尿病患者一般足浴45分钟左右方能收效明显,另外,还须根据患者具体情况,如所处地域、性别、年龄、气候情况、气温高低、工作性质及足浴后的自我感受进行因人而异、因时而异、因地而异、因病而异的调整。如身体虚弱者,应控制在30分钟左右。

每天足浴的次数为1~2次。

如何做好足浴水的选择

家庭足浴，足浴水一般取自来水、河水、井水、山涧水、矿泉水为基本用水。假如条件允许，应尽可能选用井水、自来水、山涧水或矿泉水。河水、溪水所含的有害物质（如化肥、农药）含量很高，则不宜用来足浴。因为用这样的水足浴，在温度的作用下，随着毛细血管扩张，人体皮肤对这类有害物质会大量吸收，不但对人体无益，反而会带来事与愿违的恶果。因此，受污染的水源不应作为足浴水的水源。对于糖尿病患者来说，足浴水除应具备清洁、卫生外，对症加入清热解毒、益气养阴、活血化瘀的药物，则更具有治疗效果。

此外，足浴水的温度也应有所控制，一般应在38～40摄氏度之间。但由于个体差异的不同，少数人可耐受高达45摄氏度的足浴水，但最好不要超过45摄氏度。通常应从38摄氏度开始，逐渐增至40摄氏度。当然，温度的选择还要依据不同的个体和足浴时间长短来定。总之，足浴水的温度应该依据个人足浴后的反应来确定，以足浴后感觉轻松、舒适为宜。

足浴疗法的注意事项有哪些

足浴是治疗与保健的良好方法，但是不适当的足浴方法也会引起不良的后果，所以足浴时应注意如下几点：

（1）**忌空腹时足浴** 因为在足浴的过程中身体消耗很多热量，尤其在糖原贮量较少时，容易因血糖过低发生低血糖性休克。

（2）**忌餐后立即足浴** 如果饭后立即足浴会因温度的升高、热量的刺激，使皮肤血管膨胀，消化器官中的血液相对减少，从而妨碍了食物的消化和吸收。

（3）**儿童不宜足浴** 儿童正处于生长发育期，各种功能不健全、不稳定，长期用热水给儿童足浴，会给神经、血管的功能带来一些影响，不利于足部的健康发育，如果经常用热水足浴，会造成扁平足，故儿童不宜足浴。平时用一般的温水短时洗脚就可以了。

（4）**忌足浴当风** 足浴的温度通常会引起全身出大汗，这时候避风是很重要的，否则不仅会引起感冒，还会引起腰腿痛，发展为长年不愈的慢性病。

（5）**忌水温过高** 一般以38～43摄氏度为好，如果水温过高，使人体热量不容易散发，容易发生虚脱，甚至烫伤，因此水温切忌过高，通常应从 38 摄氏度开始，逐渐增至 40～42 摄氏度。当然，温度的选择还要依据不同的个体和足浴的时间长短来定。

（6）**忌用力搓擦皮肤**　有人足浴喜欢拼命搓擦皮肤，造成表皮细胞损伤，甚至出血，这会使皮肤这一人体自然防线的抗御能力下降，在皮肤微细胞破损处细菌或病毒会乘虚而入。

（7）**根据辨证结果选用足浴验方**　由于糖尿病的症型较多，而不同的足浴验方又有不同的使用范围，所以应根据中医辨证分型恰当选用验方。

（8）**不宜在旅行期间足浴**　足浴应尽量在家中进行，以避免交叉感染。如出差在外或外出旅游，必须到经营性的泡足屋足浴，应选择卫生条件较好的地方，需更换泡足塑料袋，做到一人一袋，应避免与他人混用，以免传染上足癣、疥疮、肝炎等传染病。

（9）注意与其他疗法配合。足浴疗法的作用有限，在应用时可与其他疗法互相配合，以提高疗效。

气阴两虚型糖尿病患者如何足浴

选取苍术、党参、麦冬、玄参、山药、生地黄、五味子、牡蛎、熟地黄各 15 克，黄芪 45 克。以上 10 味药加水煎煮，取其汁浸泡双足。每日 1 次，每次 1 小时左右，15 日为 1 个疗程。若血糖不降，加知母 15 克，生石膏 45 克；若尿糖不降，加花粉 30 克，乌梅 15 克；尿酮体者，加黄芩、黄连各 10 克；皮肤瘙痒，加黄柏、知母、苦参各 15 克，失眠者，加首乌 30 克，白蒺藜、女贞子各 15 克。

阴虚燥热型糖尿病患者如何足浴

选取知母 25 克，花粉 30 克，麦冬、玄参、白芍药、天冬、生地黄、赤芍药各 15 克，黄连、黄芩各 10 克，金银花 20 克，栀子 15 克。上述 12 味药加水煎煮，然后取汁浸泡双足 1 小时。每 13 克 1 次，10 次为 1 个疗程。适用于阴虚燥热型糖尿病。

第二节 音乐疗法

什么是音乐疗法

音乐是通过有组织的声音来表达思想感情，反映社会生活的一种艺术形式。音乐疗法是指利用音乐艺术以调节人的生理和心理，促使患者痊愈的一种治疗方法。古今中外都不乏有此类记载，我国古代医书里就有关于音乐可以对人的性格、情绪、意志和行为等产生影响，运用音乐来治疗疾病等方面的论述，《黄帝内经》中就记述了针对不同疾病，分别运用宫、商、角、徵、羽等不同调式的音乐来对症配乐治疗疾病的经验，另外还有"对症下乐"和"以戏代药"的说法。

音乐疗法的机制是什么

《史记》记载：故音乐者所以动荡血脉，通流精神而和正心也。"远古时代的埃及著作中称"音乐是灵魂之药"。国内外在数千年前就有运用音乐治病的记载，上个世纪以来采用音乐疗法治病更是风靡全球。

通常而言，音乐能影响人的情绪。欢快、轻松的音乐使大脑及整个神经系统的功能得到改善，节奏明快的音乐能消除疲劳，振奋精神；旋律优美的音乐能安定情绪，增加注意力，增强患者生活情趣，有利于身心健康的恢复，从而达到治疗疾病的目的。

音乐治疗可影响人的生理功能，节奏明快的音乐具有兴奋作用，可使人变得精神振奋；节奏缓慢、旋律优雅的音乐具有降压、镇痛、镇静及调节情绪的作用。因此，音乐能调节人的生理活动及心理功能，故将用音乐治疗疾病称为音乐疗法。

什么是单纯音乐疗法

单纯音乐疗法。单纯音乐疗法是指仅仅通过听音乐而达到治疗疾病的目的。因此它与一般欣赏娱乐性音乐有着根本区别。它是根据患者所患疾病的不同，而听不同的音乐，从而使患者的人体机能产生不同的变化。单纯音乐疗法可用于治疗精神抑郁症、神经衰弱、情绪不安、胃肠功能紊乱等。

　　选曲原则有以下三种，一种是根据患者的文化修养水平，对音乐的欣赏能力和个人爱好选曲；另一种是根据疾病的种类选曲，给予患者合适的音乐，以加强治病效果；还可以根据患者的情绪给予合适的音乐。如患者的情绪处于兴奋状态，就给予兴奋的音乐，去增强他的兴奋性，过一会儿，患者自然就会感到疲劳了，把握住这个时机，再给予具有镇静效果的乐曲，最终会达到让兴奋情绪平静下来的目的。如果患者的情绪处于郁闷状态，则应给予比较抑郁的小调。因为某种情绪在音乐的支配下达到顶峰时，会出现一个向相反情绪转化的时刻，这一时刻，正是患者感到舒适的时刻。

什么是音乐电针疗法

　　音乐电针疗法是指音乐疗法与针刺疗法结合运用。

　　在进行音乐电针治疗时，患者一边听音乐，一边接受音乐电针治疗。由于音乐电流具有活血止痛作用，从而加强了针刺的作用。主要用于治疗神经痛、肌肉萎缩等疾患及电针麻醉。

什么是音乐电流疗法

　　音乐电流疗法是指患者接受音乐治疗的同时，还接受电流治疗，音乐和电流治疗是保持同步的。其治疗方法是患者用耳机听音乐，电流则通过两个板状电极作用于患部。临床常用于早期高血压、神经衰弱、神经痛、头痛、失眠、扭挫伤等疾患的治疗。

为何音乐疗法选曲很重要

　　一般而言，不同曲调、旋律、节奏、响度的音乐，可对人体产生不同程度的兴奋、止痛、镇静和降压等作用。因此，用于治疗的乐曲，必须经过严格的筛选。音乐治疗的原理之一就是音乐可以改变人们情绪和行为。音乐所引起的情绪随乐调、节奏、旋律、布局、谐声及音色等因素而有所差异。每个乐调都可表现一种特殊情绪，不同曲调、节奏、旋律、谐声所引起的生理效应是不同的。国外学者研究发现：快速和欢快的乐曲可以增加肌肉的力量；节奏徐缓，音调和谐的乐曲可以使呼吸变得平稳；旋律优美的歌曲或悦耳动听的器乐曲可以调节神经，使大脑得到休息，帮助人们消除疲劳。

综上所述，采用音乐疗法治疗糖尿病时配方选曲极为重要。音乐处方亦应根据疾病种类及患者的籍贯、民族、文化程度、欣赏水平、情趣爱好、性格因素等来确定，且不宜长时间单用一曲治疗，以免患者产生厌倦情绪，影响治疗效果，而应选择情调、旋律、节奏等方面和谐、协调的多支乐曲用于治疗。

身心疲倦的糖尿病患者适合听哪类乐曲

不妨听听节奏鲜明、激情奔放的音乐，如《幻想曲》《锦上花》《假日的海滩》《矫健的步伐》等，以振奋精神、消除疲劳。

忧郁悲观的糖尿病患者应选择什么样的乐曲

可选择听一些速度较缓、富有生机的《诙谐曲》，或节奏明快、旋律优美的《圆舞曲》《丰收歌》《喜洋洋》《江南春》《春风得意》等；舒伯特的《小夜曲》和舒曼的《梦幻曲》等，可使人精神愉快、心情开朗，逐渐脱离忧伤和悲观情绪。

烦燥焦虑的糖尿病患者应选择什么样的乐曲

糖尿病患者出现烦躁、焦虑、不安、恐惧、悲伤等心理障碍，可选择镇静类。本类音乐多为节奏舒缓、情调悠然、旋律典雅、清静和谐的曲目；具有宁神除烦的功效，可消除紧张焦虑的情绪，用于情志焦躁的各种病证。宜选择如《春江花月夜》《二泉映月》《梅花三弄》《平沙落雁》《烛影摇红》《江南好》等民族乐曲，以及国外的乐曲如门德尔松的《仲夏夜之梦》、德彪西的钢琴奏鸣曲《梦》，巴赫的（G小调）《幻想曲和赋曲》、莫扎特的《摇篮曲》等。

治疗糖尿病的方法
——多管齐下显神威

糖尿病并发高血压患者应选择什么样的乐曲

糖尿病并发高血压患者每日可以听听平静舒缓、朴实自然的乐曲，如《平湖秋月》《茉莉花》《谁不说俺家乡好》《洪湖水浪打浪》《情长谊长》以及门德尔松的《春之歌》等，可以减轻患者精神上的紧张，有助于其情绪上的稳定，从而有助于血压的下降，如能坚持每天散步半小时，或一边听音乐、一边散步半小时，则效果更佳。

糖尿病并发冠心病患者应选择什么样的乐曲

糖尿病合并冠心病适合经常听一些平稳、柔情、优美的音乐，如《春江花月夜》《二泉映月》《关山月》《小桃红》《我的祖国》《二月里来》《渴望》《月亮之歌》以及舒伯特的《摇篮曲》等。上述优美、平静之音乐，能消除人的精神紧张，起到放松身心、镇静、催眠作用；还可消除人的烦躁不安感，调节人的呼吸和心律，对人的心血管系统有良好的调整作用，使血管舒张、血压降低，心脑血管血液供应得到改善，从而发挥了对冠心病的防治作用。

音乐疗法应注意哪些事项

（1）实施音乐疗法过程中，应注意排除各种外界干扰，使患者全身心地沉浸在音乐所营造出的意境之中。

（2）注意根据病情选择适宜的乐曲，以患者不产生反感为宜。

（3）同一疾病的疗程内，乐曲应适当调整，避免患者感到乏味单调。

（4）每日进行2~3次音乐治疗，每次以半小时左右为宜。患者最好戴耳机，以免受到外界干扰。

（5）治疗时需注意控制音量，一般应在50分贝左右，根据患者具体情况，可稍高或偏低。特别需要注意的是，应本着自愿参加的原则进行音乐治疗，如果患者对音乐治疗并不愿意甚至厌恶接受音乐治疗，只会适得其反，并且也失去了音乐疗法本身的意义；其次，进行音乐治疗时必须因人而异，由于患者有着不同的阅历、个性特点、爱好和修养，在组织其接受音乐治疗时，必须综合考虑这些因素，选择比较合适的治疗方式；再次，治疗时必须遵循顺其自然的原则，听音乐本身是一种自然轻松的活动，它的疗效主要是潜移默化中实现的。因此，不应用教条的、强硬的、做作的方式进行治疗，而应使治疗自然和谐地融入到音乐之中。

第三节 其他特色疗法

什么是五色疗法

利用易经和中医理论结合之法，即五色入五脏法：如红色入心经，黄色入脾胃之经，青色入肝经，白色入肺经，黑色入肾经的理论。当患者患病时，让中医确定内脏虚实寒热。然后用带颜色的衣服辅助治疗。如糖尿病患者被中医确诊为脾胃虚寒型，则可穿红色衣服或黄色衣服，如属肝火旺盛，则可穿白色的衣服，因白色属金，有金克木之意，经过上千例患者试验，此法作为辅助治疗，明显提高疗效。

什么是冥想疗法

根据一个日本医生的经验，患者选择一个安静的地方，打坐或散步均可，把思想不愉快的事情忘掉，想一生中最愉快的事情，这样大脑就会分泌一种对人体有益的吗啡，可以增强人的免疫力，调整人体内分泌，可增加胰岛β细胞，其结果，一个靠胰岛素维持生命的患者，一个月后，竟然奇迹般的丢掉胰岛素，仅靠饮食调节，稳定了病情。

什么是舌下喷药疗法

该法是世界中医药学会联合委员会，糖尿病专业委员会会员石有林先生在第二次国际中医糖尿病学术交流会专家文集的论文。治疗方法：麝香4.2毫克，沉香6毫克，牛黄2.8毫克，蟾酥4.5毫克，熊胆4.2毫克，珍珠2.8毫克。将上药研成细面用特殊方法配制成30毫升液体，装入带有喷头的容器内，每天饭前往舌下喷药2下，含药1分钟后咽下，对轻型Ⅱ型糖尿病10分钟见效，重症者每次喷药6下，该法疗效明显，已引起国际研究的关注！

治疗糖尿病的方法
——多管齐下显神威

▌如何正确运用"子午流注"概念指导疗法

中医《黄帝内经》强调治疗疾病要:"法于阴阳,和于术数"。因此,为了更好的模拟生理性胰岛素分泌,我们采用"子午流注"概念指导治疗。"子午"指时间,"流注":流,指水流,注,指输注,就是将人体气血循环比做水流,从子到午或从午到子,随时间先后不同,阴阳各经气血的盛衰也有固定的时间,气血迎时而至为盛,气血过时而去为衰。时辰与时间的关系见下表。

子	丑	寅	卯	辰	己	午	未	申	酉	戌	亥
23~1	1~3	3~5	5~7	7~9	9~11	11~13	13~15	15~17	17~19	19~21	21~23

子午流注与脏腑经络的配合,由于十二经脉的气血从中焦开始上注于肺经经过大肠……终于肝经再返回肺经周而复始,该流行顺序以一天为计是从寅时起,经过卯,辰,己,午……止于丑时,所以有如下配属:歌曰:肺寅大卯胃辰宫,脾己心午小未中,申膀酉肾心包戌,亥焦子胆丑肝通。就是肺经气血旺于寅时,大肠经旺于卯时胃经旺于辰时,脾经旺于巳时,心经旺于午时,小肠经旺于未时,膀胱经旺于申时,肾经旺于酉时,心包经旺于戌时,三焦旺于亥时,胆经在子时,肝经旺于丑时。按中医关于气血生成的理论,寅时肺经旺,肺朝百脉,卯时辰时胃经大肠经旺,胃腐熟水谷,气血津液开始生,上午八时至下午四时至下午八时为巳时到申时为脾心小肠经气旺势,乃传导生化分清泌浊之时,气血津液尘盛之时,故基础率审定为 1.5~2A,结果表明,子午流注概念指导下 CSH 的疗效非常显著,能更好更快地稳定血糖。特别是控制早餐后 2 小时血糖,并且使全天的血糖漂移曲线平稳,模拟了正常人的脉冲胰岛素分泌,达到了维护细胞功能,较快持续稳定控制血糖的目的,这个经验值得进一步探讨和推广。

▌什么是梳头疗法

梳头不仅可以乌发、健发,而且能治疗疾病,强身健体。梳头疗法是以人体经络全息学说和大脑功能定位学说为理论依据,使用梳具刺激头部穴位和脏腑相对应于头部体表的全息区,将所产生的生物信息,通过经络和全息的传感关系,使头部的毛孔开泄,邪气外排。同时还可疏通经络,宣通气血,提升阳气,祛瘀生新,调理脏腑,提高机体抗病能力。并能防病治病,健身美容,是一种卓有成效的有中医特色的传统自然疗法。

怎样正确看待民间偏方疗法

在我国广泛流传着一句话"偏方治大病",又说"海上方气死名医",意思是强调民间偏方的重要性以及其在治疗疾病中的特殊作用。对此,我们应该如何理解呢?

对于糖尿病的治疗,我国民间也流传着许多偏方、验方,对这些偏方、验方,我们又应该采取一种什么样的态度呢?

应该指出的是作为中华民族的瑰宝,中医药学本来就来自于民间,可以说是数千年来劳动人民在与疾病作斗争的过程中,经验不断积累的结果。民间偏方、验方以其简、便、廉、验的特点,曾受到广大民众的欢迎,并在多种疾病防治中起到过重要作用。如《神农本草经》用乌头止痛,《黄帝内经》用半夏秫米汤治失眠等,至今仍具有重要的应用价值。但是,今天的中医药学,不仅有经验成分,而且具有系统而独特的理论,富有整体诊治、个体化治疗等特色,实际上已经远远超越了利用民间偏方、验方,靠经验治病的水平。所以,现代中医治病,首先要明确诊断,要抓住疾病的基本病机,要明确中医证候,要抓住目前的主要矛盾,还要参考患者的体质,把握发病的时间,包括季节与节气,把握疾病分期,分析病理阶段,了解患者所在的地域及其生活、心理特点,因人制宜,因时制宜,因地制宜。紧靠一两首偏方验方,就想治好疾病可能性是不太大的。尤其是对于病因复杂的现代难治性疾病,想通过几首偏方、验方解决所有问题是非常不现实的。

糖尿病作为病因复杂的临床常见现代难治病,治疗当然也是一个十分复杂的问题。而在糖尿病及其并发症的中医药治疗方面,可以说长期以来中医还是积累了丰富经验。中医药在改善患者症状、多靶点多环节调节糖脂代谢、有效防治糖尿病并发症方面,已经显示出独特优势。那么,中医学又是如何认识糖尿病及其并发症病因的呢?中医学认为糖尿病发病与体质因素、饮食失节、情志失调、烦劳过度等多方面病因有关,存在着"内热伤阴"、"壮火食气"病机,存在着"肾虚"、"肝旺"、"脾虚",常有"胃肠结热"、"脾胃湿热"、"肝经郁热"以及"气滞"、"血瘀"、"痰湿"等病理因素,病因、病机十分复杂。这种病因的复杂性,客观上也就决定了中医药治疗方法的复杂性。所以,企图通过一方一药,通过一首民间偏方、验方,解决糖尿病及其并发症的所有问题是不可能的。

治疗糖尿病的方法
——多管齐下显神威

而民间流传的治疗糖尿病的相关偏方验方,如苦瓜、苦丁茶、翻白草、冬瓜皮、玉米须等,从中药药性来分析,往往针对着糖尿病发病的某一个环节,或者仅仅适用于糖尿病及其并发症的部分患者。如苦瓜可清热生津,主要适用于糖尿病口渴多饮、多食便干者,脾胃虚弱大便稀溏者应该慎用。苦丁茶有清火凉肝的作用,主要适用于糖尿病兼轻度高血压,头痛头晕,心烦易怒者,脾虚食少者不宜用。翻白草可清利湿热,适用于糖尿病湿热证或合并泌尿系感染尿频、尿急者,畏寒肢冷、阳痿者则不宜用。冬瓜皮、玉米须等,有淡渗利水的作用,可作为糖尿病肾病水肿的辅助治疗措施,但若贸然停用中西医降糖药物,则有可能引起病情失去控制。事实上,单凭偏方、验方,不可能解决糖尿病及其并发症的所有问题。另外,还有一类所谓偏方、验方,由黑豆、核桃等富含脂肪的植物果实或种子组成,过多服用,可增加热量的摄入,与糖尿病的饮食治疗原则是相违背的,患者应用一定要慎重,最好能在中医糖尿病专科医生的指导下进行。其实,即使是适合于糖尿病某一部分患者、某一阶段患者的偏方、验方,随着病情的发展,也必须根据病情做出相应调整。

如糖尿病患者适当应用黑豆煮水还是比较合适的,但是对于糖尿病肾病就可能加重肾脏负担,应该慎用。

总之,偏方、验方治疗糖尿病有时是有一定效果的,但总的说其降糖作用是有限的。应用偏方、验方,最好也能在医生指导下进行,我们不要期望通过一首偏方、验方解决糖尿病及其并发症问题。更不可因服用偏方,停止规范化治疗。

如何进行推拿法治疗糖尿病

我国传统的推拿法,也可用于糖尿病的辅助治疗,具体方法如下:

(1) 患者采用俯卧位,用拇指点按胰俞、肝俞、肾俞各2分钟。

(2) 点按穴位后,再用捏脊法,沿脊部膀胱经从上到下提捏6次。

(3) 再取仰卧位,然后点按中脘、天枢、气海穴各2分钟。

(4) 让患者屈膝,医生站立,双掌相叠置于患者肚脐上,拇指置于一侧,其余手指置于一侧。以拇指及大鱼际向对侧推按,接着其余手指用力推回。往返横推,直到腹内有温热感。

（5）双掌置于患脐上，以脐为中心，然后顺时针运腹9次，再逆时针运腹9次。反复操作至腹内肠鸣。

（6）随症加减。口渴甚者，用力搓涌泉穴300次；有饥饿感者，按揉地机、内庭穴各2分钟；对于尿多者，点按气海、关元穴各2分钟。

糖尿病患者如何进行自我推拿法治疗糖尿病

除了请医生进行推拿外，糖尿病患者也可以进行自我推拿治疗，具体做法如下：

（1）握拳，从突起处沿脊柱两旁自上而下做揉捻动作。在第八胸椎棘突旁的胰俞穴处，要重点揉捻，反复数遍，大概3分钟，直到有发热的感觉。

（2）用手背代掌在同侧背部搓擦，等发热后交换另一手，交替进行，大约2分钟。

（3）用手掌在腹部轻摩，按逆时针方向进行，特别在关元、气海重点按摩，各按摩200次。

（4）点揉内关、足三里、手三里，每处1分钟。

（5）将双手摩擦发热后，搓擦涌泉。

（6）双拳轻叩腰背部，力量要适中，如感到酸胀、发热时，即可结束手法。

治疗期间应避免精神紧张，要节制性欲。饮食方面，以清淡为宜，不可过饱，忌食辛辣刺激食品。

糖尿病患者如何进行点穴疗法

糖尿病患者还可以用点穴法进行治疗，具体做法如下：

（1）患者俯卧位，并点揉双侧风池、肩井穴各1分钟，用泻法；点揉胆俞、脾俞、胃俞、三焦俞、小肠俞各2分钟，用泻法；点按脊中穴3分钟，用泻法。

（2）患者仰卧位，并用震颤手法点中脘穴2分钟，用泻法；点揉阴都、肓俞、液门穴各1分钟，用补法；点揉足三里、三阴交穴各2分钟，宜用补法。

（3）上消，加点颊车穴，用补法；点按劳宫穴1分钟，宜用补法；拨弹

中篇 治疗糖尿病的方法
——多管齐下显神威

曲池穴1分钟，用泻法。中消，加点揉公孙穴2分钟，用泻法；点按章门穴2分钟，用泻法。下消，加点揉阳关、肾俞穴各3分钟，用补法；点揉太溪穴2分钟，用补法；点揉涌泉穴半分钟，用补法。

糖尿病患者如何进行赖式按揉法治疗

一般的赖式按揉法为：按揉肺俞，按揉胃俞，揉擦肾俞，按摩中脘，揉气海，按揉手三里，拿合谷，拿按内关、外关，按揉足三里，揉按三阴交。对于烦渴多饮、尿频量多者，应加点按大椎，拿按尺泽。对于多食、体瘦、大便秘结者，加拿按丰隆和承山，点按太冲，掐揉内庭。而尿混浊如脂者，加擦大椎，按揉命门，拿按太溪和昆仑，擦涌泉。

玩物疗法是如何改善糖尿病病情的

这是一种养生的方法，它既能陶冶性情，又能增加知识。养鸟喂鱼，能美化环境，使患者紧张的情绪得到松弛；欣赏古玩，使人眼界开阔，也增加了多方面的知识；书法是我国的传统艺术，历代名家神采各异，若是能自己奋笔挥毫，既能给人以精神陶冶，更是一种很好的休息和锻炼；欣赏名画，能增强艺术修养，提高思想境界，使人沉浸在艺术美的享受中。这些都具有心理保健的意义。

花香疗法是如何改善糖尿病病情的

糖尿病患者在烦闷的时候，应多到公园去散散步，欣赏大自然的景色。美丽鲜艳的花朵，能够唤起人们的美好记忆和联想，若能经常处于优美、芬芳的花木丛中，可调节人的神经中枢，使人心情舒畅、呼吸脉搏均匀。研究表明，花香有助于健康，可以调节精神状态，而丁香花、栀子花、桂花、玫瑰花的香味有镇痛安神、减轻病痛的作用。不同的花香还可以影响人们的情绪，水仙、荷花的香味使人感觉温馨缠绵，能改变急躁易怒的不良情绪；橘子、柠檬的香味使人兴奋，积极向上，能改善悲观厌世的不良情绪；紫罗兰、玫瑰花的香味给人爽朗愉快的感觉，可以改变抑郁焦虑的不良情绪；茉莉花、丁香花的香味使人沉静，能改善激动不安的不良情绪。

生物反馈疗法对糖尿病患有哪些帮助

进行生物反馈疗法,首先要备有必要的生物反馈仪,其次要有一个较好的治疗环境,治疗是按指导语的引导进行的,按身体各部位逐次放松,最后达到全身心的全面放松。1个疗程通常需要4周,每周治疗6次,每次30分钟。

通过训练,患者可以学会自我控制某些生理功能。生物反馈疗法对包括糖尿病在内的多种与社会心理应激有关的身心疾病有较好的疗效,有药物所不能取代的效果,并可避免药物引起的毒副作用。

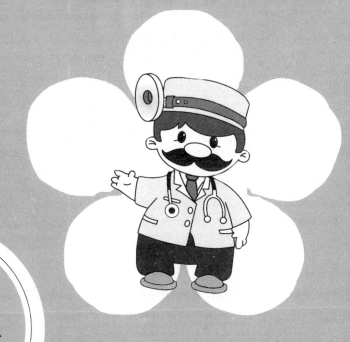

下篇

加强糖尿病的日常保健

——精致生活,远离糖"腻"

> 糖尿病病因复杂,不良的生活习惯会加重病情,因而掌握科学的生活保健方法,注意生活细节,对控制病情是至关重要的,也是养生健体必须做的。

下篇 加强糖尿病的日常保健
——精致生活，远离糖"腻"

第一章
糖尿病的饮食保健——吃出健康的血糖

《黄帝内经》曰：五谷为养、五菜为充、五畜为益、五果为助。即强调了食物的全面均衡对人体的重要作用。对于糖尿病患者来说，在全面均衡的饮食营养上，更要注意选食来自餐桌上的"降糖灵药"，从而稳定血糖，保持健康身体。

第一节 饮食营养与原则

糖尿病患者能进食蛋白质吗

一般情况下，糖尿病患者的蛋白质需要量与正常人近似，为每日每千克体重1克为宜，若病情控制不好或消瘦者应适当增加，每日每千克体重为1~1.5克，儿童患者的蛋白质需要量可按每千克体重2~3克供给，妊娠5个月后和进行哺乳的糖尿病患者比平常要多增加15~25克的蛋白质。

蛋白质食物的主要来源有动物性食品，如肉、鱼、虾、乳、蛋等。这类食品的蛋白质生理价值高，利用率好，常称之为优质蛋白质；另外，还有植物性食物，在这类食品中除大豆外，其他所含蛋白质不太多，生理价值也不如动物性食品高。不过，需要提到的是谷类蛋白质，含量虽不高，为7%~10%，但在我国膳食中由于用量较多，占有较重要的地位，比如每日吃主食400克即可得蛋白质30~40克，是人摄取蛋白质的一个重要来源，所以每日除主食外，再吃50~100克瘦肉，50~100克豆制品，完全可以满足机体对蛋白质的需要了，吃得太多，会对肾脏不利。

糖尿病患者能进食脂肪吗

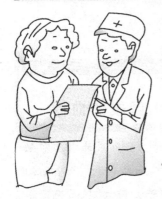

过去主张糖尿病患者宜多吃脂肪，因为脂肪仅有10%在体内可以转化为葡萄糖，不致影响血糖过多升高。近年来认为，糖尿病合并冠心病的高发生率与脂肪摄入过多有关，故主张不宜吃太多的脂肪，一般占总摄入热能的20%~30%较好（肥胖者少用一些），折合成脂肪，每日为40~60克（包括烹调油和食物所含的脂肪），并且要求尽量用植物油代替动物油。

糖尿病患者摄入食物纤维为何能降糖

20世纪70年代初期，根据流行病学调查，有人把糖尿病列入食物纤维摄取不足的疾病之一。为了弄清食物纤维对人体糖代谢的影响，人们对一些纤维制剂做了研究。初步研究表明，按照大约1.3克/0.42千焦的剂量补充水溶性食物纤维，不论在代谢研究室还是在门诊的随诊中都显示有降低血糖的作用。有的注射胰岛素的糖尿病患者随诊6个月，胰岛素的用量平均减少26%。因此，许多专家提出，食物中的纤维含量应该增加，其理由之一是可溶性食物纤维能改善糖代谢，有利于糖尿病患者的血糖控制。临床上有采用食物纤维而将胰岛素完全停用的病例。

食物纤维降血糖、降血脂的作用机制现正在研究中，可能与以下机制有关：

（1）对胃肠道起单一的机械效应，如增加食物容积，减低能量密度，从而减慢胃的排空时间和食物通过小肠的时间，使糖的吸收减少。

（2）通过减弱小肠运动，影响葡萄糖向小肠的边缘弥散。

（3）使靠近小肠黏膜的未搅动层增加，从而阻碍葡萄糖的弥散。

（4）对葡萄糖和水向小肠边缘的传送转运起阻碍作用。

（5）影响小肠吸收，减缓肠中酶的促食物消化速度。

（6）阻碍胃肠道激素释放入血液。

（7）已证明，高糖类高食物纤维的饮食能明显改善外周胰岛素的敏感性，因此，这种饮食结构能防治糖尿病及其并发症，如高脂血症、肥胖症等。

加强糖尿病的日常保健
——精致生活,远离糖"腻"

糖尿病患者为什么要补锌

锌是组成体内各种酶的成分,与蛋白质的核酸代谢有关。缺乏锌可使氨基酸合成蛋白质的速度减慢,使胰岛素分泌减少、血糖上升。所以,糖尿病患者应注意补充锌。锌的来源主要是动物性食品,如肉类、海产品、家禽等,谷类的麸糠中含锌也较多。

糖尿病患者为什么要补铬

铬是胰岛素的辅助因子,与胰岛素相互作用,使血糖转变为能量贮存起来。3价铬是人体必需的微量元素之一。研究认为,人体缺铬可导致:①空腹血糖升高;②糖耐量降低;③血胰岛素和胰高糖素升高;④可出现糖尿;⑤血胆固醇和甘油三脂升高;⑥胰岛素结合能力降低;⑦胰岛素受体数量减少;⑧神经障碍等。铬缺乏时,葡萄糖在血液中运转速度减慢约为正常值的一半,使机体对糖不能有效利用。铬从饮水和食物中摄取,日常食品如坚果、麦麸、糙米、啤酒、酵母、鱼虾、蛋黄、牛肉中都含有3价铬,可适当进食。

糖尿病患者为什么要补镁

镁是细胞内数量最多的2价阳离子,它在磷酸化反应中起着辅助因子的作用,游离镁浓度的变化有助于调节三磷酸腺苷储量和各种酶的活性。近年发现,镁与糖尿病、胰岛素抵抗有密切联系。研究结果表明,镁对胰岛素的敏感性及糖代谢的稳定中起着重要作用。镁缺乏可导致胰岛素敏感性降低,补充镁能改善胰岛β细胞的反应。镁是卵磷脂的激活剂,卵磷脂能促使胆固醇排出体外,镁缺乏则卵磷脂合成减少,胆固醇易聚积于血管壁,使动脉发生硬化。镁缺乏还能使血压上升、血小板聚集性上升,加快糖尿病并发症的发生。镁主要从食物中摄取,大豆、花生、肉、蛋类中皆含有镁。

糖尿病患者每日进食热量如何换算

糖尿病患者由于糖代谢的障碍以及配合药物的治疗,特别需要对每日每餐的热量"精打细算"。首先根据体重指数判定属于何种体型,然后根据患者每日的活动强度判断每 1 千克体重需要多少热量：①卧床休息的患者，这类人群中标准体重、肥胖、消瘦的患者分别需要 62.8~83.7 千焦（15~20 千卡）、<62.8 千焦（15 千卡）、83.7~104.7 千焦（20~25 千卡）的热量；②轻体力活动者，如做办公室工作、做家务的患者分别需要 125.6 千焦（30 千卡）、83.7~104.7 千焦（20~25 千卡）的热量；③中等体力活动，如司机、农务活动的患者分别需要 146.5 千焦（35 千卡）、167.4 千焦（40 千卡）的热量；④重体力活动，如搬运、装卸工作的患者分别需要 167.4 千焦（40 千卡）、188.4~209.3 千焦（45~50 千卡）的热量。例如，一个 60 千克的男性糖尿病患者，身高 1.75 米，从事办公室工作（轻体力活动），体重指数 BMI = $60 \div 1.75^2 = 19.6$，在 18.5 和 22.9 之间，属正常体型，每日所需的热量 = 60 千克 × 125.6 千焦（30 千卡）/千克 = 7534.8 千焦（1800 千卡）。

糖尿病患者需要额外补充钙片与维生素吗

虽然维生素和矿物质对身体扮演着"小兵立大功"的角色，但只要饮食均衡，六大类基本食物都有摄取到每日的建议量，则维生素和矿物质（包括钙质）应该不会缺乏。

不过一般糖尿病患者，年龄都在 40 岁以上，且有些人对牛奶不耐受，所以容易有骨质疏松的问题，因此适度地补充一些钙或维生素的营养品，应该是很有必要的。

但需如何补充及适合补充的量，最好与医生或营养师讨论后再服用较好。

糖尿病患者可以用多少油

糖尿病患者的饮食原则中强调要"少油"，而每位患者每日适合食用的油量差异大，需考虑患者的体重、血脂情况、血糖控制情形等因素而定。

一般来说，一位糖尿病患者一日的用油量约在 4~6 份油脂之间，通常一汤匙（15 克的油）可换算成三份油脂，也就是说糖尿病患者一天的用油量最多不要超过 2 汤匙（6 份油脂），所以烹调时最好用少油方式料理食物，例如：清蒸、烤、卤、炖、烫、水煮、凉拌等，这样就可减少烹调时的用油量，但一样可使食物美味可口。

清香油可以吃吗

清香油是猪油经过特殊处理而成，所以呈液体状，但仍是属于动物性脂肪，饱和脂肪酸仍高，也容易引起糖尿病患者心脏血管的负担。所以选择油脂时还是选择植物性油脂为佳，但椰子油、棕榈油虽为植物油，但饱和脂肪酸高，也不宜食用。清香油虽然是液体状油脂，但成分仍是动物性脂肪，应小心选择才好。

是不是甜的食物就要少吃

甜的食物一般来说都含有糖，但我们必须考虑的是：甜的食物中除了糖之外，还有没有其他好的营养素。像食物中的主食类、奶类、水果类、蔬菜类都含有糖，但因它们有许多身体需要的重要营养素，所以都要食用，才能维持身体健康。

但也不是吃起来有甜味的食物才含糖，吃起来没什么甜味的食物也含糖，例如：牛奶或水果中的芭乐、葡萄柚，或者主食类的苏打饼、萝卜糕等，一样也要限量食用，重要的是应了解每餐可食用的分量及代换量。

另外市售的一些甜点或清凉饮料，除了含多量的油脂或糖外，其他有价值的营养成分少，多吃只会增加身体负担，恶化血糖，所以不建议食用。

是不是酸的东西都可降糖

这是一个错误的饮食观念。酸的食物不一定就不含糖，而且并没有科学根据指出吃酸的食物可以降低血糖。

过去许多人有个错误的想法，以为芭乐、葡萄柚等吃起来酸酸涩涩的水果可以克制体内血糖的上升或中和血糖，所以拼命吃，希望能达到降血糖的效果，但事实证明这样错误的饮食方法，只会让糖尿病患者的病情雪上加霜，蒙受更大的伤害。

就像两颗柠檬或是半颗葡萄柚中的糖量就相当于半根香蕉，所以吃起来酸味较强的水果含糖量也不少，因此很多食物都不能靠口感来判断它含糖的多少，而酸味也没有降低血糖的作用。

■ 无糖食品能治糖尿病吗

所谓"无糖食品",正确的说法应当是"未加蔗糖的食品",因为目前市场上所谓的无糖食品中原有的糖类成分依然存在。比如无糖奶粉只是未混有蔗糖,而奶粉中原有的乳糖并没有减少,乳糖经消化后仍可分解成葡萄糖和半乳糖。又如,无糖蛋糕和无糖汤圆等也只是没有放入蔗糖的蛋糕和汤圆而已,做蛋糕和汤圆的面粉经消化后,依然会分解成葡萄糖。所以说糖尿病患者不要一看到"无糖"两个字就认为是不含糖类的食品,应当仔细看看食物中的成分,因为奶中的乳糖、食物中的淀粉,最终都将转变成葡萄糖,所以说无糖食品不能真正用来治疗糖尿病,至于有些商人将这种无糖食品改称为"降糖"食品,这完全是虚假欺骗行为。

另外,糖尿病患者在选用无糖食品时,还要关注其中所加入"甜味剂"的种类,必要时可以咨询医生哪些甜味剂是有益无害的。

■ 糖尿病患者控制饮食有何意义

对于每一位糖尿病患者,无论Ⅰ型还是Ⅱ型糖尿病,饮食控制永远都是治疗的基础。对于接受胰岛素治疗的糖尿病患者来说,更是要求强调饮食、运动及胰岛素治疗三者的和谐与平衡。那么,怎样的饮食才算是健康饮食呢?糖尿病患者固然不能像正常人那样无所顾忌地饮食,但也绝对不只是少吃、不吃!糖尿病饮食治疗的意义在于:保持健康的体重;维持营养平衡;控制血糖。

■ 糖尿病患者要如何控制饮食

糖尿病的控制,除了服用药物外,饮食及运动都相当重要。

由于血糖值会受到所摄取的食物内容影响,所以糖尿病患者除了遵守最基本的定时定量、少油、少糖、少盐、少吃精致及高胆固醇食物,多选择富含纤维质的食物等饮食原则外,一定要懂得找营养师帮忙。

因为每个人都具有个别差异,营养师会根据患者的病况、体型、生活形态、药物治疗方式、饮食习惯及营养需求等,与患者共同磋商后,设计出"适质"、"适量"的均衡饮食。

加强糖尿病的日常保健
——精致生活，远离糖"腻"

所谓"适质"就是六大类基本食物的搭配选择；"适量"即是各种食物可食的量多少。营养师会指导患者如何将均衡营养的观念，落实在日常饮食中。

糖尿病患者吃得越少越好吗

糖尿病患者一般容易产生一种看法，即饮食中糖类（原称碳水化合物）是引起糖尿病的原因，所以饭应吃得越少越好。有的患者甚至不吃饭，只吃一些副食品。这种做法是否正确。

早在20世纪20年代，美国治疗糖尿病患者所用的方法即饥饿疗法。但其效果并不好，即使不吃饭，血糖仍高。以后人们认识到西方人糖尿病发病率高，而且病情重，而东方人发病率低，病情轻。其中的原因很可能是因为东方人以植物性食物为主，以米或面为主食，其糖类比例高。因此美国糖尿病学会曾几次调整糖类在食物总热量中所占的比例，从20%提高到60%。最近的方案虽然不确定具体数字，但对于血中胆固醇等增高者仍要求他们食物中的糖类应占较高的比例。

为什么糖类所占的比例并不是越少越好呢？因为人体是一个整体，糖类代谢和脂肪、蛋白质代谢都有关。本来是糖类供应机体所需能量的大部分，如果进食糖类太少，身体活动仍需要一定的能量，此时就只能分解脂肪来提供能量；而脂肪分解后会产生酮体，这对身体不利，酮体从尿中排出，即称为饥饿性酮尿。

此外，即使因糖类进食少了，因血糖降低而产生低血糖，此时体内对抗胰岛素的激素分泌增多，反而会产生反应性高血糖，对糖尿病的控制非但无益反而有害。另外，糖类食物中一般还含有不少维生素和微量元素等，进食糖类少了，长久也可引起这些必要营养物质的缺乏。

控制饮食后感到饥饿怎么办

一种解决的办法是，让患者了解糖尿病饮食控制的意义，这是一种治疗方法。而饥饿本身就是糖尿病的症状之一。经过治疗后病情改善，则原有的饥饿感就会随之减轻。另外，一个人的食量是与习惯有关的。一开始控制饮食，或多或少会有饥饿感，以后会逐渐适应的。另外一种解决的办法是采取一些具体措施，解决饥饿问题。首先是增加低热量并富含纤维素的食品，例如各种绿叶蔬菜类。还可以吃些西红柿、黄瓜、豆芽等食品。再则多用粗杂粮代替细粮。例如用玉米、麦片、荞麦面、小米等，八一粉要比精白粉好，粗杂粮要比细粮经饱。此外，在开始控制饮食时，可以将一日3餐改为一日4餐或5餐。即在总热量不增加的情况下，把正餐的主食移出1/4量作为两餐之间的加餐用，同时配以绿叶蔬菜等。正餐后虽有饥饿感，但过一段时间加餐即可缓解。还有人认为吃饭时，先吃副食后吃主食，菜做得口味淡一些也有助于减轻饥饿感。

经过以上措施，患者如仍有严重的饥饿感，则可能是操之过急了，不妨略为放宽进食热量。如有轻度饥饿，则属正常现象，相信经过以上办法，随着血糖的降低，饥饿感会逐步缓解的。

糖尿病患者要控制饮水吗

有的糖尿病患者有一种误解，认为多饮多尿是糖尿病的主要症状之一，多尿又是由于多饮所造成的，所以为了控制好糖尿病，在控制饮食的同时，也应该控制饮水。这种看法是不对的，这样做有害于健康。对于糖尿病患者来说血糖过高，必须增加尿量，把糖分从尿中排出体外。由于尿量增多，身体内水分大量流失，从而刺激神经中枢引起口渴，促使患者大量饮水。也就是说，患者喝水多，是一种高血糖引起的症状，是身体的一种自我保护措施。糖尿病患者如果故意少喝水，就会造成血液浓缩，过多血糖和血液中的其他含氮废物无法排除，可能引起严重的后果，有的中医主张"水要喝够，汗要出透，便要排清，才能长寿"，这种观点很有道理。当然，对肾功能不全，伴有水肿的患者，要另作考虑。

鱼类算肉吗

鱼类也算肉类，所以吃鱼时就要减少其他肉类的摄取。一般鱼类的饱和脂肪酸较低，所以是肉类食物的较佳选择。

鱼油所含的多元不饱和脂肪酸为ω-3脂肪酸，可以降低三酸甘油酯及减少血小板凝集，可是服用鱼油胶囊可能会升高血糖和升高低密度脂蛋白胆固醇（LDL-Cholesterol），所以较安全且可能有保护作用的做法是：每周摄取400克鱼肉。

每种鱼都含有 ω-3 脂肪酸，而最好的来源是鲑鱼、鲔鱼、鲭鱼、鲱鱼和秋刀鱼，不论吃哪一种鱼都要算成肉类，所以一样要限量食用。

素食糖尿病患者如何用其食物取代肉类

对吃素食的糖尿病患者来说，其实一般的饮食原则都与非素食者相同，且素食者一般不用考虑食物中胆固醇的问题。

不过素食常用油炸的方式来处理一些豆制品，所以油量可能较多，所以应尽量少选油炸或油酥过的素食品。素食者可以黄豆制品来取代非素食者的肉类食物；而主食类最好选用谷类，以补充素食中较缺乏的维生素 B_2、维生素 B_{12} 及钙、铁等矿物质。另外吃素时最好采用蛋、奶，以免有某些维生素或矿物质的缺乏。如果能均衡且多样化的选择各种素食品来食用，素食者也一样能达到均衡营养的目的。

糖尿病患者要节制哪三类食品

很多糖尿病患者以为糖尿病饮食医治就是少吃饭，甚至不吃饭，但有三类食物却毫无节制，想吃就吃，这种做法是十分错误的，久而久之一定会招致血糖、血脂降低。第一类是肉类，如猪肉、羊肉、鱼、鸭等；第二类是坚果类，如瓜子、花生、开心果、腰果等；第三类是无糖食品，如咸饼干、咸糕点、无糖月饼等。事实上，不管肉类还是坚果类食品，在人体内都会转变成葡萄糖，尤其坚果类食品发生的热卡简直是碳水化合物的 2 倍，从而在不知不觉中渐渐地降低血糖。而大局部无糖食品都是面粉或米等制成的，糖尿病患者吃这些食品，等于在吃饭，这些食品在肠道内逐步分解、转化为葡萄糖，被吸收应用，所以随意进食"无糖食品"也不利于血糖的控制。

但糖尿病患者也不用因此完全排挤肉类、坚果和无糖食品，只需留意控制进食量，就有能够处理相当一部分患者血糖居高不下的难题。

糖尿病患者可过量进食富含淀粉的食物，如粉皮、土豆、红薯、藕、蚕豆、豌豆。若进食上述食品后，必需扣除相反热卡的主食量，以保证每天波动的总热量，这才是糖尿病患者中途夭折的饮食良方。

糖尿病患者膳食安排的原则是什么

糖尿病患者的膳食安排是糖尿病治疗过程中一项重要的内容。患者必须掌握"吃饭"的基本知识，因为患者都是自家安排饮食起居，只在出现严重并发症时才住在医院里。

粮食是必需的，糖尿病患者的饮食应该是有足够热量的均衡饮食，根据患者的标准体重和劳动强度，制定其每日所需总热量。总热量中的55%~65%应来自碳水化合物，主要由粮食来提供；15%~20%的热量应由蛋白质提供；其余20%~25%的热量应由脂肪提供，脂肪包括烹调油。如果不吃或很少吃粮食，其热量供应靠蛋白质和脂肪，长此以往，患者的动脉硬化、脑血栓、脑梗死、心肌梗死及下肢血管狭窄或闭塞的发生机会就会大大增加。不吃粮食，还容易发生酮症。

目前市场上出现"无糖"的食物，一般是指这些食品中没有加进白糖，而是采用甜味剂制成的。例如，美国纽特健康糖是天门冬氨酸和苯丙氨酸组成的双肽糖，是较好的甜味剂。吃甜味剂与麦粉制作的各种食品时，麦粉或米粉这些粮食应该计算在规定的主食量中，也是不能随意吃的，多吃后血糖是会增高的。

既然甜食不敢多吃，肉类是否可以多吃呢？答案是否定的，肉类食品过多，会使患者血脂升高，增加冠心病的发生机会，肉类食品提供的热量较高，患者容易发胖。因此，肉类食品的摄取量应计算在蛋白质和脂肪的分配量中。

糖尿病患者宜少量多餐。每天多吃几顿饭，每顿少吃一点，可以减少餐后高血糖，有助于血糖的平稳控制。

此外，糖尿病患者的饮食宜低盐、低脂，多吃新鲜蔬菜。

糖尿病患者如何安排好餐次

糖尿病患者一日至少应进3餐，以便主食及副食能均匀合理地分配，这样可避免因食物数量超过胰岛的负担而出现血糖升高，也可避免因进食间隔时间长而出现低血糖，若进食3餐，可按1：2：2的比例进行分配，如一日进食250克主食，则早餐50克、午餐和晚餐各100克。使用胰岛素或口服降糖药的患者在药物作用最强的时刻应有加餐，加餐时间可放在上午9时、下午3时和睡前，从三餐中匀出25~50克主食作为加餐。睡前加餐除主食外，还可选用牛奶、鸡蛋、豆腐干等蛋白质食物,因蛋白质变成葡萄糖的速度较慢,对防止夜间低血糖有利,如全天进食350克主食,分为6餐,可以参照如下的分配:早餐50克、上午9时25克、午餐100克、下午3时25克、晚餐100克、睡前50克。

糖尿病患者三餐中的主食为什么不能少

医学研究证明,对糖尿病患者主食不能限制过严,否则影响病情的良好控制。因为,首先,葡萄糖是体内能量的主要来源,如摄入碳水化物过少,葡萄糖来源缺乏,体内供能时必然要动用脂肪和蛋白质。体内脂肪分解,酮体产生增多,若同时胰岛素不足,不能充分利用酮体时,则可发生酮症酸中毒。体内蛋白质分解,若长期下去,患者会日益消瘦、乏力且抗病能力下降,极易继发各种感染,如结核病等;其次,在饥饿状态下,体内升糖激素,如胰高糖素、儿茶酚胺等,可使糖原分解且糖的异生作用增强,引起反应性高血糖,以补充血液中葡萄糖的不足,这也就是临床中有些患者常说的没吃饭血糖也高;再次,碳水化物是构成身体组织的一种主要物质,如肝脏内、肌肉内的糖原、体内的核蛋白等也都含有糖;还有,人体内的主要脏器时刻离不了糖,如脑细胞就需要葡萄糖来维持正常的功能,人体每日将用去100~150克葡萄糖。故糖尿病患者每餐都要进食一定量的主食(淀粉类食物)。

糖尿病患者的主食吃多少为宜

不能简单认为糖尿病饮食控制就是主食吃得越少越好。一般来说,一个单纯饮食治疗的成年糖尿病患者开始时每日碳水化物的供给量限制在200克,折合主食约250克,也就是5两,等病情好转后再增至250~300克,折合主食300~350克,对用口服降糖药或注射胰岛素的成年人,若病情控制不满意,碳水化物每日限制在200~250克,折合主食250~300克,即5~6两。病情稳定后,血糖、尿糖下降,可以放宽到250~350克,折合主食为300~400克,即6~8两。对轻体力劳动者,尤其是中老年糖尿病患者,主食量以不超过300克,也就是6两为宜。一般来说,每日的主食供给量以不少于150克为好。

为何糖尿病患者的饮食要注意烹调方式

各种粮食对血糖的影响不同,那么各种粮食的烹调方法对血糖到底有没有影响呢?这是一个十分有趣,而且有实用价值的问题。有人发现,烹调方法确实对血糖有影响,总的来说粮食做得越稀、越烂,消化、吸收得就越快、越充分,血糖也就越高,比如说,100克大米如果做干饭,血糖升高的程度就不如同样100克大米熬成稀粥吃下去对血糖影响的那么大。可见,影响血糖的不只是粮食的种类和粮食的量,而且粮食的烹调方法也有影响。所以,在选择烹调方法时也应予以考虑。当然并不是说糖尿病患者不能喝粥,其实粥是个很好的食品,量大,容易饱腹。虽说血糖指数较干食大,但您可以少吃。比如说50克粥与100克干食同样能饱腹,而前者对血糖的影响肯定低于后者。

糖尿病患者冬季如何科学进补

"冬季进补"是治疗糖尿病的有效措施之一,但糖尿病患者进补时要讲究科学。

首先要控制好血糖。冬季气候寒冷,血糖控制较夏季困难,应注意适当增加药量,调整好饮食、运动,将血糖控制好。

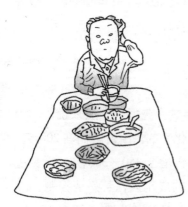

糖尿病患者冬季进补最好选用食补。

偏凉的药用食物有:芹菜、苦瓜、西瓜、竹笋、泥鳅、甲鱼、田螺、河蚌、猪胰、蜗牛、菠菜、荠菜、绿豆、冬瓜等。

偏温的药用食物有:韭菜、洋葱、山药、大蒜、菱角、南瓜、椰汁、魔芋、海参、蚕茧等。

常用的药膳有:麦冬决明子茶、百合玉竹茶、西洋参茶、罗汉果茶、玉米须饮、山药莲子汤、白鸽杞精汤、蚌肉苦瓜汤、猪胰炖生芪、山药枸杞蒸鸡、五味子蛋、清蒸山药鸭、归地烧羊肉等。

上述食物及药膳分别有:清热、养阴、益气、健脾、补肾等功用,冬季食用,能增强体质,有一定的降糖作用。

加强糖尿病的日常保健
——精致生活，远离糖"腻"

糖尿病患者日常饮食有哪些禁忌

糖尿病患者在日常饮食中应注意下面这五件事情：

（1）**"吃软怕硬"不可取** 科学研究指出，吃较软的食物，血糖上升较快。如果将大米熬成粥，其中的淀粉已经部分转化为糊精，比淀粉更容易消化吸收，在人体内会很快转化成葡萄糖，使血糖迅速升高。而且粥熬的时间越长，粥越黏稠，吃后血糖升高得越快。因此，糖尿病患者最好不要"吃软怕硬"，要"吃硬不吃软"，因为口感较硬的食物消化得比较慢，不容易使血糖快速上升。

（2）**不吃"独食"** 虽然血糖生成指数较高的食物对餐后血糖的影响较大，但如果专挑血糖生成指数低的食物吃，又容易导致营养不均衡，所以混合进食是控制餐后血糖的有效办法。也就是说，将高血糖生成指数食物与低血糖生成指数食物混合，可以降低食物对餐后血糖的影响。

（3）**"画饼充饥"要不得** 不少糖尿病患者以为饮食治疗就是饥饿疗法，所以每顿饭主食（粮食类）吃得很少，甚至不吃；而不吃主食或进食过少，身体所需的葡萄糖来源就会缺乏，身体就必然要动用脂肪来释放能量，酮体就会随之生成，并经肾脏排泄而导致酮尿。因此，无论是健康人还是糖尿病患者，每日主食不能少于150克，否则容易出现酮症。

（4）**不能吃得过饱** 糖尿病患者应绝对避免吃得过饱，每日进食要定时、定量；有胃病的患者，吃得过饱，会加重病情。

（5）**碳酸饮料不宜喝** 糖尿病患者不宜饮用含糖的碳酸饮料，如可乐、雪碧等。如果糖尿病患者出汗较多，未及时补水，或喝了大量的含糖饮料，此时非常容易导致糖尿病并发症。

第二节 糖尿病患者选对食物是关键

糖尿病患者常喝牛奶有什么好处

牛奶是非常适合于糖尿病患者饮用的一种食品，含有大量的水分，丰富的蛋白质、维生素和微量元素以及适量的脂肪，能给糖尿病患者提供多种营养成分,且对血糖、血脂影响又不大。另外,值得指出的是中国人普遍缺钙,进入中、老年后缺钙更加严重,得了糖尿病后缺钙的问题更是显著,老年糖尿病患者骨质疏松,甚至造成骨折的情况相当普遍,所以补钙是糖尿病患者所必需的。牛奶中含有丰富的钙盐,每天吃两瓶半磅的牛奶,对钙的补充有很大意义,现在多数学者主张,吃药补钙,不如喝斤牛奶。每天500克牛奶,补钙足矣。提倡糖尿病患者喝牛奶,一般用作早餐或者加餐,需要注意的是糖尿病患者喝奶时不能加糖,当然适量加甜味剂是可以的。

糖尿病患者常喝豆浆有什么好处

和牛奶一样,豆浆对于糖尿病患者来说也是一种良好的饮料。与等量的奶粉比较,豆浆粉含蛋白质基本与之相同,含热量和脂肪显著较低,而且含有一定量的膳食纤维,更适合比较肥胖、血压和血脂比较高的人饮用。唯一的问题是含钙量较低,这个问题可用含钙较多的食物来解决。

茶叶对糖尿病患者有哪些益处

茶叶中的茶色素和茶多酚可以降低血液中的胆固醇和甘油三酯,能够减少脂质在血管壁的沉积,从而对降血压、抗血栓、抗凝溶栓等具有促进作用。另外,研究证实,各种茶叶均有阻断亚硝酸产生的作用,对癌症的预防有辅助作用,其中尤以绿茶和乌龙茶的阻断作用最好。并且,茶叶的这种阻断亚硝胺产生的作用会随着储存时间的增长而降低,储存一年的茶叶,该作用将降低10%左右,所以,还是饮用新茶好。

对糖尿病患者来说,茶叶不仅有以上的保健作用,还对降血糖有帮助。茶叶中所含的有机物茶多糖还具有降血糖、抗血栓、增强机体免疫力、降血压、降血脂等作用。茶多糖可增强机体抗氧化的能力,保护胰岛β细胞,令其免受自由基的侵害,改善糖代谢,降低血糖。专家进行的动物实验发现,茶多糖可明显改善糖尿病"三多一少"的症状,对降低空腹血糖有辅助作用。另外,产地、品种和加工工艺都会对茶叶中茶多糖的含量、组成以及药用效果有明显的影响。

含茶多糖最多的是绿茶,其次是乌龙茶和红茶,抗氧化能力属乌龙茶最强,然后才是绿茶和红茶。还有一种适合糖尿病患者饮用的茶是石榴茶,石榴中含有一种元素叫铬,大部分糖尿病患者的身体都缺少这种元素。铬能够提升葡萄糖的容量,为糖尿病患者增加胰岛素。因此,石榴茶是糖尿病患者的保健佳品。

糖尿病患者常食莜麦面有哪些好处

莜麦,也叫油麦或"燕麦",为禾本科一年生草本植物,花绿色,成熟时子粒与稃分离,干实供食用,经加工磨制而成莜麦面。

据分析测定,每100克莜麦面中含蛋白质12.2克,脂肪7.2克,糖类67.8克,镁146毫克,锌2.21毫克,并且为高钾食品(钾因子≥145)。现代医学研究证实,莜麦面具有降血糖、降血压的功效,最适合于糖尿病患者或糖尿病合并高血压病患者食用。糖尿病患者如果经常吃莜麦面,不仅可降血糖、尿糖,而且可减轻自觉症状,尤其适合于轻症糖尿病患者,经过半年左右的饮食疗法,可使血糖恢复正常,尿糖转阴,自觉症状减轻或消失。

莜麦面可以做成莜麦花粉苡仁饼食用,可以补虚健脾、降脂、降糖,适用于治疗各种类型的糖尿病患者。

糖尿病患者常食大麦有什么好处

大麦为禾本科植物大麦的果实,最适宜制麦芽糖和酿酒,中医学认为,大麦味甘微咸,性凉,有和胃利水之功效。据测定,每100克大麦产热能1369千焦,含蛋白质10.5克,脂肪2.2克,糖类66.3克。由于大麦产热能较低,古人认为大麦主治消渴,现代一医学研究也证明,大麦是糖尿病、高脂血症、肥胖症患者和一般老年人的保健食品。

糖尿病患者多食陈小米有哪些好处

陈粟米,即陈久之粟米,为禾本科一年生草本植物粟的成熟果实,经加工制作而成。粟米又叫小米,营养成分十分丰富。据测定,每100克小米中含蛋白质9.7克,脂肪3.5克,淀粉72~76克,钙29毫克,磷240毫克,铁4.7~7.8毫克,另外还含有丰富的镁、锌、硒等元素。小米也是高钾食物(钾因子>66)。所有这些营养成分均有助于降低血糖,并且有较好的利尿降压作用。与大米相比，陈粟米所含维生素 B_1 比大米高 1.5 倍，维生素 B_2 比大米高 1 倍，食物纤维比大米高 2~7 倍。中医学专家认为，小米性味甘、咸、凉，有益气和中，除热健脾之功效。医学专家认为，陈粟米是糖尿病患者的良好食品，经常煮小米粥食用，对治疗胃燥津伤型糖尿病（症见口干舌燥，形体消瘦）患者非常适宜。

糖尿病患者多食黄豆有哪些益处

黄豆营养成分全面而又丰富，有"绿色牛奶"之称。据测定，每 100 克黄豆中含蛋白质 36.3 克，脂肪 18.4 克，钙 367 毫克，磷 571 毫克，铁 11 毫克，尼克酸 2.1 毫克，维生素 B_1 0.79 毫克，维生素 B_2 0.25 毫克，还含有硒、锌、钾、镁、铜等。黄豆中的脂肪含有大量不饱和脂肪酸、亚麻油酸及油酸，可降低血液中胆固醇含量。黄豆中的可溶性食物纤维，可清除血液中的胆固醇。另外，黄豆中的钾元素可减轻盐对人的危害，有预防高血压的作用。

糖尿病患者食用扁豆有什么好处

扁豆，也叫白扁豆或沿篱豆，为豆科一年生缠绕草本植物扁豆的白色种子。每年 9 月间果实成熟时采收晒干，生用或炒用。中医学认为，白扁豆性味甘、平，归脾、胃经，有健脾和中，清暑化湿之功效。《本草纲目》中记载：扁豆"止泄痢，消暑，暖脾、胃，除湿热，止消渴。"现代营养学研究表明，白扁豆含热能偏低，含钾元素很高，其钾因子大于 1070，在所有食物中名列前茅，并且白扁豆还含有丰富的钙、镁、磷等元素。经常食用白扁豆有利于胰岛素正常分泌，对Ⅱ型糖尿病合并高血压病的患者有显著的防治效果。

糖尿病患者食用黄鳝有什么益处

黄鳝一直被列为鱼中上品。它肉质细嫩，味道鲜美，肉多刺少，是一种低脂肪，高蛋白的滋补佳品。

日本营养学家熊本正一发现黄鳝对糖尿病有良好的治疗作用。黄鳝体内含有两种能显著降低血糖的物质——黄鳝素 A 和黄鳝素 B，可以治疗糖尿病。目前，日本已经以黄鳝素 A 和黄鳝素 B 为主要原料，生产出一种降血糖新药——"糖尿清",正用于治疗糖尿病。另据报道,从黄鳝中提取出一种含有天然蛋白质的成分,给实验家兔喂服后,对糖代谢有双向调节作用。这种降血糖有效活性成分对正常家兔血糖无明显影响,但对静脉注射葡萄糖引起的家兔高血糖有明显降糖作用,且可持续1~4小时,较大剂量或连续应用并不出现低血糖,并且对胰岛素所致的低血糖有拮抗作用。另据研究表明,补硒对胰岛β细胞有保护作用。而黄鳝肉中含硒量非常丰富,据测定每100克黄鳝肉中含硒量高达35.56微克。所以,对糖尿病患者来说,经常适量食用黄鳝及其药膳,有助于降低血糖和改善临床症状。

糖尿病患者食用海参有什么好处

海参是一种珍贵的滋补佳品。海参和鲍鱼同属于海产"八珍"之一,不属于鱼类,但也可粗略划归为海水鱼类,它性味甘、咸、温,有补肾益精,养血润燥之功效。海参营养成分丰富,属于高蛋白、低脂肪食品,有很强的滋补作用。据测定,每100克海参(干品)中含蛋白质50.2克,还含有丰富的硒、镁、锌、钾、铁、磷等矿物质;其中,含硒量高达150微克,含镁量高达1047毫克。研究表明,糖尿病患者普遍存在着镁缺乏,而低镁又是胰岛素分泌不足、胰岛素抵抗的发病原因之一。因此,对糖尿病患者来说,有条件的话,适当吃一些海参或用海参配伍的药膳,是大有益处的。

糖尿病患者食用鸽肉有哪些益处

鸽肉肉质细嫩,味道鲜美,是一种低脂肪、高蛋白的上等滋补佳品。据科学测定。鸽肉蛋白质的含量高达24.49%,而脂肪含量仅为0.73%。另外,还含有维生素A、维生素B_1、维生素B_2、维生素E及铬、锌、镁等矿物质元素。中医学认为,鸽肉性味甘、咸、平,有滋肾益气,祛风解毒之功效,特别适用于治疗老年人因肾精不足所致的消渴、衰老等症。

糖尿病患者多食黑芝麻有什么好处

黑芝麻,又叫胡麻,为胡麻科一年生草本植物芝麻的成熟黑色种子。中医学认为,黑芝麻性味甘、平,入肝、肾经,有补益肝肾,润养五脏之功效。

现代医学研究证明，黑芝麻含有丰富的维生素 E。维生素 E 有清除生物膜内产生的氧自由基的作用，阻止生物膜被氧化。大剂量口服维生素 E，可保护胰岛细胞，并且可缓解糖尿病合并的神经系统症状。药理研究证明，黑芝麻可增加肝脏及肌肉中糖原含量，有降低血糖作用，常食对糖尿病患者身体有益。

糖尿病患者食用荞麦有哪些好处

荞麦是一种含有丰富营养元素的杂粮。

（1）荞麦中蛋白质的含量为 7%～13%，比大米和白面的蛋白质含量都要高。糖尿病患者常吃荞麦，可对糖尿病性高脂血症的预防有辅助作用。

（2）荞麦中脂肪的含量为 2%～3%，含有 9 种脂肪酸，对人体的健康有利。其中油酸和亚油酸对人体降血脂有促进作用。而尼克酸的含量比白面多 3～4 倍，还有另一种只有荞麦中含有的物质叫芸香贰（芦丁），这两种物质都有降血脂的作用。所以，糖尿病患者经常吃荞麦对防治高脂血症有积极的作用。

（3）含有丰富的微量元素和维生素。荞麦中维生素 B_1、维生素 B_2 的含量比面粉多 2 倍，糖尿病患者经常食用，对糖尿病性高血压和糖尿病性冠心病的防治有辅助作用。

（4）荞麦中所含的矿物质优于其他任何的天然食品，例如总的矿物质含量比小麦面和精白米高出 2～3 倍，镁的含量比小麦和大米高出 1 倍，铁的含量是小麦和面粉的 3～20 倍。

其中，镁可以促进人体纤维蛋白溶解，扩张血管，对凝血酶有抑制作用。糖尿病患者经常吃荞麦食品对血栓的形成具有抗拒作用。

糖尿病患者食用麸皮有什么好处

麸皮是高纤维食品，其纤维素的含量高达 18% 左右，进入人体后可延缓胃排空的时间，减少热量和食物的摄入，对肥胖有控制作用。糖尿病患者常吃麸皮还可以减少对胰岛素药物的依赖性，对控制糖尿病有辅助作用。麸皮含有丰富的蛋白质、维生素和矿物质，但是其口感稍差，患者可将其蒸煮、加醋或干燥后食用。人们经常吃的麸皮饼干、麸皮面包等都是加工制成的经济实惠的高纤维食品。

下篇 加强糖尿病的日常保健
——精致生活，远离糖"腻"

糖尿病患者可以吃南瓜吗

一些人认为南瓜的含糖量高不适合糖尿病患者吃，还有一些人信奉南瓜可以降血糖，迷恋于靠吃南瓜控制糖尿病。事实上，这两种做法都是不科学的。糖尿病患者可以吃南瓜，但一定要适量，南瓜中的某些元素对血糖的控制有辅助作用，但也不能将南瓜当做药物来食用，试图以此来治疗和控制糖尿病。

从中医的角度讲，南瓜性温、味甘，可进脾、胃，有润肺、化痰、解毒等作用，对哮喘、咳嗽和便秘等有食疗作用。而从营养学的角度看，南瓜富含维生素和钙、铁、锌等矿物质元素，对青少年的厌食症、成年人的高血压、心脑血管等疾病的防治都有一定的食疗作用。

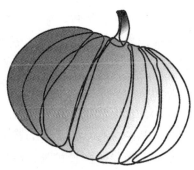

南瓜是一种既含糖分又含能量的食品，其对血糖的影响是升高而不是降低。但是，南瓜对血糖的影响要远远低于碳水化合物对血糖的影响，也就是说，南瓜对血糖的影响相对较弱。

（1）南瓜是一种高纤维食物，含有大量的果胶，这种可溶性纤维进入人体后与淀粉结合，抑制了机体对葡萄糖的吸收，从而减慢碳水化合物的吸收，也减慢了血糖升高的速度。

（2）南瓜中含有果糖，果糖属于左旋糖，不被机体吸收，食入后以原型排出。

糖尿病患者是可以吃南瓜的，只要保证每天不超过200克的量，不会对血糖产生太大的影响。南瓜中的蛋白质含量较低，糖尿病肾病患者可以用南瓜代替一部分主食，降低其蛋白质的总摄入量，保证饮食的总热量。

糖尿病患者吃苦瓜有什么好处

苦瓜味苦、性寒，无毒，入心、脾、胃三经，中医认为其有明目解毒、清暑涤热等作用，常用于治疗烦渴、赤眼疼痛、中暑、恶疮等症。

现代研究发现，苦瓜中含有苦瓜甙，即 β-谷甾醇-β-D 葡萄糖甙和 5.25-豆甾二烯醇-3-3 葡萄糖甙等分子的混合物，这种物质对糖尿病高脂血症的患者有利。另外，苦瓜是一种有效的减肥食品，也是糖尿病患者的营养食品。苦瓜中含有多种降糖成分，如植物甾醇、甾体类、肽类和萜类等。因此，苦瓜对糖尿病患者的控制治疗有辅助作用。

经常吃苦瓜做的食品对糖尿病患者的健康有益。

糖尿病患者吃洋葱有哪些益处

洋葱性温，味甘、辛，含有丰富的营养元素，具有很好的食疗作用，欧美一些国家的人们称之为"蔬菜皇后"。对糖尿病、高血压、高血脂患者来说，洋葱是不错的营养食物。食疗在控制糖尿病中起到基础性的作用，所以说，糖尿病患者经常吃洋葱对健康有益，对病情控制、并发症的预防都有好处。

洋葱中含有一种特殊的物质元素——前列腺素A，这是一种较强的血管扩张剂，通过使血管扩张，降低血黏度，促进血液循环，防止血栓形成，对降低血压、降低血脂都有促进作用。研究数据发现，洋葱种植区的居民患高血压的概率仅为1.7%，远远低于其他非洋葱种植区。洋葱里的硫氨基酸有降血脂、降血压和抗动脉硬化的作用。所以，为了预防冠心病、动脉硬化和心肌梗死，患者应多吃点洋葱。除此之外，洋葱中含有与降糖药相类似的物质——甲磺丁脲，有降血糖的作用，对糖尿病患者的健康有益。糖尿病患者经常吃洋葱，既可以避免饥饿，又可辅助控制血糖。瑞典科学家研究发现，洋葱中含有钙质，经常吃洋葱还能够提高人体骨质密度，预防骨质疏松。

糖尿病患者多吃空心菜有什么好处

对经常便秘的糖尿病患者来说，空心菜是一道不错的菜肴。因为空心菜中含有大量的纤维素、半纤维素、果胶、胶浆等食用纤维素，这些食用纤维素具有促进胃肠蠕动、促进消化的功能，而且还有通便和排毒的作用。空心菜中含有大量的木质素和果胶，木质素可使巨噬细胞迅速吞食细菌，具有杀菌消炎的作用，而果胶可促进体内有毒物质的排泄。除此之外，《中国中药大辞典》中记录，空心菜中含有一种胰岛素样成分，对糖尿病患者有利。

需要注意的是，空心菜虽然对糖尿病患者有很多益处，但它是寒性食物，体质虚弱的患者不适合吃。

糖尿病患者吃山药有什么益处

山药，古称薯蓣，经常被人们做成主食或各种糕点、小吃和甜点，被人们公认为物美价廉的滋补佳品。山药富含多种营养元素，如蛋白质、脂肪、糖类、维生素、淀粉酶、多酚氧化酶、胆碱、黏液质等。山药中所含的淀粉酶、多酚氧化酶等物质，平补脾胃，促进消化，对一些胃肠疾病如胃炎、慢性食管炎、慢性胰腺炎以及小肠吸收功能不良等有辅助治疗作用。而山药中所含的维生素、黏液蛋白和一些微量元素能阻止血脂在血管壁内沉淀，对高血压患者有益。

山药还有滋阴补肾的作用，其所含的黏液蛋白有降血糖的作用，所以，糖尿病患者适合吃山药。虽说山药对糖尿病有食疗作用，但糖尿病患者也不可将其当做药品来食用，还是应该少吃。因为山药的含糖量高，糖尿病患者吃多了不但起不到辅助治疗的作用，反而会使血糖升高。所以，糖尿病患者如果想吃山药，充分发挥其食疗作用，就必须少吃，将其糖分和热量算进每天的总量中，不应超过适宜量。

为什么银耳对糖尿病患者有益处

银耳，又名白木耳，是我国特有的珍贵食用菌。临床流行病学研究发现，糖尿病、高脂血症、动脉粥样硬化性疾病以及高血压病的发生，均与膳食纤维的摄入不足有关。银耳含膳食纤维量很高，且富含胶质。初步研究表明，大约按照每0.42千焦热量补充1.3克胶质，可以产生降血糖的作用。有的患者随诊6个月，胰岛素的用量平均减少26%；根据每日查4次尿糖浓度，1周的平均尿糖约减少40%；Ⅰ型糖尿病患者亦可出现类似效果。由此可见，对中老年Ⅱ型糖尿病患者来访，经常食用银耳或服食银耳配制的药膳，将有助于降血糖和有效地控制病情，并对糖尿病并发高血压、高血脂等病证者也有较好的防治效果。

糖尿病患者为什么宜食芹菜

芹菜含有丰富的蛋白质、脂肪、糖类，大量的食物纤维，丰富的钙、磷、铁等无机元素，多种维生素及芹菜碱、甘露醇等活性成分。芹菜中含有的芹菜碱有降压安神作用。芹菜还有加速脂肪分解的作用。意大利研究人员利用芹菜中含有的一种能促使脂肪迅速分解的化学物质，使试者吃芹菜后体重在1周内减轻3.6～4.9千克。所以，对于Ⅱ型糖尿病伴肥胖症患者来说，吃芹菜大有益处。经常吃芹菜，不仅有助于降低血糖，而且可防治其并发症，像高血压病、肥胖症、冠心病、高脂血症等。

为什么丝瓜对糖尿病患者有益处

丝瓜，性味甘凉，有清热化痰、润肌美容、下乳、通便等功效。

丝瓜是夏令时节的奇佳蔬菜，丝瓜老时筋丝罗织，纵横交错，像人之经络，故称"丝瓜"。丝瓜是低脂肪、低热能、低含糖量的高钾食品（K因子>44），每100克丝瓜中含维生素C 8毫克，维生素A 0.32毫克，维生素B_2 0.06毫克，维生素B_6 0.04毫克，还含钙、镁、磷、钾等无机盐及蛋白质、淀粉、脂肪、胡萝卜素等。丝瓜的汁液含皂苷、黏液、木聚糖及多种维生素。丝瓜的果实含皂苷、丝瓜苦味质、瓜氨酸及多量黏液等。丝瓜，归肝、胃经。明代李时珍《本草纲目》曰："煮食除热利肠。"《陆川本草》曰："生津止渴，解暑除烦。治热病口渴，身热烦躁。"经常食用丝瓜，可治疗燥热伤肺、胃燥津伤型糖尿病，对中老年Ⅱ型糖尿病合并高血压或皮肤病的患者尤其适用。

为什么糖尿病患者宜吃苋菜

苋菜中脂肪含量低，镁含量较高。镁可以改善耐糖量，减少胰岛素的用量，从而有效控制血糖。

苋菜中丰富的钙能维持心肌的活动，预防肌肉痉挛。苋菜中的铁能增加血红蛋白含量，提升携氧能力。而丰富的镁可以帮助减少糖尿病并发症，降低病死率。

脾胃虚弱及腹胀便溏者应慎食苋菜。

为什么糖尿病患者宜吃番茄

番茄中的枸橼酸能助消化，所含番茄红素具有抗氧化作用。番茄能降低血压，降低毛细血管通透性等，适宜老年糖尿病患者食用。

番茄可抗血小板凝结,从而减少糖尿病患者发生心血管并发症。

番茄常用于生食冷菜,用于热菜时可炒、炖和做汤。以它为原料的菜有"番茄炒鸡蛋""番茄炖牛肉""番茄蛋汤"等。

患有急性肠炎的人不宜食用。不要吃青色未熟的番茄。

▎为什么藕对糖尿病患者有益处

藕,味苦,性寒。归心、脾、胃经。

藕常用于生食或煮汤,煮吃时,可以饮汤吃藕。它在生用时具有清热解渴、凉血止血、散瘀醒酒之功能;熟用时,具有健脾养胃、滋阴补血、生肌止泻之功能。适用于治疗上、中消型糖尿病,对兼有吐血、鼻出血及热淋的糖尿病患者尤为适宜。

▎为什么生姜对糖尿病患者有益处

姜含姜黄素、挥发油等物质,以及淀粉、蛋白质、氨基酸、矿物质、维生素等。其中,姜黄素是其主要活性成分,可显著降低血糖;生姜中富含的姜油,能够阻止胆固醇的吸收,并增加胆固醇的排泄。此外,姜还有预防糖尿病诱发白内障、促进糖尿病患者伤口愈合的功效。

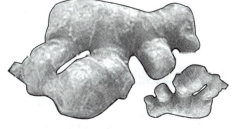

取生姜、绿茶各10克,生姜切片与绿茶同时用沸水冲泡,代茶饮用。

姜不能一次食用过多,否则会引起口干、便秘等。患有支气管哮喘、痔疮、眼病、癌症(湿热型)者忌食。

▎为什么猪肉对糖尿病患者有益处

猪肉味甘、咸,性平。归脾、胃、肾经。

煮汤饮用,或制成药膳食用。具有补肾养血、滋阴润燥之功能。适用于治疗温热病后、津液大伤及下消型糖尿病。

为什么猪血对糖尿病患者有益处

猪血糖类和脂肪都很少,胆固醇也较低。它含铁量较高,女性常吃猪血,可有效地补充体内消耗的铁质,防止缺铁性贫血的发生;所含有的锌、铜等微量元素,具有提高免疫功能及抗衰老的作用;猪血中还含有卵磷脂,可抑制低密度脂蛋白的有害作用,有利于防治动脉粥样硬化,有效降低糖尿病并发症的发生。

为什么鹅肉对糖尿病患者有益处

鹅肉,味甘,性平。归胃经。具有止渴、益气、解毒之功能。适用于治疗脾胃虚弱型糖尿病(选择白鹅为好)。可煮食,或配成药膳食用。

为什么蚌肉对糖尿病患者有益处

味甘、咸,性凉。归肝、肾经。具有清热解毒、滋阴之功能。适用于治疗阴虚燥热型糖尿病。

可煮食或制成药膳食用地。

为什么鲤鱼对糖尿病有益处

糖尿病主要是由于患者内分泌代谢发生紊乱引起,而鲤鱼可以调整人体内分泌代谢,所以鲤鱼对治疗糖尿病有一定的功效。

鲤鱼的蛋白质含量较高,且质量也佳,人体消化吸收率可达96%,并能提供人体必需的氨基酸、矿物质、维生素A和维生素D,鲤鱼的脂肪大都为不饱和脂肪酸,可以很好地降低胆固醇,能防治动脉硬化、冠心病。常食可以健康长寿。

为什么鲫鱼对糖尿病患者有益处

鲫鱼所含的蛋白质质优、氨基酸种类齐全,容易被消化吸收,经常食用,可补充营养,增强抗病能力,并对糖尿病合并肝肾疾病、心脑血管疾病患者有益。

含丰富的矿物质以及烟酸、核黄素等矿物质维生素。鲫鱼有健脾利湿、活血通络、温中下气的作用,对脾胃虚弱、水肿、气管炎、糖尿病有很好的滋补食疗作用。

为什么虾对糖尿病患者有益处

虾含有丰富的蛋白质,维生素 A、维生素 B 族,以及磷、钾、镁、铁、硒等矿物质,对健康大有裨益。可带壳吃的虾还含有甲壳质,具有降低胆固醇、调节肠内代谢、血压的作用。

虾中丰富的镁可调节心脏活动,能很好地保护心血管系统,防止动脉硬化。此外,虾的脂肪主要为不饱和脂肪酸,尤其是多不饱和脂肪酸较高,也有利于防治心血管疾病,因此,虾适合老年糖尿病患者尤其合并心血管疾病者食用。

为什么核桃仁对糖尿病患者有益处

山核桃仁含有较多的蛋白质及人体营养必需的不饱和脂肪酸,这些成分皆为大脑组织细胞代谢的重要物质,能滋养脑细胞,增强脑功能,山核桃有防止动脉硬化、降低胆固醇的作用;山核桃仁对癌症患者还有镇痛,提升白细胞及保护肝脏等作用;山核桃仁含有大量维生素 E,经常食用有润肌肤、乌须发的作用,可以令皮肤滋润光滑,富于弹性;当感到疲劳时,嚼些核桃仁,有缓解疲劳和压力的作用;此外,核桃仁还可用于治疗Ⅱ型糖尿病。

糖尿病患者常食香蕉有什么益处

香蕉性味甘、寒,气味清香。有清热解毒,润肺止咳,消炎降压,润肠通便之功效,归肺与大肠二经。香蕉虽然含糖量达 20% 左右,但果糖与葡萄糖的比例为 1∶1,糖尿病患者食用香蕉后,可使尿糖相对降低,故可作为糖尿病患者的加餐果品,但应相应地减少其主食摄入量。尤其适宜于Ⅱ型糖尿病患者合并高血压病或肥胖症、高脂血症、脂肪肝的患者食用。

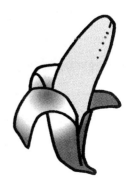

糖尿病患者常食山楂有什么益处

山楂有消食化积、散瘀止痛的作用。山楂含有黄酮类物质、有机酸、胆碱、乙酰胆碱、β-谷甾醇、胡萝卜素和大量维生素C、钙、磷、铁、蛋白质、脂肪等。每100克山楂中含钙85毫克，居各类水果之首。山楂无毒性，可以久服，但脾胃虚弱者慎服，空腹或久病体虚者禁服。糖尿病患者适量食用山楂，可以助消化，降血脂，还可防治糖尿病心、脑血管并发症。所以，对于中、老年糖尿病患者提倡适当吃一些山楂，而山楂粥最适宜于糖尿病合并高脂血症患者食用。

糖尿病患者食用柚子有什么好处

柚子的维生素C、芦丁的含量较多。维生素C有助于清除体内的自由基，可抑制糖尿病神经病变与血管病变，还可有效预防糖尿病患者出现感染性疾病。

柚子能生津止渴，且果汁中含有与胰岛素类似的成分，能降低血糖，是糖尿病患者健胃食疗的良品。

柚子有滑肠之效，因此，腹部寒冷、常患腹泻者慎食。

为什么桃子对糖尿病患者有益处

桃子，味甘、酸，性温。归脾、胃、大肠经。具有生津、润肠、活血、消积之功能。适用于治疗上、中消型糖尿病，尤具适用于伤津口渴、肠燥便秘明显的糖尿病患者。

鲜用或榨汁服用。因其含糖量高，血糖控制欠佳者不宜食用。

为什么猕猴桃对糖尿病患者有益处

猕猴桃，味甘、酸，性寒。归肝、胆胃、肺经。具有调中理气、生津润燥、解热除烦、通淋之功能。适用于治疗脘腹胀满、烦热型糖尿病，兼有黄疸者尤为适宜。可煎汤内服，亦可鲜食或榨汁服用。

有没有适合糖尿病患者的甜食替代品

糖尿病患者如果想吃点甜食，可以考虑用甜味剂代替。果糖和木糖醇属于含一定热量的人工甜味剂，其热量按照每4克供16.7千焦（4千卡）计算。用量不宜多，在病情控制不好的情况下，每日果糖摄入量不宜超过50克。若病情一直控制不好的患者最好不用。

果糖、木糖醇在肠道内吸收率低，过多食用容易引起腹泻。仅含微量或不含热量的甜味剂有甜叶菊苷、糖精等，其甜度为蔗糖的300~500倍，可以考虑交替食用，不要总用一种。

糖尿病患者如何选择甜味剂

首先应明确绝大多数糖尿病的无糖或代糖食品都是为了提高生活质量的辅助食品，不具备降糖药物的效果。其次在选用任何甜味剂时都要考虑到饮食和营养量的需要，必要时要向糖尿病专科医师和营养师咨询和请教。

（1）任何甜味剂都比蔗糖甜，因此您只需要摄入极少量。

（2）有些糖尿病患者的味觉比较敏感，可能会对某种甜味剂感到苦味或金属味，此时建议您换一种甜味剂或减少食入量。

（3）阿斯巴甜受热时可能失去甜味，因此需要加热时不要使用这种甜味剂。

（4）一些产品的宣传是属"无糖"，但是却加入了大量的果糖、甘露醇、乳糖等，应当先看说明再使用。

第三节 不同糖尿病并发症的保健食谱

肥胖型糖尿病患者的保健食谱

茯苓饼

【原料】茯苓粉、米粉各15克，素油适量。

【制作】将米粉与茯苓粉加水适量调成糊状，用小火在锅内放油烙成薄饼即可。可代替主食。

【功效】用于肥胖型糖尿病脾虚湿盛者，有健脾燥湿之功效。

薏苡仁赤豆粥

【原料】薏苡仁、红小豆、泽泻各50克。

【制作】将泽泻先煎取汁，用汁与红小豆、薏苡仁同煮为粥。可供晚餐食用。

【功效】用于肥胖型糖尿病湿热壅盛者，有清热、利湿、泻浊之功效。亦治急、慢性泌尿系感染。

鸡丝冬瓜汤

【原料】鸡脯肉100克，冬瓜片200克，党参3克，精盐、黄酒、味精各适量。

【制作】将鸡肉切成细丝，与党参同放在沙锅中，加水500克，以小火炖至8成熟。放入冬瓜片，加精盐、黄酒、味精适量，视冬瓜熟透即可。吃肉喝汤，佐餐食用。

【功效】用于肥胖型糖尿病脾气虚弱、水湿壅盛者，有健脾利水之功效。

盐渍三皮

【原料】西瓜皮200克，冬瓜皮300克，黄瓜皮400克，精盐、味精各适量。

【制作】将西瓜皮刮去蜡质外皮，冬瓜皮削去绒毛外皮，黄瓜去瓤心，均洗净。把以上材料分别用不同火候略煮熟。待凉切成块，置容器内，用精盐、味精适量腌渍12小时即可。佐餐长期食用。

【功效】用于肥胖型糖尿病兼水肿者，有利水、消肿之功效。

山药扁豆粥

【原料】鲜山药、粳米各30克，白扁豆15克。

【制作】将鲜山药去皮切片。先煮粳米、扁豆，后入山药，粥成即可。供早餐食用。

【功效】用于肥胖型糖尿病脾气虚弱者，有益气养阴、健脾化湿之功效。

鲤鱼汤

【原料】鲜鲤鱼100克，荜茇5克，川椒15克，生姜、香菜、料酒、葱、醋、味精各适量。

【制作】将鲤鱼去鳞，剖腹去肠杂，切成小块。姜、葱洗净，拍破待用。把荜荠、鲤鱼、葱、生姜放锅内，加水适量，大火烧开后，小火炖熬约40分钟，加入川椒、香菜、料酒、醋、味精即可。吃鱼肉喝汤，可单吃也可佐餐。

【功效】用于肥胖型糖尿病，有益肾温中之功效。

莜麦面条

【原料】莜麦面粉60克，猪肉丝30克，菠菜叶50克，酱油10毫升，麻油3毫升，姜、葱、精盐各少许，植物油适量。

【制作】用水调面粉成面团，用擀面杖擀成薄片，用刀切成面条。熬热油锅，先煸葱、姜，再下肉丝，炒热加水，煮开后放入切好的面条，并放入菠菜叶，待面条煮熟，加入酱油、精盐、麻油，供午餐食用。

【功效】用于肥胖型糖尿病、高血压、高脂血症、脑血管病等，有滋阴清热、泻火润燥之功效。

荞麦饼

【原料】荞麦面250克，香油30克。

【制作】荞麦面加水适量和成面团，擀片略加香油以分层，文火烙熟，或入笼屉蒸熟。作正餐分2次食之。

【功效】用于肥胖型糖尿病湿热壅盛者，有除湿热、消积滞之功效。

竹笋汤

【原料】竹笋10克，银耳10克，鸡蛋、精盐、味精各适量。

【制作】把竹笋洗净。银耳浸泡，洗净，去蒂。鸡蛋打碎搅匀。先把清水煮沸后，倒入鸡蛋糊，加入竹笋、银耳，以文火烧10分钟，加精盐、味精适量，起锅即可。每日服1次，饮汤食物。

【功效】用于肥胖型糖尿病湿热壅盛者，有清热消瘀、利膈养胃之功效。

腐竹炒苋菜

【原料】水发腐竹100克，苋菜200克，素油20克，葱、精盐、味精、葛根淀粉各适量。

【制作】水发腐竹切段备用，炒锅中加入油，待热后放入葱丝，炒出香味后，放入腐竹段煸炒至七成熟，再加入苋菜翻炒，加精盐、味精至熟透，勾葛根淀粉汁，视汤汁明亮即可。

【功效】用于肥胖型糖尿病痰热内盛者，有清热利湿、消痰化积之功效。

豆芽豆腐汤

【原料】把黄豆芽250克，豆腐200克，雪里蕻100克，精盐、味精、葱花、豆油各适量。

【制作】黄豆芽洗净去皮，豆腐切成小丁。雪里蕻洗净切丁，锅内放油烧熟，放入葱花煸炒，再放入黄豆芽，炒出香味时加适量水，在旺火上烧开，等豆芽酥烂时，放入雪里蕻、豆腐，改小火炖10分钟，加入精盐、味精即可。随意佐餐食用。

【功效】用于肥胖型糖尿病脾胃虚弱者，有益气和中、生津润燥之功效。

萝卜海带汤

【原料】白萝卜300克，海带100克。

【制作】将海带洗净，用温水浸泡5小时以上，连同浸泡之水一起入沙锅内，先武火煮沸，后用文火煨，待海带煮沸后，下萝卜片同煮至烂熟。吃菜喝汤，1日1次，连服数日，疗效始著。

【功效】用于肥胖型糖尿病脾虚湿困、痰阻中焦者，有健脾化痰、除浊解腻之功效。

糖尿病性高血压患者的保健食谱

豆浆粥

【原料】鲜豆浆适量，粳米50克，砂糖少许。

【制作】以豆浆代水与粳米煮粥，粥将熟时加入砂糖少许煮1～2沸即可。作早餐食用。

【功效】用于糖尿病性高血压，证属阴阳两虚者，有滋阴助阳之功效。

海带冬瓜汤

【原料】海带30克，冬瓜100克，花生50克，猪瘦肉50克，精盐适量。

【制作】把猪肉切丝，冬瓜切块，与海带花生共煲汤，加精盐少量调味。

佐餐食用，连用7日。

【功效】用于糖尿病性高血压兼高脂血者。

山楂粥

【原料】山楂30克，粳米60克。

【制作】先将山楂放入沙锅内加水煎取浓汁，去渣，然后加入粳米煮粥。供早、晚餐食用，7～10日为1个疗程。

【功效】用于糖尿病性高血压，对并发冠心病、心绞痛及高脂血症者尤佳，有降压、降脂，改善血液黏滞状态之功效。

双耳汤

【原料】黑木耳、银耳各12克，冰糖少许。

【制作】将以上二味用温水浸泡，洗净后放入碗中加少许冰糖，置锅中蒸1小时后取出，吃银耳、黑木耳，饮汤。佐餐食用，宜常饮食。

【功效】用于糖尿病性高血压属肝肾阴虚者，对动脉硬化兼有眼底出血者尤宜，有滋补肝肾之功效。

冬瓜青鱼汤

【原料】冬瓜500克，青鱼250克，食用油、调味品各适量。

【制作】先用油将洗净的青鱼段煎至金黄色，入冬瓜，加调味品炖汤。佐餐食用，2日食完。

【功效】用于糖尿病性高血压，证属肝火炽盛者，有清热利水、解毒生津之功效。

山楂茶

【原料】山楂15克，荷叶20克。

【制作】上述2味共制粗末，水煎。代茶饮，每日1剂。

【功效】用于糖尿病性高血压，有降压、降胆固醇之功效。

芹菜苦瓜汤

【原料】芹菜500克，苦瓜60克。

【制作】将芹菜洗净切段与洗净切片的苦瓜同煎汤，分次饮用，每日1剂，连服数日。

【功效】用于糖尿病性高血压属阴虚阳亢者，有清热平肝之功效。

糖尿病性脑血管病的保健食谱

栗子桂圆粥

【原料】栗子10个,桂圆肉15克,粳米50克,白糖适量。

【制作】先将栗子去壳用肉,切成碎块,与米同煮粥,将熟时放入桂圆肉,加白糖调味即成。供早餐食用。

【功效】用于糖尿病性脑血栓形成,有健脾益脑之功效。

海蜇马蹄汤

【原料】海蜇头、生马蹄(即荸荠)各60克。

【制作】先将海蜇头漂洗去咸味,再与马蹄同煮为汤。不拘时饮之。

【功效】用于糖尿病性脑血管病,有养心益脑、滋阴润燥之功效。

醋蛋

【原料】米醋200毫升,鲜蛋1个。

【制作】将米醋装入大口瓶中,然后放入鸡蛋,浸泡48小时,蛋壳被融化,只剩一层薄皮包蛋清、蛋黄时,用筷子把它挑破,搅匀即成。分5日食完,每天早晨空腹服50毫升左右,开水冲服。

【功效】用于糖尿病性脑血管病,兼有高血压及胃病者尤佳。有健脑益智之功效。

黄芪猪肉羹

【原料】黄芪30克,大枣10个,当归、枸杞子各10克,猪瘦肉50克,精盐适量。

【制作】将猪肉切片,与大枣、当归、枸杞子、黄芪共炖汤,加精盐适量调味。佐餐食用。

【功效】用于糖尿病性脑血栓形成后遗症,证属气虚血瘀者,有益气活瘀通络之功效。

地龙桃花饼

【原料】干地龙30克,红花、赤芍各20克,当归50克,川芎10克,桃仁(去皮尖,略炒)15克,黄芪、小麦面各100克,玉米面400克。

【制作】将地龙焙干研粉,黄芪、红花、当归、赤芍、川芎煎取浓汁。将地龙粉、玉米面混匀,并以药汁调和成面团,分制为20个小饼。将桃仁匀布饼上,入笼中蒸熟(或用烤箱烤熟)。每次食1个,每日2次。

【功效】用于气虚血瘀型糖尿病性脑血栓形成后遗症。有益气活血通络之功效。

人参薤白粥

【原料】人参10克,薤白12克,鸡蛋(去黄)1个,小米50克。

【制作】先将人参切碎,加水用文火煎汤,然后入小米煮粥,将熟时下鸡蛋清及薤白,煮熟。供早餐食用。

【功效】用于糖尿病性脑血管病,有益气和中,豁痰通阳之功效。

竹沥粥

【原料】鲜竹沥50克(或竹沥油、竹沥膏均可),粳米50克。

【制作】把粳米洗净,加水适量如常法煮粥,待粥熟后,加入竹沥调匀。供早、晚餐食用,疗程不限。

【功效】用于糖尿病性脑血管,证属痰热内结者,有清热化痰之功效。

糖尿病性冠心病患者的保健食谱

玉米粉粥

【原料】玉米粉、粳米各适量。

【制作】将玉米粉加适量冷水调和,将粳米煮沸后加入玉米粉,同煮为粥。可供早、晚餐食用(食时宜温热)。

【功效】用于糖尿病性冠心病并发高脂血患者。

桃仁粥

【原料】桃仁10~15克,粳米100克。

【制作】先将桃仁捣烂如泥,加水研汁去渣,取汁同粳米煮为稀粥。供早、晚餐食用。

【功效】用于糖尿病性冠心病,证属气滞血瘀者,有活血化瘀之功效。

黄芪炖鸡

【原料】生黄芪30~50克，乌鸡1只，精盐适量。

【制作】杀鸡去毛弃内脏洗净，与黄芪同炖至烂熟（水开打去浮沫），弃黄芪，加精盐适量。食肉喝汤，酌量分次食用，连用3~10日。

【功效】用于糖尿病性冠心病，尤以心肾两虚、自汗盗汗者为适宜，有益气养心之功效。

海带汤

【原料】海带9克，草决明15克，生藕20克，调味品适量。

【制作】把草决明水煎去渣，加海带及藕同煮，加调味品。吃海带及藕，饮汤，佐餐食用，每日1次，连用15日。

【功效】用于糖尿病性冠心病，证属心血瘀阻者，有益心散瘀之功效。

蘑菇汤

【原料】鲜蘑菇（香菇）60克（干品减半），大枣2~3枚。

【制作】把上述两味共煮汤佐餐食用，每日1次，疗程不限。

【功效】适用于糖尿病性冠心病，证属阴阳两虚者，有滋补阴阳之功效。

糖尿病并发口腔疾病患者的保健食谱

甘草粥

【原料】炙甘草10克，糯米50克。

【制作】将炙甘草用水煎沸10分钟，取汁加糯米煮粥，供早、晚餐食用。

【功效】用于糖尿病并发口腔溃疡经久不愈，证属脾胃虚弱者，有健脾和中之功效。

鸭蛋豆豉粥

【原料】咸鸭蛋17克，豆豉50克，粳米50克。

【制作】将以上材料共入锅加水煮成粥，做早餐服用，连服12日。

【功效】用于糖尿病并发牙周炎，证属风火亢盛者，有疏风祛火之功效。

补骨脂大枣粥

【原料】补骨脂20克，大枣6枚，粳米100克。

【制作】补骨脂入水煎沸 15 分钟,去渣取汁,加米、枣煮粥。宜趁热食用。

【功效】用于糖尿病并发牙周病,证属脾肾两虚者,有健脾益肾、固齿之功效。

丝瓜汤

【原料】丝瓜 1 条(稍老者为佳),菜油、精盐、味精各适量。

【制作】丝瓜切成小块,加油、精盐、味精做汤。吃丝瓜饮汤。

【功效】用于糖尿病并发牙周病,证属肺胃燥热者,有清热泻火之功效。

黄瓜豆腐汤

【原料】黄瓜 250 克,豆腐 500 克。

【制作】将黄瓜洗净切片,豆腐切成条状。再把黄瓜片、豆腐条同放入沙锅中煮汤。可佐餐食用。

【功效】用于糖尿病并发牙周病,证属肺胃热盛者,有清肺胃、止痛固齿之功效。

莲子萝卜汤

【原料】莲子 100 克,萝卜 250 克。

【制作】把萝卜洗净,切块,与莲子加水共同煮烂后服食,早、晚各 1 次,连服 12 日。

【功效】用于糖尿病并发口腔炎,证属大肠湿热者,有清利大肠湿热之功效。

糖尿病性咽炎患者的保健食谱

荸荠饮

【原料】鲜荸荠适量。

【制作】将鲜荸荠洗净,去皮,切碎,绞取汁液。宜不定量冷饮。

【功效】用于糖尿病并发咽炎,证属阴虚者,有滋阴清热、生津之功效。

咸橄榄麦冬饮

【原料】咸橄榄 4 枚,麦冬 30 克,芦根 20 克(鲜品 60~120 克)。

【制作】将以上各味加清水2碗半，煎至1碗，去渣。每日2次，分别饮用。

【功效】用于糖尿病并发咽炎属阴虚者，有清热生津、解毒利咽之功效。

青果萝卜饮

【原料】鲜青果30克，鲜萝卜60克。

【制作】将萝卜洗净切块，再与鲜青果混合，加水适量煎取汁液，频饮。

【功效】用于糖尿病并发咽炎属阴虚，症见咽干、咽喉肿痛者，有滋阴利咽、生津之功效。

橄榄芦根饮

【原料】咸橄榄4枚，干芦根30克（鲜品90克）。

【制作】将干芦根切碎，咸橄榄去核；把两味加清水2碗半，煮至1碗，去渣。可代茶饮，每日1剂。

【功效】用于糖尿病并发咽炎，证属阴虚者，有滋阴利咽之功效。

乌梅饮

【原料】乌梅5枚。

【制作】将乌梅加水煎取汁，代茶饮。

【功效】用于糖尿病并发咽炎属虚火，症见咽喉干燥、红肿疼痛者，有滋阴、利咽、清热之功效。

梨汁饮

【原料】梨3个。

【制作】将鲜梨捣汁饮之。

【功效】用于糖尿病并发咽炎属虚火者，有养阴润燥、清热之功效。

橄榄酸梅汤

【原料】鲜橄榄（连核）60克，酸梅10克，甜味剂少许。

【制作】将鲜橄榄、酸梅同捣烂，加清水300毫升煎至100毫升，去渣，加甜味剂少许，调味饮用。每次服20毫升，每日5次。

【功效】用于糖尿病并发咽炎属风热，症见咽部灼热、红肿疼痛者，有清热、生津、止渴之功效。

蜂蜜鸡蛋

【原料】蜂蜜20克，鸡蛋2个，麻油数滴。

【制作】将鸡蛋打入碗中搅匀,取极沸之水冲熟,调入蜂蜜和麻油。顿服,每日2次,早、晚空腹服或当茶饮用。

【功效】用于糖尿病并发咽炎属阴虚者,有滋阴生津、利咽之功效。

糖尿病性肺结核患者的保健食谱

梨藕柿饼汤

【原料】鲜梨2个,鲜藕(去皮)500克,柿饼(去蒂)1个,大枣(去核)10枚,鲜茅根50克。

【制作】把鲜梨去核,柿饼、大枣、鲜茅根用水泡过后,加梨,煮开锅后再煮半小时。饮汤,每日2~3次。

【功效】用于阴虚肺热型糖尿病并发肺结核,症见咳嗽、咯血者,有养阴、清肺、止咳之功效。

黄花鱼姜枣汤

【原料】黄花鱼1条,生姜2片,红枣3枚。

【制作】将黄花鱼去肠杂,加生姜、红枣,用水7碗,煮成2碗。早、晚分食,每周食用2~3次。

【功效】用于肺肾阴虚型糖尿病并发肺结核,症见消瘦、咯血、低热明显者,有补益肺肾、滋阴降火之功效。

猪肺白及汤

【原料】猪肺250克,白及30克,酒、精盐各适量。

【制作】将猪肺挑去血筋活膜,洗净,同白及入瓦罐,加酒少许煮熟,食汤或稍加精盐调味,佐餐食用;亦可单煮猪肺,蘸白及末食用。

【功效】用于防治阴虚肺热型糖尿病并发肺结核,症见咯血明显者,有润肺、清热、止血之功效。

荔枝红枣汤

【原料】荔枝核7枚,红枣5枚,凤凰衣10枚。

【制作】将荔枝核、红枣、凤凰衣同加水浓煎。取汁顿服,宜早、晚空腹服用。

【功效】用于肺肾阴虚型糖尿病并发肺结核而以盗汗为甚者,有补肺肾、养阴血之功效。

猪肉粳米汤

【原料】猪瘦肉100克,粳米50克,冬虫夏草10克,精盐适量。

【制作】将猪瘦肉切丝,粳米淘洗净;把两味与冬虫夏草同入锅加水煮烂,食用时加精盐调味。每日1剂,7日为1个疗程。

【功效】用于肺肾阴虚型糖尿病并发肺结核者,有养阴、清肺、补虚之功效。

仔鸡粥

【原料】仔鸡(未生蛋的母鸡)250克,粳米200克,精盐、味精各少许。

【制作】将仔鸡宰杀,去毛洗去内脏,按需要大小切成鸡块,浓煎鸡汁,将鸡捞出。再将原汁鸡汤同粳米煮粥,先用旺火,后改用文火,煮至粥熟时加入精盐及味精调味。

【功效】用于肺肾两虚型糖尿病并发肺结核,症见形体消瘦者,有滋阴养血之功效。

枸杞子南枣鸡蛋汤

【原料】枸杞子20克,南枣7个,鸡蛋2个。

【制作】把鸡蛋煮熟去壳,加入枸杞子、南枣,再煮至熟。吃鸡蛋喝汤,每日或隔日1次。

【功效】用于阴虚肺热型糖尿病并发肺结核者,有润肺清热之功效。

鳝鱼汤

【原料】鳝鱼2条(约150克),北沙参、百合各10克,精盐、味精、生姜各少许。

【制作】钉住鳝鱼头,剖腹剔去脊刺洗净,切成小段,放入生姜;以大火烧开,即入北沙参、百合,再改用小火,半小时后即可。佐餐食用时,酌量加精盐和味精调味。

【功效】用于阴虚肺热型糖尿病并发肺结核者,有润肺、清热、养阴之功效。

糖尿病性脂肪肝患者的保健食谱

芹菜萝卜饮

【原料】鲜芹菜100~150克，萝卜100克，鲜车前草30克。

【制作】将芹菜、萝卜、车前草洗净捣烂取汁，小火炖沸后温服。每日1次，疗程不限。

【功效】用于湿热型糖尿病性脂肪肝患者，有清热、利湿、健脾之功效。

黄豆芽汤

【原料】黄豆芽50克，调料适量。

【制作】将黄豆芽去须根及杂质，洗净，加水适量熬汤，待熟后加调味品即成。可佐餐，饮汤食豆芽，经常服食。

【功效】用于肝胃不和、痰浊中阻型糖尿病性脂肪肝患者，有补肝和胃、散结祛湿之功效。

茯苓粥

【原料】茯苓粉30克，粳米100克，红枣20枚。

【制作】先将红枣小火煮烂，再放入粳米煮成粥，加茯苓粉再煮沸即成。供早、晚餐食用。

【功效】用于脾气虚弱型糖尿病性慢性肝病及脾胃虚弱所致腹泻、烦躁失眠者，有健脾益气、和中安神之功效。

蘑菇炒肉

【原料】鲜蘑菇250克，瘦猪肉100克，花生油25克，料酒、精盐、葱、姜、胡椒各适量。

【制作】把鲜蘑菇洗净，肉切成片备用；炒锅置于火上烧热，放入花生油，待热时炒肉片、鲜菇，再加料酒、葱、姜、胡椒翻炒至熟，最后加精盐、味精即成。可佐餐食用。

【功效】用于气血虚弱型糖尿病伴有慢性脂肪肝者，有补气养血、增加人体免疫力之功效。

冬笋香菇

【原料】冬笋250克，香菇50克，酱油、醋、精盐、湿淀粉、花生油各适量。

【制作】将冬笋去皮后洗净,切成滚刀块。将油烧热,把洗净的香菇与冬笋同放锅内翻炒,然后加汤少许,并加酱油、醋、精盐煮沸,以湿淀粉勾芡,再炒至汤汁稠浓即成。可佐餐食用。

【功效】用于糖尿病性脂肪肝患者服用。

泥鳅豆腐

【原料】鲜豆腐100克,泥鳅250克,玉米须(布包)30克。

【制作】将泥鳅放盆中养1~2日后,取出,把活泥鳅与玉米须、豆腐共放沙锅中,加水适量煎煮,待烂熟后调味服食。每日1次,连服数日。

【功效】用于湿热型糖尿病性脂肪肝患者,有清热利湿之功效。

鲫鱼薏米汤

【原料】鲫鱼100克,薏米15克,羊肉50~100克,酱油少许,黑胡椒粉2克。

【制作】将鲫鱼去鳃、鳞和内脏,洗净;羊肉切片备用。煮锅上火,将薏米放入,加入清水适量,煮沸后将鲫鱼和羊肉片放入,最后放入适量的酱油、胡椒粉调味即可服食。每日或隔日1次,连服3~5次。

【功效】用于脾虚湿盛型糖尿病性脂肪肝,症见面色发黄、口腻乏味、食欲减退者,有健脾利湿之功效。

糖尿病并发失眠患者的保健食谱

龙眼百合粥

【原料】龙眼肉50克,百合25克,通草5克,小麦50克。

【制作】将通草用纱布袋包好后,与龙眼肉、百合、小麦一起入锅,煮熟后可供晚餐食用。

【功效】用于糖尿病并发失眠属阴虚火旺、心血不足者,有消热泻火、滋阴养血之功效。

栗子桂圆粥

【原料】栗子10个(去壳用肉),桂圆肉15克,粳米50克。

【制作】将栗子切成小碎块与米同煮成粥,粥将成时放入桂圆肉。可供晚餐食用。

【功效】用于心脾两虚型糖尿病并发失眠症者,有健脾、养心安神之功效。

山药桂圆粥

【原料】鲜山药100克,桂圆15克,荔枝肉3～5枚,五味子3克。

【制作】先将鲜山药去皮切成薄片,再与桂圆、荔枝肉(鲜者佳)、五味子同煮成粥。晨起或临睡前食用。

【功效】用于糖尿病并发失眠属心脾两虚者,有补养心脾、降低血糖之功效。

猪心莲子百合饮

【原料】猪心半个,莲子肉40克,百合15克,浮小麦40克,精盐适量。

【制作】将猪心洗净,切片,与后三味一起加少许精盐入锅煮熟。可供晚餐食用,每日1次,连服10日。

【功效】用于糖尿病并发失眠属心阴不足者,有养心安神之功效。

百合鲤鱼汤

【原料】鲤鱼1条(半斤),百合30克。

【制作】将鲤鱼去鳞、鳃及内脏后洗净,与百合一起入锅煮熟后加少许精盐即可。喝汤吃肉,每日1次,连服10日。

【功效】用于糖尿病并发失眠属心肾不交、虚火上炎者,有交通心肾、滋阴安神之功效。

莲子汤

【原料】莲子(带心)30克,精盐适量。

【制作】把莲子加水煮至熟,加精盐适量,睡前2小时服用。

【功效】用于糖尿病并发失眠属脾胃虚弱、心神失养者,有健脾和胃、宁心安神之功效。

猪心炖当归

【原料】猪心1个(带血),当归60克。

【制作】剖开猪心洗净,将当归填入猪心内,煮熟去当归渣。食猪心喝汤。

【功效】用于糖尿病并发失眠属心血亏虚者,有养血补心、安神定志之功效。

糖尿病性便秘患者的保健食谱

黄豆皮

【原料】黄豆120克。

【制作】将黄豆碾碎取皮(豆瓣不用),水煮取汁,代茶频饮。

【功效】用于防治糖尿病性便秘,尚有增强患者的糖耐量,延缓血糖上升和降低血糖之功效。

首乌蛋

【原料】鸡蛋2个,何首乌60克。

【制作】将鸡蛋与何首乌加水同煮,蛋熟去壳再煮片刻。吃蛋喝汤,每日1次。

【功效】用于防治阴亏燥结型糖尿病性便秘,有滋阴生津、润肠通便之功效。

猪心炖参竹

【原料】沙参15克,玉竹20克,猪心1具,葱25克,精盐少许。

【制作】将猪心洗净切片,同沙参、玉竹一起放入沙锅内,然后将葱洗净放入,加清水2000毫升。先用大火烧沸后,改用小火炖至猪心熟透即成,食时加精盐少许。佐餐食用,每日2次,2~3日食完。

【功效】用于防治阴虚津亏型糖尿病性便秘,有滋阴润肠、生津止渴之功效。

木耳海参炖大肠

【原料】木耳、海参各30克,猪大肠50克,精盐、酱油、味精各少许。

【制作】将猪大肠翻开洗净,加水同木耳、海参炖熟后,加入精盐、酱油、味精调味即可。饮汤及佐餐食用。

【功效】用于防治肠燥津亏型糖尿病性便秘,可润肠通便。

下篇 加强糖尿病的日常保健
——精致生活，远离糖"腻"

猪肉煲大米

【原料】发菜3克，牡蛎肉、瘦猪肉各60克，大米适量。

【制作】将发菜、牡蛎肉洗净；瘦猪肉剁烂制成肉丸。用沙锅加适量的清水煮沸，放进大米、发菜、牡蛎肉，同煲至大米开花，再放入肉丸同煮熟。吃肉食粥。

【功效】用于防治糖尿病性便秘，伴有高血压者尤为适宜。

菠菜拌麻油

【原料】鲜菠菜250克，麻油15克。

【制作】把菠菜洗净，在沸水中焯3分钟取出，用麻油拌食。宜佐餐食用。

【功效】用于防治燥热型糖尿病性便秘，有清热润燥、下气通便之功效。

青菜汁

【原料】青菜汁半小碗。

【制作】将青菜汁煎煮热，代茶饮。

【功效】用于防治各型糖尿病性便秘，有通便之功效。

芝麻杏仁粥

【原料】黑芝麻、杏仁各30克，粳米60克，当归9克。

【制作】将前3味浸水后磨成糊状，煮熟后用当归煎汁调服。每日1次，连服数日。

【功效】用于防治肠燥津亏型糖尿病性便秘，有滋阴生津、润肠通便之功效。

糖尿病性高血脂患者的保健食谱

紫菜汤

【原料】紫菜、荷叶、鸡汤各适量。

【制作】将紫菜、荷叶放入鸡汤中，做成紫菜汤。经常食用。

【功效】用于糖尿病性高脂血症，证属湿浊者，有祛浊降脂之功效。

胡萝卜粳米粥

【原料】新鲜胡萝卜150克，粳米125克。

【制作】将鲜胡萝卜洗净切碎，与粳米同煮粥。供早、晚餐食用。

【功效】用于糖尿病性高脂血症，证属脾胃失调、湿浊内蕴，症见腹胀脘闷不适者，有健脾理气、降浊降脂之功效。

杞子粳米粥

【原料】枸杞子30克，粳米100克。

【制作】将枸杞子和粳米分别淘洗干净，同煮成粥。供早、晚餐食用。

【功效】用于糖尿病性高脂血症，证属肝肾不足、虚阳上亢者，有补肾养阴、明目降脂之功效。

黑木耳烩豆腐

【原料】豆腐200克，黑木耳25克，素油20克，清汤200克，精盐4克，湿淀粉25克，味精1克。

【制作】将黑木耳放入汤碗中，用温水浸泡，使之涨发回软，洗净。锅内放入清水1000毫升，上旺火烧沸，将豆腐切丁放入开水锅中，烧沸后捞起，沥净水分。倒完锅中水，放入素油烧热后，投入黑木耳，煸炒几下，入精盐及清汤，再烧沸后，用湿淀粉勾上稀芡，倒入豆腐，沸后调味即可佐餐食用。

【功效】用于糖尿病性高脂血症，有健脾升清、化痰祛湿、降浊之功效。

豆油炒洋葱

【原料】豆油适量，洋葱60克，精盐少许。

【制作】将洋葱洗净切碎，用豆油炒，加少许精盐调味。佐餐进食。

【功效】用于糖尿病性高脂血症，证属湿浊瘀阻者，有祛湿降浊降脂之功效。

山楂黄芪荷叶茶

【原料】焦山楂、黄芪各15克，荷叶8克，当归、泽泻各10克，生大黄5克，生姜2片，生甘草3克。

【制作】将以上诸味同煎汤。代茶随饮，或每日3次。

【功效】用于糖尿病性高脂血症，证属湿浊淤滞者，有祛瘀降浊降脂之功效。

下篇 加强糖尿病的日常保健
——精致生活，远离糖"腻"

● 山楂猪肉 ●

【原料】去皮猪肉 750 克，去核山楂 250 克，葱、姜、花椒、酱油、黄酒、植物油各适量。

【制作】先将山楂放入锅内，加水 2000 毫升，将猪肉煮至 7 成熟捞出待凉，切成约 3 厘米长的条，浸在用酱油、黄酒、葱、姜、花椒调成的汁中，1 小时后沥干。在炒锅内放适量的植物油，用文火烧熟，放肉条炒至肉色微黄时。用漏勺捞出，沥去油。再将煮锅内的山楂放油锅内略翻炒后，放入肉条同炒，用文火收干汤汁，起锅装盘。佐餐食用。

【功效】用于糖尿病性高脂血症，证属湿浊瘀滞者，有祛瘀降脂之功效。

● 芹菜瘦肉粳米粥 ●

【原料】芹菜、粳米各 100 克，首乌、瘦猪肉末各 50 克，精盐、味精各适量。

【制作】先煎首乌取汁，以药汁与粳米煮粥，待粥将成时，加瘦肉末、芹菜煮片刻，加精盐、味精调味。分次食用，可长期用。

【功效】用于糖尿病性高脂血症，证属脾胃失调、湿蚀内蕴者，有健脾降浊降脂之功效。

● 玉米木耳粥 ●

【原料】玉米 100 克，木耳 10 克，油、精盐、味精各适量。

【制作】先洗净木耳，泡发撕碎，再煮玉米，待烂时加入木耳，同煮为粥，加油、精盐、味精调味。可常食用。

【功效】用于糖尿病性高脂血症，证属瘀浊者，有祛瘀浊、降血脂之功效。

糖尿病性眼病患者的保健食谱

● 牛奶冲鸡蛋 ●

【原料】牛奶 1 杯，鸡蛋 1 个。

【制作】将鸡蛋打散后，冲入牛奶，煮沸后服食（或加适量蜂蜜）。每日 1 次，连服数日。

【功效】用于糖尿病并发白内障属阴血不足者,有滋补明目之功效。

养肝明目汤

【原料】猪肝100克（羊肝、鸡肝亦可），枸杞子30克，女贞子、车前子、蒺藜子、菟丝子各12克，白菊花10克，精盐少许。

【制作】将以上各味（除猪肝及盐外）分别进行清洗、干燥，研为粗末，混合均匀，装入瓶中备用。每用15克药末，取猪肝100克洗净切为薄片，二者煮汤服或蒸服均可，服时加精盐少许调味。佐餐食用或单用均可。

【功效】用于糖尿病并发视网膜病变，证属肝肾不足者，有滋阴明目之功效。

鸡蛋枸杞汤

【原料】鸡蛋2个，枸杞子30克。

【制作】将以上2味加适量的清水共煎煮，蛋熟去壳再煮。喝汤食蛋，连用3~5日。

【功效】用于阴血不足型糖尿病眼病，症见视力明显减退者，有滋阴养肝、明目之功效。

猪肝葱白鸡蛋汤

【原料】猪肝200克，鸡蛋2个，葱白5茎（每茎约10厘米长），麻油、精盐、味精适量。

【制作】把猪肝切片，加水煮汤，然后打入鸡蛋，加入葱白，再煮片刻，加精盐、味精、麻油调味即成。服食。

【功效】用于糖尿病并发视网膜病变，证属精血亏虚者，有养血明目之功效。

糖尿病性皮肤瘙痒患者的保健食谱

萝卜缨薏苡仁粥

【原料】萝卜缨、马齿苋、薏苡仁各30克。

【制作】将萝卜缨、马齿苋、薏苡仁洗净，加适量水，煮粥。每日食用1次，1个月为1个疗程。

【功效】用于糖尿病并发皮肤瘙痒，证属风热血燥者，有清热祛风、凉血润燥之功效。

桃仁高粱粥

【原料】桃仁（去皮尖）10克，高粱米（或粳米）50克。

【制作】先将桃仁和米研碎，如常法煮粥，可供早餐食用。

【功效】用于糖尿病并发皮肤瘙痒，证属血燥者，有养血祛风之功效。

鸡肉姜丝

【原料】山鸡肉100克，生姜15克，精盐、味精适量。

【制作】把山鸡肉洗净切细丝，生姜切丝。先用温油煸炒山鸡肉，待半熟时入精盐、味精及姜丝，翻炒均匀即可。佐餐食用。

【功效】用于糖尿病并发皮肤瘙痒，证属气血两虚者，有益气养血之功效。

鸽子发菜

【原料】鸽子1只，发菜10克，红枣5枚，精盐、味精适量。

【制作】鸽子去毛及肠杂，与红枣、发菜一起炖熟，加精盐、味精调味即可。每日1剂，连用7～10日。

【功效】用于糖尿病并发皮肤瘙痒，证属血虚生风者，有补血养血、祛风止痒之功效。

芹菜豆腐

【原料】芹菜20克，豆腐30克，精盐、味精适量。

【制作】将芹菜洗净切碎，与豆腐共煮，加精盐、味精调味即可。每日1剂，佐餐食用。

【功效】用于糖尿病并发皮肤瘙痒，证属热毒炽盛者，有清热解毒、祛风止痒之功效。

海带煮排骨

【原料】海带50克，猪排骨200克，精盐适量。

【制作】将海带洗净，猪排骨切块，一并加适量水煮至烂熟，加精盐调味即可。1日分2次食完，隔日1剂。

【功效】用于糖尿病并发皮肤瘙痒，证属肾虚者，有益肾润燥、止痒之功效。

团鱼煲黑豆

【原料】团鱼1只,黑豆30克。

【制作】将团鱼去肠杂,洗净,与黑豆一起煲烂。每日1剂,饮汤并吃鱼、黑豆。

【功效】用于糖尿病并发皮肤瘙痒,证属风盛血燥者,有祛风养血、润燥之功效。

泥鳅汤

【原料】泥鳅30克,大枣15克,精盐少许。

【制作】把泥鳅洗净,与大枣煎汤,加精盐调味即可。每日1剂,加餐用,连用10~15日。

【功效】用于糖尿病并发皮肤瘙痒,证属血虚生风者,有养血祛风之功效。

猪胰荔枝干汤

【原料】猪胰1个,荔枝干14个,冰糖、精盐少许。

【制作】将猪胰洗净,切成小块,炒熟;荔枝干去皮核,和猪胰一起加精盐共炖。每日1剂,分2次频频饮之,2周为1个疗程。

【功效】用于糖尿病性皮肤瘙痒,证属气血双亏者,有益气养血、止痒之功效。

糖尿病性骨质疏松患者的保健食谱

奶粥

【原料】牛奶100毫升,粳米50克。

【制作】把牛奶加粳米按常法煮粥。每日供早餐食用。

【功效】用于肾虚型糖尿病并发骨质疏松症者,有补益肾脏之功效。

桑葚粥

【原料】桑葚30克(鲜者50克),粳米70克。

【制作】将桑葚浸泡片刻,洗净后与米同入沙锅煮粥。供晚餐食用。

【功效】用于肝肾阴虚型糖尿病并发骨质疏松症者,有滋阴补血、生津止渴之功效。

加强糖尿病的日常保健
——精致生活，远离糖"腻"

枸杞子羊肾粥

【原料】枸杞子30克，羊肾1个，肉苁蓉15克，粳米60克，精盐适量。

【制作】将羊肾剖开，去内筋膜，切碎，同枸杞子、粳米、肉苁蓉放入锅中，加水适量，文火煮至粥将成，加入精盐调匀即成。供晚餐食用。

【功效】用于肾虚型糖尿病并发骨质疏松症者，有补肾壮阳、壮腰强骨之功效。

烧牛蹄筋

【原料】牛蹄筋250克，青菜心25克，酱油、料酒各10克，干团粉4克，生姜2克，蹄筋原汤50克，植物油25克，葱5克，胡椒面、味精适量。

【制作】将生牛蹄筋放入小沙锅内，加上3杯水，在微火上煮至八成烂时取出，去骨，原汤备用。生姜切成细末，熟牛蹄筋切成约6厘米长的长条，青菜心切成宽条，与牛蹄筋的长短相同。干团粉加水调成团粉汁备用；烧热油锅，先煸青菜心，随即将牛蹄筋、料酒、生姜、酱油及蹄筋原汤倒入，煮沸后，加上味精及团粉汁，烧熟后加胡椒粉即可食用。

【功效】用于肾虚型糖尿病并发骨质疏松症者，有强筋壮骨、补益脾肾之功效。

排骨汤

【原料】猪排骨250克，精盐、葱各5克，生姜片2.5克，料酒少许，猪油25克。

【制作】把排骨洗净，用刀剁成宽、长各5厘米的小块，在旺火炉上将猪油烧红，放入排骨炸10分钟呈灰白色，待排骨水分炸干时，下精盐、水、姜片煨一下。放足清水450毫升，旺火上煨2小时后，加入味精、料酒、葱白，移入砂罐用温火煨半小时即成。空腹服，每周1~2次，每次1小碗，食肉饮汤，或佐餐食用。

【功效】用于阴阳两虚型糖尿病并发骨质疏松症者，有补阳益髓、强筋健骨之功效。

黄豆浓汤

【原料】黄豆500克，猪排骨800克，料酒、精盐、味精、葱、姜、青蒜、酱油各适量。

【制作】把黄豆放入清水中浸泡5小时；排骨斩块洗净，放入沙锅，加葱、姜、料酒，再加入清水，煮开后，去浮沫；再把黄豆加进去，用温水炖到黄豆熟烂；最后撒青蒜末、味精即可。可分多次佐餐食用。

【功效】用于气血虚弱型糖尿病并发骨质疏松症者，有补中益气、养血补精之功效。

食栗补肾粥

【原料】生栗子250克，猪肾1个，粳米150克，陈皮6克，花椒10粒，精盐2克。

【制作】将猪肾剖成两半处理干净，与粳米、陈皮、花椒一起放入锅内，加清水2500毫升，置中火上徐徐煨熬成粥。煮成后挑出陈皮，加入精盐调味。每次取生栗子10枚，剥壳食肉，细嚼，连液吞咽，然后再食1碗猪肾粥做晚餐。

【功效】用于肾虚型糖尿病并发骨质疏松症者，有补肾强身之功效。

糖尿病性阳痿患者的保健食谱

枸杞炖牛鞭

【原料】枸杞子20~40克，牛鞭（公牛生殖器）1具，生姜6克。

【制作】把以上3味同放蒸锅中隔水炖烂熟。食肉喝汤，每2~3日1次，10日为1个疗程。

【功效】用于糖尿病性阳痿，证属肾阳虚寒者，有温肾助阳、滋补肝肾之功效。

胡桃虾肉汤

【原料】胡桃仁15克，龙虾肉50克，仙茅15克，淫羊藿15克。

【制作】把以上4味水煎，每日2次服用，连用20日。

【功效】用于糖尿病性阳痿，证属肾阳亏损者，有温肾壮阳之功效。

泥鳅汤

【原料】泥鳅200克，虾50克，植物油、调味品适量。

【制作】将泥鳅放清水中，滴几滴植物油，每日换清水，使泥鳅吃油及清水而排出其肠内杂物；把清洗后的泥鳅和虾共煮汤，加调味品。每日2次，佐餐食用，分2～3日食完。

【功效】用于糖尿病性阳痿属肾虚者，有温补肾阳之功效。

羊肉粥

【原料】羊肉50克，粳米100克。

【制作】将羊肉洗净切成碎末，把粳米淘干净入锅，加水煮至半熟时加入羊肉末，搅匀，煮烂。可供早、晚餐食用。

【功效】用于糖尿病性阳痿，证属肾阳虚寒者，有温补肾阳、强阳之功效。

核桃仁炒韭菜

【原料】核桃仁30克，韭菜150克，麻油、精盐各适量。

【制作】把核桃仁先用麻油炸成黄色，再加入洗净切段的韭菜，加精盐，炒熟起锅。每日1次，佐餐食用。

【功效】用于肾虚型糖尿病性阳痿，对合并便秘者尤为适宜，有补肾助阳之功效。

高粱粥

【原料】高粱米100克，桑螵蛸20克。

【制作】先煎桑螵蛸，取汁500毫升，去渣加高粱米煮烂。可供餐时食用。

【功效】用于脾肾亏虚型糖尿病性阳痿兼有早泄、滑精等症者，有补肾固精、健脾止泻之功效。

猪肉黑豆粥

【原料】猪肉100克，黑豆30克，精盐适量。

【制作】把猪肉洗净切碎与黑豆同炖烂，加精盐调味即可。可佐餐食用。

【功效】用于糖尿病性阳痿，证属肾精不足者，有滋补肾精之功效。

糖尿病性性冷淡患者的保健食谱

羊肾粥

【原料】羊肾1对，淡豆豉10克，粳米50克，姜、葱、精盐各适量。

【制作】将羊肾去脂膜细切,与米、豆豉调和后煮粥,加入姜、葱、精盐等调味。可供午餐食用。

【功效】用于肾阳虚损型糖尿病并发性冷淡者,有温肾益阳之功效。

羊鞭汤

【原料】羊鞭2具,葱、姜、料酒各适量。

【制作】将羊鞭去内膜洗净,加葱、姜、料酒和适量水煨汤。吃鞭饮汤,每5日1次。

【功效】用于肾阳不足型糖尿病并发性冷淡者,有益肾振阳之功效。

牛鞭汤

【原料】牛鞭1具,枸杞子30克。

【制作】牛鞭洗净与枸杞子加水炖熟。食鞭饮汤。可以经常食用。

【功效】用于肾阳虚损型糖尿病并发性冷淡者,有益肾壮阳之功效。

枸杞鸽肉汤

【原料】枸杞子30克,鸽子1只。

【制作】将鸽子去毛及内脏后洗净,与枸杞子同置盅内加水适量,隔水炖熟。吃肉喝汤,每2日1次,连用7次。

【功效】用于肝肾阴虚型糖尿病并发性冷淡者,有滋补肝肾之功效。

米酒公鸡

【原料】公鸡1只,糯米酒100克,食用油、精盐各适量。

【制作】将公鸡去毛、除内脏,洗净剁块,加油及少量精盐炒熟,盛入大碗内加糯米酒,隔水蒸烂。可佐餐食用,分3日食完。

【功效】用于肾虚精亏型糖尿病并发性冷淡者,有补肾益精之功效。

炒鸡肠

【原料】鸡肠5副,葱、姜、黄酒、味精、精盐、醋、植物油各适量。

【制作】把鸡肠洗净切成小块,入油锅中加醋、精盐同炒,加水、黄酒小火炖熟,加入精盐、味精后即可食用。每日一次,连用10日为1个疗程。

【功效】用于肾气不固型糖尿病并发性冷淡者,有益肾固精之功效。

虾炖豆腐

【原料】虾15克,豆腐200克,葱、姜、精盐各适量。

【制作】把虾洗净,豆腐切成小块,把两味再加葱、姜、精盐共炖。随意食用。

【功效】用于肾阳不足型糖尿病并发性冷淡者,有温肾助阳、增强性欲之功效。

韭菜炒虾肉

【原料】鲜虾肉500克(干虾肉250克),韭菜150克,精盐、味精适量。

【制作】用水泡软干虾肉;锅中加油热后,将虾肉与切好的韭菜同炒,加精盐等调味品。可佐餐食用。

【功效】用于肾阳不足型糖尿病并发性冷淡者,有益肾兴阳之功效。

糖尿病性扁桃体炎患者的保健食谱

萝卜青果饮

【原料】白萝卜250克,青果5枚。

【制作】将萝卜洗净切片,青果打碎,加水适量煮熟服用。每日1剂,连服5剂。

【功效】用于糖尿病并发扁桃体炎,证属风热炎症者,反复不消兼消化不良者尤佳,有清热解毒之功效。

豆腐双花汤

【原料】金银花、野菊花各30克,鲜豆腐100克,精盐少许。

【制作】把豆腐切块,加清水适量煲汤,再加入金银花、野菊花同煲10分钟,用精盐少许调味,饮汤吃豆腐。

【功效】用于糖尿病并发扁桃体炎,证属热毒炽盛者,有清热解毒、消肿散结之功效。

蒲公英橄榄萝卜粥

【原料】萝卜100克,蒲公英15克,橄榄、粳米各50克。

【制作】把萝卜、橄榄、蒲公英共捣碎，装入小布袋，加水适量，煎20分钟后，弃去药包，再加入淘净的大米，加温水适量，共煮成粥，供早餐食用。

【功效】用于糖尿病并发扁桃体炎，证属风热者，有清热宣肺、解毒利咽之功效。

竹沥粥

【原料】鲜竹65厘米，粳米100克。

【制作】将鲜竹劈开，两端去节，以火烤中间，流出汁液，即竹沥；用粳米加竹沥同煮稀粥，供早、晚餐食用。

【功效】用于糖尿病并发扁桃体炎，证属风热犯肺者，兼有急慢性支气管炎者尤佳，有清热宣肺、利咽止咳之功效。

竹叶粥

【原料】鲜竹叶200克，生石膏、粳米各100克。

【制作】鲜竹叶洗净，加水500毫升，与生石膏共煎后去渣，加粳米同煮成粥。可供晚餐食用。

【功效】用于糖尿病并发扁桃体炎，证属热毒炽盛者，有清热解毒、生津止渴之功效。

薄荷煲猪肺

【原料】薄荷、牛蒡子各10克，猪肺200克，精盐少许。

【制作】将猪肺洗净切成块状，用手挤除泡沫，加清水适量煲汤，将起锅时，把薄荷、牛蒡子放入锅中煮3～5分钟，用精盐少许调味。饮汤食猪肺，每日3次。

【功效】用于糖尿病并发扁桃体炎，证属风热上垂者，有疏风清热、宣肺利咽之功效。

糖尿病性感冒患者的保健食谱

香菜葱茎紫苏汤

【原料】香菜15克，葱茎7根，紫苏叶10克。

下篇 加强糖尿病的日常保健
——精致生活，远离糖"腻"

【制作】把以上3味洗净后以水煎服。每晚1剂，3日为一疗程。

【功效】用于糖尿病并发风寒型感冒者，有散寒解表之功效。

葱豉豆腐汤

【原料】豆腐250克，淡豆豉12克，葱白15克，食用油、精盐各适量。

【制作】先将豆腐切成小块，油煎，后加入淡豆豉，放水同煮，煮沸10分钟，再入葱白、精盐略煮片刻。宜趁热服之。

【功效】用于糖尿病并发风热型感冒，症见发热、口渴者，有解表、清热润燥之功效。

白菜根葱白汤

【原料】大白菜根3个，连须葱白2茎，芦根10克。

【制作】将以上3味水煎取汁，趁热分2次服用。

【功效】用于糖尿病并发风热型感冒者，有辛凉发散、清热生津之功效。

姜葱鸡蛋汤

【原料】生姜、葱白各15克，鸡蛋2个，梨50克。

【制作】将生姜、葱白、梨3味同煎汤；取鸡蛋2个打入碗内搅匀，用煮沸的药汁冲入。趁热服用后，覆被发汗。

【功效】用于糖尿病并发风寒型感冒者，有宣肺解表散寒之功效。

葱白粳米汤

【原料】连须葱白5～10茎，生姜3片，南粳米50克。

【制作】将葱白洗净切细，将南粳米加入清水500毫升，先煮成稀粥，然后放入葱白、生姜，再盖煮片刻，停火去盖待服。每日2次，趁热供早、晚餐食用。

【功效】用于糖尿病并发风寒型感冒者，有散寒、解表、宣肺之功效。

青椒炒豆豉

【原料】青椒、豆豉各250克，食用油、精盐各适量。

【制作】先用油分别炒青椒及豆豉，再将青椒与豆豉拌匀略炒加精盐调味即可。可佐餐食用。

【功效】用于糖尿病并发风寒型感冒者，有辛温、解表、散寒之功效。

当归生姜羊肉汤

【原料】精羊肉100~200克，生姜60克，葱白20克，当归25克，植物油、精盐适量。

【制作】先将羊肉洗净切片，用植物油炒过，对汤2碗（约1000毫升），加入姜、葱及当归，煮30分钟，再加精盐适量，熟后吃肉喝汤，取微汗。食后避风2~4小时。

【功效】用于糖尿病并发风寒型感冒且反复发作者，有散寒、宣肺、解表之功效。

核桃葱姜茶

【原料】核桃仁、葱白、生姜各25克，茶叶15克。

【制作】将前3味捣烂，与茶叶一同放入沙锅内，加水1~2碗煎煮，去渣，一次服下。

【功效】用于糖尿病并发风寒型感冒，症见发热无汗、周身酸困乏力者，有宣肺、散寒、解表之功效。

煨猪心

【原料】新鲜猪心1个，精盐适量。

【制作】将猪心洗净，沥水后放沙锅内，撒上精盐，以文火煨1小时，取热猪心服用。每日食1~2次，一般1~2天可见效。

【功效】用于糖尿病并发风寒型感冒者，有散寒、解表之功效。

糖尿病性气管炎患者的保健食谱

花生粥

【原料】花生仁30克，粳米100克。

【制作】将以上2味同煮粥，供早、晚餐食用。

【功效】用于糖尿病并发气管炎，证属阴虚肺燥者，有滋阴润肺之功效。

杏仁粥

【原料】杏仁15克，白米50克。

【制作】将杏仁去皮,水研滤汁,同白米煮粥。可供早、晚餐温热食用。

【功效】用于糖尿病并发气管炎,证属肺气上逆者,有降气平喘之功效。

醋鱼止嗽汤

【原料】鲤鱼250克,醋200毫升。

【制作】将鲤鱼去鳞、鳃及内脏,收拾好。锅内放醋加等量的水煮鲤鱼,不放盐。吃鱼喝汤,适量食用。

【功效】用于糖尿病并发气管炎,证属痰涎壅盛者,有祛湿化痰之功效。

醋豆腐方

【原料】醋50毫升,豆腐500克,植物油50克,葱花少许,精盐适量。

【制作】将油烧熟后,倒入葱花,加少许精盐,而后倒入豆腐,用铲将豆腐压成泥状后翻炒,加醋,再加少许水继续翻炒至熟而成。趁热佐餐食之。

【功效】用于糖尿病并发气管炎,证属风寒犯肺者,有宣肺、散寒、止咳之功效。

柚子炖鸡

【原料】柚子1个,雄鸡1只。

【制作】把柚子去皮留肉,雄鸡去内脏洗净。将柚子切块放入鸡腹内,隔水炖熟。喝汤吃肉,每周1次。

【功效】用于糖尿病并发气管炎,证属脾虚湿盛者,症见痰多气喘者,有益气健脾、化痰平喘之功效。

猪肺粥

【原料】猪肺500克,大米100克,薏苡仁50克,料酒、葱、精盐、姜、味精各适量。

【制作】将猪肺洗净,加水适量,放入料酒,煮至七成熟即捞出,切成肺丁,同淘净的大米、薏苡仁一起入锅内,并放入葱、姜、精盐、味精、料酒,先置武火上烧沸,然后文火煨炖至米熟烂即可。供早、晚餐食用,经常食用效果显著。

【功效】用于糖尿病并发气管炎,证属肺气虚弱者,有补肺、止咳、平喘之功效。

四仁粥

【原料】白果仁、甜杏仁、核桃仁、花生仁各等份，鸡蛋1个。

【制作】将前4味共研成末，每次取20克，加鸡蛋1个，煮1小碗。清晨空腹食，连用半年。

【功效】用于肺肾两虚型糖尿病并发气管炎，有温补肺肾、止咳平喘之功效。

鸡蛋百合

【原料】鸡蛋2个，百合60克。

【制作】将鸡蛋、百合同煮至蛋熟。去蛋壳连汤食用，每日1次。

【功效】用于糖尿病并发气管炎，证属肺气虚弱者，有补肺止咳之功效。

糖尿病性肺炎患者的保健食谱

茯苓粉粥

【原料】茯苓粉、粳米各30克，大枣（去核）7枚。

【制作】先将米淘净，放锅中煮数沸后，放入红枣，煮至粥成时放入茯苓粉搅和均匀即可。随时食用。

【功效】用于糖尿病并发肺炎，证属痰湿蕴肺者，有健脾渗湿、化痰和中之功效。

雪梨银耳贝母汤

【原料】雪梨1个，银耳6克，川贝母3克。

【制作】将银耳泡发，然后与雪梨、川贝母同用水煎。饮服。

【功效】用于糖尿病并发肺炎，证属痰热壅肺者，有清热化痰之力效。

苋菜粳米粥

【原料】冬苋菜、粳米各适量。

【制作】把粳米淘洗净与冬苋菜同煮粥，食之。

【功效】用于糖尿病并发肺炎，证属热邪犯肺者，有清热宣肺、止咳之功效。

凉拌三鲜

【原料】竹笋30克，荸荠40克，海蜇50克，精盐、味精、麻油适量。

【制作】先将竹笋切成片，以沸水焯后沥干。将荸荠洗净切片。把泡发好的海蜇洗净切丝，用热水焯一下即可。在上述三味中加精盐、味精、麻油凉拌。佐餐食用。

【功效】用于糖尿病并发肺炎，证属热邪犯肺者，有清热化痰、止咳平喘之功效。

苦瓜茶

【原料】鲜苦瓜1条，茶叶适量。

【制作】将苦瓜截断去瓤，装入茶叶，再接合，悬挂于通风处阴干。每次6～9克，水煎或开水冲泡，代茶饮。

【功效】用于糖尿病并发肺炎，证属肺热，症见高热、咳嗽、呼吸气促者，有清热、宣肺、平喘之功效。

猪肺百合汤

【原料】猪肺150克，百合、党参各10克，精盐适量。

【制作】把猪肺除去肺泡洗净切块，入锅加百合、党参共炖熟，以精盐调味服。每日1剂，3日为1个疗程。

【功效】用于糖尿病并发肺炎，证属热邪犯肺，症见咳嗽痰不易出、烦躁乏力者，有清肺化痰之功效。

糖尿病性腹泻患者的保健食谱

鸡蛋饼

【原料】鸡蛋3个，生姜15克，醋15毫升，葱、精盐、食用油各适量。

【制作】将鸡蛋打碎，生姜切碎。把上料加适量精盐、葱调味搅匀，用油煎炒成饼，熟后加醋烹之。当点心加餐用。

【功效】用于糖尿病性腹泻，证属脾虚者，有和中止泻之功效。

山药粥

【原料】鲜山药120克（干品60克），粳米50克。

【制作】把山药削皮切块，与淘洗净的粳米同煮为粥。供早、晚餐食用。

【功效】用于糖尿病性腹泻，证属脾胃虚弱者，有健脾益胃之功效。

莲仁粥

【原料】白莲肉、薏苡仁各30克，大米60克，精盐适量。

【制作】把白莲肉用水浸泡去皮，与淘洗净的薏苡仁、大米加水煮粥，加精盐调味服食。供早、晚餐食用。

【功效】用于糖尿病性腹泻，证属脾虚湿盛者，有健脾、利湿、止泻之功效。

荔核粥

【原料】干荔枝核15个，山药、莲子肉各15克，大米50克。

【制作】把山药、莲子分别去皮切块，与干荔枝核一起加水煎汤，去渣取汁，后下米煮作粥。供晚餐食用。

【功效】用于糖尿病性腹泻，证属脾胃虚弱、肝气不畅者，有补脾止泻、益肾固精、理气止痛之功效。

山楂荞麦饼

【原料】荞麦面1000克，鲜山楂500克，橘皮、青皮、砂仁、枳壳、石榴皮、乌梅各10克。

【制作】把鲜山楂加水煮熟去核，捣成泥状。将橘皮、青皮、砂仁、枳壳、石榴皮、乌梅皮同放入1000毫升水中煮30分钟，滤汁去渣。将荞麦面和药汁和成面团。山楂泥揉入面中，做成小饼，以小火烙熟或烤熟。每日2次，每次1个即可。

【功效】用于糖尿病性腹泻，证属肝郁脾虚者，有舒肝健脾、和胃止泻之功效。

高良姜粥

【原料】高良姜30克（锉细），糯米60克。

【制作】将高良姜加水500毫升，煎汁去渣，再加糯米煮粥。供晚餐食用。

【功效】用于糖尿病性腹泻,证属脾胃虚寒者,有温中补虚、健脾和胃之功效。

清炖鲫鱼

【原料】鲫鱼1条,橘皮10克,胡椒、吴茱萸各2克,生姜、黄酒各50克,精盐、葱、味精各适量。

【制作】将鲫鱼去鳞、鳃及内脏。生姜切片,洗净后留几片放鱼上,其余生姜和橘皮、胡椒、吴茱萸一起包扎在纱布内,并将药包填于鱼腹内。加入黄酒、精盐、葱和水15毫升,隔水清炖半小时后取出药包,放入少许味精即成。佐餐食用。

【功效】用于糖尿病性腹泻,证属脾胃虚寒者,有温中健脾和胃之功效。

糖尿病性肾病患者的保健食谱

山药莲子粳米粥

【原料】生黄芪、山药、莲子肉、枸杞子、茯苓、核桃肉、荷叶各适量,粳米100克。

【制作】将山药削皮切块,与生黄芪、莲子肉、枸杞子、茯苓、核桃肉、荷叶及粳米一起熬粥食用。每日1小碗,或隔日1小碗,供早、晚餐食用。

【功效】用于脾肾两虚型糖尿病性肾病,症见蛋白尿明显者,有补脾益肾、利水化浊之功效。

海参粥

【原料】海参15克,白米50克。

【制作】把海参切成小块,与米同煮成粥。供餐时食用。

【功效】用于防治脾肾两虚型糖尿病性肾病,有健脾益肾之功效。

雄鸭大米粥

【原料】雄鸭肉、大米、精盐各适量。

【制作】将鸭肉切块,与洗净的大米共煮成粥,加精盐调味。供早、晚餐食用。

【功效】用于脾虚型糖尿病性肾病,症见水肿、贫血明显者,有健脾利水、补益气血之功效。

米醋煮海带

【原料】鲜海带120克（干品60克），米醋适量。

【制作】用鲜海带加米醋煮食。

【功效】用于防治脾虚型糖尿病性肾病，有健脾、利水、消肿之功效。

猪肾粥

【原料】猪肾2个（去膜切细），粳米50克，葱白、五香粉、生姜、精盐各适量。

【制作】将猪肾去筋膜与米同煮作粥，将熟时入葱、姜、精盐及丘香粉调味即可。供早、晚餐食用。

【功效】用于肾虚型糖尿病性肾病，症见腰痛明显者，有补肾强腰之功效。

黑豆鸡蛋粥

【原料】大黑豆30克，小米90克，鸡蛋2个。

【制作】将黑豆、小米分别洗净，与鸡蛋同煮，至蛋熟豆烂。每晚服食，服后以出微汗为好。

【功效】用于脾肾两亏型糖尿病性肾病，症见水肿、腰痛明显者。有补脾益肾之功效。

蚕豆冬瓜饮

【原料】蚕豆壳、红茶叶各20克，冬瓜皮50克。

【制作】将冬瓜皮洗净切块，与蚕豆壳、红茶叶加水3碗煎至1碗，去渣饮用。

【功效】用于脾虚湿困型糖尿病性肾病，症见水肿明显者，有健脾利水之功效。

黄芪鲤鱼汤

【原料】鲤鱼250克（1条），黄芪15～30克，赤小豆30克，砂仁10克，生姜10克，葱白3茎，为1次量。

【制作】鱼去内脏洗净。黄芪、赤小豆、砂仁一起装入纱布袋里。将姜、葱、鲤鱼、药入锅，加适量水同煎，不入盐，沸后以小火炖30～40分钟之后

加强糖尿病的日常保健
——精致生活,远离糖"腻"

拣出药袋。吃鱼喝汤,每周1~3次,疗程视病情而定。

【功效】用于气阴两虚型糖尿病性肾病,而以气虚为主者,有益气健脾利水之功效。

糖尿病性前列腺炎患者的保健食谱

麦莲粥

【原料】燕麦、莲子各50克。

【制作】把燕麦、莲子分别洗净加水煮粥。供晚餐食用。

【功效】用于防治糖尿病并发慢性前列腺炎。

山药粥

【原料】山药、大米各50克,羊肉100克。

【制作】羊肉切块入锅煮熟后捣泥,山药研泥。肉汤内下米,与羊肉泥、山药泥共煮成粥。供早、晚餐食用。

【功效】用于糖尿病并发慢性前列腺炎,证属气血两虚者,有益气补血之功效。

红小豆粥

【原料】红小豆、大米各等份。

【制作】如常法将红小豆、大米煮成粥,以烂为佳。供晚餐食用。

【功效】用于糖尿病并发急性前列腺炎,证属湿热下注者,有清热利湿、凉血泻浊之功效。

红小豆鱼粥

【原料】红小豆50克,鲤鱼(或鲫鱼)1条。

【制作】先把鱼去鳞、鳃及内脏,加水煮鱼取汁,另水煮红小豆作粥,临熟入鱼汁调匀。佐餐中午食之。

【功效】用于糖尿病并发急性前列腺炎,证属湿热下注者,有清热利湿之功效。

杜仲腰花

【原料】羊腰子(或猪腰子)1对,杜仲15克,精盐、葱各适量。

【制作】先将羊腰子切开，去皮膜，与杜仲同炖，入葱、精盐调味，炖熟。取腰花，供佐餐食用。

【功效】用于糖尿病并发慢性前列腺炎，证属肾气亏虚者，有补肾壮腰之功效。

茴香芹菜饺子

【原料】茴香菜100克，芹菜100克，瘦肉300克，香油、精盐各适量，面粉250克。

【制作】将茴香菜、芹菜洗净切碎，瘦肉剁碎。将这三味加入精盐、香油拌匀为馅。将面粉和成面、擀成饺子皮，如常法包饺子。可作午、晚餐主食用。

【功效】用于糖尿病并发前列腺炎，证属肝气郁滞者，有理气舒肝之功效。

猪肾煮黑豆

【原料】猪肾1对，黑豆500克。

【制作】将猪肾去臊腺、洗净，和黑豆加水同煮，水不可放得过多，煮到黑豆熟而不烂为度。将黑豆取出晒干后大火微炒。食猪肾嚼食黑豆，每日30克，半个月为1疗程。

【功效】用于糖尿病并发慢性前列腺炎后肾虚不固者，有健肾壮腰、涩精止遗之功效。

糖尿病并发尿路感染患者的保健食谱

核桃粥

【原料】核桃仁120克，粳米100克，甜味剂少量。

【制作】把粳米洗净与核桃仁加水煮成稀粥，加少量甜味剂食用，每日1~2次。

【功效】用于糖尿病并发肾盂肾炎，证属脾肾两虚者，有补脾益肾、通淋之功效。

玉米粥

【原料】玉米面、精盐各适量。

【制作】把玉米面煮成粥,熟后加精盐调味。每日早餐食之。

【功效】用于糖尿病并发尿道炎,证属脾虚者,有利尿通淋之功效。

益肾粥

【原料】猪肾1个,冬葵叶100克,粳米50克。

【制作】将猪肾洗净切细;先煎冬葵叶取汁,后入猪肾及粳米,共煮成粥。宜空腹食用。

【功效】用于糖尿病并发肾盂肾炎,证属脾肾两虚者,有补益脾肾、利尿通淋之功效。

黄芪粥

【原料】生黄芪30克,薏苡仁30克,红小豆15克,粳米30克,鸡内金末9克,金橘饼2枚。

【制作】将黄芪放入小锅内,加水60毫升,煮20分钟,去渣;再加入薏苡仁、红小豆、金橘饼同煮30分钟。最后加入鸡内金末,煮熟成粥。作早餐食用,每日1次,连服10日。

【功效】用于糖尿病并发肾盂肾炎,证属脾虚湿盛者,有健脾利湿、通淋之功效。

木耳金针汤

【原料】木耳(鲜)、金针菜(黄花菜)各200克。

【制作】用水3碗,将木耳、金针菜入锅共煮,水煮至1碗时即成,每日1剂,分3次食用。

【功效】用于糖尿病并发膀胱炎,证属湿热内盛者,有清热、止血、通淋之功效。

绿豆白菜汤

【原料】生绿豆60克,白菜心2~3个。

【制作】将绿豆煮至将熟,加入白菜心,再煮10分钟取汁服用,每日1~2次。

【功效】用于糖尿病并发肾盂肾炎,证属湿热内盛者,有清热、利湿、通淋之功效。

马齿苋冬瓜汤

【原料】马齿苋 100 克，冬瓜 100 克。

【制作】把马齿苋择洗干净后切段，与洗净切块的冬瓜入锅共煮，吃菜喝汤。早、晚各 1 次，连服 10 日。

【功效】用于糖尿病并发肾盂肾炎，证属湿热下注者，有清热、利尿、通淋之功效。

糖尿病并发外阴炎患者的保健食谱

猪肝肾粥

【原料】猪肝 100 克，猪肾 1 个，大米 150 克，料酒、姜片、精盐、味精适量。

【制作】把猪肝切片，猪肾对半切开，除去筋膜，洗去异味，切成块，盛汤碗内调味。大米粥煮好后，反复将沸粥汁舀入盛猪肝、肾的碗内，待肝、肾烫至八成熟后，加料酒、姜片、精盐、味精，倒入粥内煮一沸即成。

【功效】用于糖尿病并发外阴炎，证属肝肾两虚者，有滋肝益肾、止痒之功效。

乌骨鸡莲肉粥

【原料】雄乌骨鸡 1 只，莲肉、白果、粳米各 15 克，胡椒 30 克。

【制作】将雄乌骨鸡收拾干净，再将莲肉、白果、胡椒放入鸡腹内，与粳米共置沙锅内，加水适量，煮到烂熟。宜空腹食用，每剂分 2 次服完，隔日 1 次，共服 3～5 次。

【功效】用于糖尿病并发外阴炎，证属湿热下注而湿邪偏重者，有利湿、止痒之功效。

莲子糯米红枣粥

【原料】莲子、糯米各 50 克，红枣 10 枚。

【制作】将上述 3 味加水适量，共煮成粥。

【功效】用于糖尿病并发外阴炎，证属湿热下注者，有健脾利湿、清热止痒之功效。

加强糖尿病的日常保健
——精致生活,远离糖"腻"

鲫鱼猪蹄汤

【原料】新鲜鲫鱼1条(约100克),猪蹄1只,山药、姜片、精盐适量。

【制作】将鲫鱼收拾干净,同猪蹄、姜片一起放入锅中煮汤,烂熟后加精盐调味。食肉饮汤,每日1次。

【功效】用于糖尿病并发外阴炎,证属湿热下注者,有清热利湿、止痒之功效。

枸杞子猪肝汤

【原料】枸杞子20克,猪肝125克,精盐、味精适量。

【制作】把猪肝洗净切片放入碗内加精盐调味;枸杞子洗净,加水适量煮汤,待熟透,将沸汤反复舀入盛猪肝之碗内,烫至猪肝八成熟后,加精盐、味精调味,倒入锅内煮一沸即成。宜空腹或佐餐食用。

【功效】用于糖尿病并发外阴炎,证属肝肾阴虚,症见外阴瘙痒、干涩疼痛难忍者,有滋肝益肾、止痒之功效。

白果马齿苋鸡蛋

【原料】鲜马齿苋60克,白果仁7枚,鸡蛋3个。

【制作】将鸡蛋取其蛋清;将马齿苋、白果仁合捣如泥,加入蛋清调匀,以极沸水冲之。每日空腹服1剂,连服4~5日。

【功效】用于糖尿病并发外阴炎,证属肝经湿热者,有清热利湿、止痒之功效。

第二章 糖尿病的细节保健——从小事做起

糖尿病是由于内分泌紊乱引发的疾病，需要长期控制血糖，并及时检测。四季气候的变化，个人的卫生习惯，穿着习惯等都可能对糖尿病患者产生影响，引起血糖波动，进而影响病情。如果做好这些方面的保健，就能将血糖控制在理想的水平。患者只需稍加注意生活中的一些小细节，做一点小的改变，就能为控制血糖创造有利条件。

第一节 居家细节要注重

糖尿病患者常戴隐形眼镜有哪些危害

隐形眼镜与传统的框架眼镜比起来，不管是从实用性还是从美观上，都有很多的优点。然而，隐形眼镜长时间置于眼睑内也有一定的局限性，很容易引发角膜溃疡、结膜炎等症状。对于糖尿病患者来说，常戴隐形眼镜极易引发眼部并发症。

临床实验表明，糖尿病会引起眼底视网膜病变，常戴隐形眼镜势必使病变加重。因糖尿病视网膜病变早期，患者的视力完全不受影响，这样很容易导致患者对眼底病变的忽视。而在隐形眼镜的进一步刺激下，眼底病变可能会严重恶化。因此，糖尿病患者平时应尽可能不戴或少戴隐形眼镜。

糖尿病患者对衣服有哪些要求

糖尿病患者应比一般人更要注意保暖，冬季是冠心病，特别是心肌梗死的多发季节，寒冷又是心绞痛和心肌梗死发生的诱因之一，糖尿病患者合并冠心病发病率极高；同时寒冷又会刺激血糖上升，使病情加重。因此，在严寒或气候变化之际，糖尿病患者应及时增加衣服，裤子和内衣均宜肥大些，平时裤带不应扎得过紧。

糖尿病患者对居住环境有什么要求

心肌梗死或猝死易发生在安静的夜晚，夜间有时又会出现低血糖，因此不应让患者自己独居一室，与患者同居的亲人或朋友在夜里应提高警觉，备好硝酸甘油或速效救心丸、糖水等应急用品，一旦发现意外就应积极抢救。

糖尿病患者穿什么鞋最合适

买鞋时要"一看、二摸、三试"——看宽窄，防止过窄的鞋尖压迫前端；摸硬度，以防过硬的鞋底摩擦足底；试大小，要左右脚一起试，并考虑袜子的厚度，应在步行一段时间以后去试鞋，保证胀大的脚穿在鞋里舒适自在。如有足部畸形，要穿特制矫形鞋以利压力的分配，冬季一定要穿保暖鞋。

糖尿病患者为什么不宜穿布鞋

就老年糖尿病患者而言，并不适合穿布鞋行走。因为有些糖尿病患者还伴有神经病变，由于布鞋底太软，一旦扎破了脚都无法察觉，严重的会引起足部溃疡。

糖尿病患者为什么不能穿棉袜子

密苏里和哥伦比亚大学主导的一项研究表明，汗湿的全棉袜最容易引起脚部水泡。

两所高校的生物工程系学生在篮球运动员运动一小时后测试了他们的袜子，分析了10种名牌运动袜平均的汗液含量和摩擦程度。结果指出，袜子最重要的是材质。全棉的袜子表现最差，最容易引起水泡，尼龙袜表现最好。棉与尼龙混织的袜子表现居中。

糖尿病患者修剪趾甲时应注意什么

临床上常可见到糖尿病患者因修剪趾甲不当而造成足趾损伤，从而导致糖尿病足的发生。因此，对趾甲的护理应当小心。最好在洗完脚并擦干后，再修剪趾甲。

修剪趾甲的正确方法是：直直地修剪您的脚趾甲，但不要剪得太短，趾甲的长度修剪后应与趾尖成平行，不要将趾甲的边缘修成圆形或有角度。可用趾甲锉将趾甲尖锐的角边缘锉滑。如视力欠佳，不要自行修剪，应请家人代劳。

老年糖尿病患者行走时如何防跌倒

老年糖尿病患者由于年老体弱，并发症又多，而且还要服用降糖、降压等药物，身体虚弱，行走时特别容易跌倒。为防止跌倒，老年糖尿病患者必须做到以下几点：

(1) **牢记一个"慢"字** 凡是经常眩晕、血压太高或过低及心脏功能欠佳者，平时干活、走路上楼都坚持一个慢字，转头要慢，起身要慢，落脚要慢，起步要慢，由于慢才能稳，稳就不易跌倒。

(2) **用药后不宜立即活动** 在用过降压药、降糖药、镇静药等之后，不宜外出或单独行走，应卧床休息1小时后方可活动。

(3) **禁去危险地带** 夏天雨后、冬季冰雪天时、闹市区等危险之地，老人最好不要前去，以防意外。

(4) **选择一支合适的拐杖** 它可以成为老年人的第三条腿，起着稳定重心和防止滑倒的作用，拐杖着地端十分重要，和地面的摩擦力要大，才能有稳身、防止跌倒的功效，所以必须用橡皮包好。

(5) **选择合适的鞋** 鞋要合脚，鞋带不要太长，以免松开时被绊倒，选用布底或橡胶底的鞋使之有较好的防滑性能。

(6) **坚持锻炼** 平时加强体育锻炼，不仅能强筋健骨，还能加强灵敏性。

糖尿病患者上卫生间要注意哪些问题

合并高血压的糖尿病患者在如厕时发生的意外，最常见的是因大便费力而引发心肌梗死，导致猝死。另外，如果老年人小便过久而无人搀扶，也可能会发生排尿性昏厥而摔倒在地。同时，蹲便过久突然起立也可能会发生脑血管意外。

要避免这类突发事件，就必须注意以下几点：

（1）定时大便，防止便秘。

（2）大便时不要过于用力，避免低头弯腰的动作，蹲坑时间不宜过久。

（3）厕所里要有安全设施，如电灯、扶手。

糖尿病患者使用电热褥时有哪些注意事项

很多糖尿病患者在冬天使用电热褥取暖，尤其是在南方。糖尿病患者因体质虚弱，使用电热褥时易引起脱水和皮炎，所以，使用电热褥应注意以下事项。

（1）电热褥不要直接与人体接触，上面应铺一层被单和毛毯。

（2）通电时间不宜太长，一般睡前通电加热，在快入睡时关掉电源。

（3）使用电热褥的季节，应适当增加饮水量。

（4）有过敏体质的人应尽量不使用电热褥，在使用时如出现过敏应立即停用。

（5）患了电热褥皮炎，可口服扑尔敏等抗过敏药。

（6）使用电热褥时若出现唇干、口燥、脱水现象，可先饮温开水，若不好转，应及早到医院就诊。

糖尿病病患的个人卫生很重要吗

糖尿病患者由于抵抗力较低，易合并各种急性和慢性感染。一旦感染会使糖尿病病情加重。因此糖尿病患者要特别注意个人卫生，预防感染。

（1）要勤洗澡，勤换衣，保持皮肤清洁，以防皮肤感染。男性刮脸时要小心，以免弄破皮肤造成感染。

（2）勤刷牙，勤漱口，注意口腔卫生。糖尿病患者易并发牙周病、口腔霉菌感染，因此要保持口腔卫生，要求做到睡前、早起后刷牙，每次餐后要刷牙漱口。

（3）糖尿病患者易合并泌尿系感染，尤其是女性患者，因此要保持外阴清洁，便后及性生活后要清洗局部，这对预防尿路感染有一定作用。

(4) 保持双脚清洁干爽。糖尿病患者坏疽的发生率比非糖尿病者高，即使足部轻微损伤都有可能引起感染，处理不当可能会发生坏疽，甚至需截肢。因此，对每一个糖尿病患者来讲足部的保护都十分重要。每天用温水洗脚，脚趾缝之间要洗干净，洗后用柔软吸水强的毛巾擦干；鞋要大小合适，袜子要柔软平整合适；趾甲不要剪得太短，应与脚趾相齐；不要赤脚走路。

糖尿病患者用水有什么讲究

民谚中有"冷水洗脸，美容保健；温水刷牙，健牙固齿；热水足浴，胜吃补药"的说法，这种说法，对糖尿病患者很有指导意义。

(1) 冷水洗脸 秋冬季节日常面部皮肤会因受冷空气刺激，毛细血管呈收缩状态。用热水洗脸，会感觉暖和舒适，但是，往往热量散去后，毛细血管又会恢复原状，这样一张一缩，易使人面部皮肤产生皱纹。而用冷水洗脸，则可有效地改善面部血液循环，增强皮肤弹性和机体御寒能力，预防感冒等病证。

(2) 温水刷牙 温水含漱，会使齿缝内的细菌和食物残渣得以清除，达到护牙洁齿，减少疾病之目的。刷牙的水温在35～36摄氏度最为适宜，水温过热或过冷都会刺激牙齿和牙龈，引起牙龈出血和痉挛，甚至会导致牙周炎、牙龈炎及口腔溃疡等病证。

(3) 热水足浴 脚部受凉会引起鼻咽活动减缓而导致防病能力下降。用热水洗脚，特别在睡前用70摄氏度热水足浴，可舒筋活络，活血化瘀，促进全身气血运行和新陈代谢。如果在足浴的同时，再对足心穴位进行自我按摩，还有消除疲劳、有助睡眠、祛病强身之功效。

糖尿病患者安全洗澡时要注意哪些问题

洗澡不仅能清洁皮肤，还能使人感到精神愉快、轻松舒适，但由于糖尿病患者机体抵抗力较差，常常合并冠心病、高血压、神经病变，因此糖尿病患者洗澡时应注意以下几点：

(1) 严格控制水温 糖尿病患者洗澡时水温不宜过高，也不宜过低。当水温达到45摄氏度以上，机体交感神经会兴奋，身体大量出汗而致失水过多，会引起血液浓缩，血糖升高，严重的甚至会诱发虚脱或脑梗塞，而且水温过高，会引起糖尿病患者皮肤烫伤。相反，如果水温过低，特别是骤冷，会强烈刺激交感神经，导致血管收缩，血压上升，容易发生心肌梗死和脑出血，血糖也会明显升高。因此，水温宜略高于体温，此时副交感神经兴奋，身体不会过多出汗，有镇静安神的作用。

（2）**时间不宜过长** 洗澡时浸泡过长，外周血管扩张，会减少大脑和内脏的血液供应，出现眩晕、恶心、心悸等症状，严重者甚至会虚脱或跌倒在地。所以，糖尿病患者，尤其是老年患者，洗澡时间应在20分钟左右为宜。

（3）**不要空腹洗澡** 空腹洗澡容易出现晕厥，饭后立即洗澡会使大量血液流向体表，胃肠道血液供应减少，从而影响食物的消化和吸收。因此在饭后1小时左右洗澡较好。

（4）**洗澡不宜过勤** 糖尿病患者洗澡不宜过勤，过于频繁洗澡会使皮肤更加干燥，导致或加重皮肤瘙痒。一般来讲，除夏季外，中、青年糖尿病患者每周洗澡2~3次，老年患者每周1次即可。

（5）**应有家人陪同** 老年糖尿病患者洗澡时，最好有家人陪同，以防由于地面太滑而跌倒。一旦发生意外可及时发觉和救治。

看电视上网时有哪些注意事项

有些人特别喜欢趴在床上看电视、上网，这种行为看起来很休闲，对于健康人可能危害不大，可是对糖尿病合并高血压的患者却是很危险的。

长期的趴伏，会对腹部造成压迫，不利于腹部肌肉的活动，从而使人体无法深呼吸，导致血中氧分的不足，肌肉收缩，血压随之升高，血管压力增大，严重时会发生血管的破裂。这种情况极易发生在老年患者身上。所以，糖尿病合并高血压的患者，尤其是年龄大的患者，应该改变在床上趴着看电视上网的习惯。

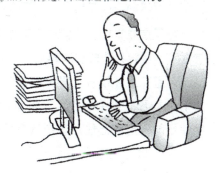

糖尿病患者频繁使用手机危害多吗

如今，大多数人都拥有一部手机。因为它不仅轻巧，而且传递信息十分简便快速，所以理所当然地成为人们的新宠。可是任何事物都具有两面性，

瑞典隆德大学的研究人员用类似发自移动电话辐射的微波脉冲去照射老鼠，实验结果显示：老鼠的脑组织在受到照射后会失去防卫机能，血液内有损害性的蛋白质及毒素因此可以轻易地进入。

同样的道理，只要紧挨着来自移动电话的辐射波两分钟，人体内防止有伤害性蛋白质及毒素进入脑部的防卫机能也会丧失作用。而且有伤害性的蛋白质一旦进入脑组织，人就极有可能患上脑部及神经疾病，例如帕金森症、老年痴呆症以及多种硬化症等等。

糖尿病患者应避免频繁地使用手机，以防止身体受到损害而使病情更加恶化。

经常吹空调对糖尿病患者有什么危害

夏季室内开空调，空气不易流通，易引发感冒。冷刺激会使体内交感神经处于兴奋状态，肾上腺素分泌增加，促进肝糖原分解，在胰岛素分泌正常的情况下促肌肉细胞摄取葡萄糖以产热，而糖尿病患者胰岛素不足，肌肉摄取葡萄糖能力减弱，既使血糖升高，又使身体产热不足，耐寒能力下降，本身抵抗力就差，如果开着空调睡觉时更易着凉。

糖尿病患者夏季睡凉席要注意哪些问题

糖尿病专家提醒：新凉席容易擦破皮肤，而糖尿病患者由于机体免疫力非常低下，很容易造成皮肤感染，而感染后血糖会应激性升高，加重糖尿病病情。

为避免上述情况，糖尿病患者在使用凉席时，必须注意以下几个方面：

（1）预防细菌滋生。经常用湿布擦洗凉席；也可以用一些杀虫药物喷洒，但使用前一定要记住用湿布认真擦净药液。

（2）最好在凉席上铺一层纯棉的床单，防止皮肤直接接触凉席。

（3）经常清洗凉席、消灭螨虫。可以将凉席擦洗干净后，放在阳光下暴晒2个小时，或者用开水烫洗后晾干。

糖尿病患者夏季用竹枕有哪些讲究

夏季人体出汗多，血液黏稠度相对增高，输向大脑的血流变缓，人在睡眠时，血流会变得更为缓慢。因此，夏天发生脑梗死的概率远远高于春秋季节，出现的时段又以夜晚为最多。因为竹子天然具有清凉品性，脑梗死患者躺在上面，脑部容易受凉，从而引起头颈部血管相对收缩，血流量进一步减少，导致脑梗死发作。另外，如果室内开空调，会导致竹枕过度冰冷，对于脑梗死患者来说，无异于雪上加霜。因此，脑梗死患者即使要用竹枕席，也最好在室温正常的情况下或午睡时使用。糖尿病患者不宜用竹枕，由于竹枕易擦破皮肤造成感染，导致血糖应激性升高，加重病情。

糖尿病患者使用热水袋有什么注意事项

水袋因其体积小，使用方便、经济实惠而一直为人们所喜爱，然而糖尿病患者使用热水袋需多加小心，否则容易被烫伤。入睡后对冷热的敏感度降至最低，糖尿病患者容易合并神经病变，对温度的敏感性更差。热水袋温度虽然不高，但是长时间贴于皮肤，可以慢慢蓄积热能向深部皮肤传导，造成烫伤的也不少见。因而使用热水袋前要仔细检查是否有破损、漏水，睡觉前应取出较为安全。对于有神经病变并发症的糖尿病患者来说，就要更加注意，因为他们对热源的反应比较迟钝，一旦被烫伤，要立即就诊，切不可马虎。

糖尿病患者开灯睡觉好吗

糖尿病是一种常见的内分泌疾病，听起来似乎与眼睛没有太大的关系，其实不然。目前由糖尿病引起的直接急性并发症临床上并不多见，如酮症酸中毒、高渗性昏迷等。糖尿病的最大危害在于能引起诸多慢性并发症。

眼部病变是糖尿病最为常见的慢性并发症之一。一旦发生糖尿病眼病，患者视力减退，甚至失明。

患糖尿病多年的患者的视力会随病证下降不少。有一个方法可以预防和减轻糖尿病视网膜病变的发生。这个小窍门很简单，即保持开灯睡觉的生活习惯。睡觉时如果留一盏灯开着，光线透过眼睑进入视网膜，可避免眼睛为适应黑夜而消耗更多的氧气。可以帮助糖尿病患者减轻发生失明等严重并发症的风险。身处黑暗之中时，视网膜内层缺氧，可能与糖尿病视网膜病变有关。

糖尿病患者睡觉期间窗户为什么要留缝

人入睡后,每分钟要吸入 300 毫升氧气呼出 250 毫升二氧化碳,如果门窗紧闭,密不透风,不及 3 小时,室内的二氧化碳含量就会增加 3 倍以上,细菌、尘埃等有害物质也会成倍增长。所以,睡觉时应留些窗缝,以利于让室外新鲜空气不断流入,室内二氧化碳及时排出。

糖尿病患者仰卧而眠有好处吗

(1)仰卧有利于降低脑血栓。患有糖尿病的老年人,尤其是冬季更宜仰卧姿势,有利于降低脑血栓病发生率。

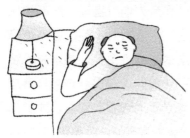

(2)仰卧有利于防治颈椎病。长期侧卧可以引起一侧上肢血液循环不畅,使上肢麻木,日积月累就会形成颈椎骨质增生。已患有颈椎病者,侧卧会加重病情。如果采用仰卧,保持颈部生理弧度,对防治颈椎病十分有帮助。

(3)仰卧有利于推迟面部衰老。因为仰卧有利于呼吸道畅通,改善面部血液循环,减少面部皱纹,皮肤不易老化,老年斑也较少,还可延缓老年人耳聋的发生。

(4)仰卧有利于转动身体。多数人在睡眠时要多次翻身,仰卧时躯体自然放松,在保持枕骨、颈部不离开枕头的情况下,都容易向左或向右转动,随时调整睡姿,有助于提高睡眠质量。然而,对于睡眠时打鼾和患有呼吸暂停综合征的人,仍以侧卧好。

糖尿病患者清晨为什么不能赖床

赖床会使人思想混乱,起床后,头沉甸甸的,什么事也干不下去。因为赖床也需要用脑,也会消耗大量的氧,导致脑组织出现了暂时性的"营养不良"。若平日生活较规律,逢节假日贪睡,就会扰乱体内生物钟的时序,使脑垂体分泌的激素水平出现异常波动,结果白天激素水平上不去,夜间激素水平下不来,使大脑兴奋与抑制失调,导致夜不能寐,而白天却心绪不宁、疲惫不堪。通常来说，经过一个晚上，到清晨7时左右头天的晚餐基本被消化完。此刻，大脑会发出"饥饿信息"，若这时赖床不起，必然会打乱胃肠功能的规律，久而久之，胃肠黏膜遭损，很容易诱发胃炎、溃疡病及消化不良等病证，从而加重糖尿病病情。

早上晨起糖尿病患者为什么"行动"要慢拍

糖尿病患者做任何事都要遵循一个"慢"字。从起床、穿衣、起步、走路、干活等，事事都要"慢半拍"。这样可以防止突然跌倒或发生其他意外，在"慢"生活中保持健康的身体。

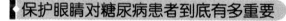

第二节 身体保健很重要

保护眼睛对糖尿病患者到底有多重要

糖尿病患者眼部并发症是常见的，其中最常见的是糖尿病性视网膜病变及白内障，长期控制不好的糖尿病，随着病程的延长，几乎100%都会出现视网膜病变。糖尿病比非糖尿病失明者多25倍。目前糖尿病性视网膜病变已成为四大主要致盲疾病之一。

糖尿病患者保护眼睛时应注意哪几点

（1）积极有效地控制糖尿病：使血糖降至正常或接近正常。

（2）积极治疗高血压：高血压促使糖尿病视网膜病变的发生，且加速其发展。

（3）早期发现眼部并发症：在下列情况下应做眼部全面检查：①在确诊糖尿病时就要全面检查眼部。包括：测视力、测眼压、查眼底。以后每年复查1次，已有视网膜病变者，应每年复查数次。②糖尿病妇女在计划怀孕前12个月内及确定怀孕时应查眼底，以后按照医生要求定期复查。③眼压增高，视力下降。已发现视网膜病变，不能解释的眼部症状，增殖性视网膜病变黄斑水肿，都要请眼科医生全面检查。

（4）及时治疗：早期视网膜病变除有效地控制血糖及血压外，采用中医辨证治疗确有一定的作用。出现增殖性视网膜病变及黄斑水肿时可采用激光治疗。

糖尿病患者为什么不能随意洗牙

糖尿病患者体内糖、蛋白质及脂肪代谢紊乱，机体抵抗力减弱，白细胞吞噬能力差，微血管病变导致血管微循环障碍，高血糖有利于某些细菌的生长，所以洗牙时若操作不当很容易并发感染。

糖尿病患者为什么要经常检查口腔

高血糖会导致微血管病变，而口腔、面部血管分布丰富，因此在患糖尿病后，常引起口子、口唇黏膜灼痛、舌面干燥、味觉改变等症状。而且糖尿病患者患牙周疾病的概率也大大增加。

糖尿病患者发生重度或难治性牙周炎的风险是非糖尿病患者的2~3倍，国际有关卫生组织已将糖尿病合并牙周病变列为糖尿病的第六并发症。糖尿病患病时间越长，口腔疾病患病率越高，常出现牙龈充血、肿胀、牙石沉积、牙齿松动脱落等症状。

为什么说糖尿病患者是口腔保健的重点人群

糖尿病患者是口腔保健的重点人群之一，要在控制血糖的同时，加强牙周病、龋病、牙髓炎等的防治。实际上，防治口腔疾病不需要花费多少时间和精力：勤刷牙，每天至少2次（睡前和早起后），牙刷毛要软，每隔3~4个月更换新牙刷；每餐后应用冷开水漱口，以防止细菌生长；更重要的是，即使从未发生过牙龈红肿、出血等现象，每3~6个月也要定期检查口腔。

糖尿病患者如何保护口腔和牙龈

糖尿病未加以良好控制时，患者易得龋齿齿槽脓漏，患者对疾病的抵抗能力减低。此外,组织细胞的活力也减低,因此牙龈的健康不易保持,遂产生龋齿齿槽软组织的吸收,进而引起牙周病。但若糖尿病的情况受到良好的控制,则患者牙齿和牙龈的健康,将和正常人一样,毫不受影响。事实上,现在的糖尿病患者因常找医生,故其牙齿反而得到较好的保护。以下6点是口腔与牙齿的保护方法,提供给糖尿病患者参考:

(1) 每次吃过饭后,一定要漱口或刷牙,或者利用牙签把食物残渣除去。

(2) 用刷毛排列较疏的小牙刷刷牙,并预备两只,轮流使用,当刷毛变软后,即换新的牙刷。

(3) 将重碳酸钠和食盐混合,即成很好的刷牙用牙粉。

(4) 每天至少早晚刷两次牙,刷牙的方法必须正确,最好能请教牙医关于刷牙的方法。

(5) 刷完牙后,用手指按摩齿龈,以旋转的方式顺着牙齿的方向按摩。这点对糖尿病患者尤其重要。

(6) 每过一段时间就得让牙医清理与检查一次牙齿,如有蛀牙或蛀洞应迅速治疗及填补。

糖尿病患者为何宜经常清洗活动假牙

糖尿病患者因牙齿容易脱落,所以有的糖尿病患者都镶有假牙。因糖尿病患者的口腔细菌种类与正常人不同,常有因戴用的假牙清洁不当造成真菌感染。口腔黏膜红肿,有出血点,甚至糜烂,引起假齿性口腔炎的现象发生,所以假牙的每日清洗尤为重要。

糖尿病患者如何清洗假牙

(1) **机械刷牙法** 这种方法最常用,拿毛刷蘸牙膏或香皂仔细洗刷牙的各个面,重点应刷洗牙的内面;但应注意不能来回反复用力硬刷,以免损坏假牙。

(2) **化学药物浸泡法** 先将假牙轻轻洗刷,然后放入0.02%洗必泰或3%双氧水中,浸泡15分钟取出,再用自来水冲净。长期使用该方法,可使假牙褪色,甚至变形,因此,该法不宜多用。

(3) **生物酶除渍法** 此法利用洗米水浸泡假牙,该法简便、有效、易行。洗米时，可有意识多搓淘几次，以增加洗米水的浓度。然后将洗米水倒入宽口杯内，水的多少以能浸没假牙为原则，盖好杯盖备用。临睡前，将假牙取下放入洗米水中浸泡，次日起床后将假牙从洗米水中取出，用软毛刷洗刷干净，即可戴入口内。洗米水中含有多种生物酶，具有去污功能。假牙多次浸泡后，能逐渐去除烟渍、茶渍，避免菌斑形成。洗米水对假牙没有腐蚀作用。

除此以外，糖尿病患者还应在每餐后摘下假牙，漱口，刷牙后用清水浸泡，睡时不戴。也可以经常用2%～5%小苏打水漱口，以减少真菌感染的机会。

糖尿病患者如何进行皮肤护理

遵循以下几点简单的原则，您就可以保护自己的肌肤，并防止任何疾病出现：

（1）避免泡热水澡，若长时间泡在充满热水的浴缸内，肌肤会变得更加干燥，所以，淋浴比较好。另外，热水对已经干燥的肌肤也不好，所以，试试含湿润配方的肥皂！除臭香皂只会让皮肤更干燥。

（2）每天涂抹润肤霜，不过，可别涂在脚趾间与身体的皱褶处，因为这些部位必须保持干燥，必要时还可涂滑石粉。

（3）避免日晒且请使用防晒系数至少15的防晒乳液。

（4）让你的房子湿润些。在冬季的那几个月份，使用增湿器来让屋子内的空气多些湿气，以免皮肤过度干燥。

（5）划伤要立刻处理。小划伤应立即冲洗并让它自然干燥，而后再覆上棉质纱布（但千万别用那种非常粘的粘接剂）。如果伤口似乎不会痊愈，或是该部位变红，那么赶紧去医院治理。

糖尿病患者如何养成定时排便的好习惯

一个人吃进的东西经过胃肠道消化吸收，残渣从肛门爽快地排出，即是胃肠道功能良好的表现。有的人排便的次数、时间和粪便的性状基本固定，这就是所谓的排便习惯。糖尿病患者应养成良好的排便习惯。要养成良好的排便习惯必须做到以下几点：

（1）多吃富含食物纤维的食物，少吃辛辣食品，不饮烈性酒。

（2）每天定时大便，可有意识地安排在清晨起床后或饭后，逐渐形成规律。

（3）排便时不要用力过猛。

（4）不要一边大便，一边看书报或吸烟。

（5）注意肛门清洁、干燥，便后用温水清洗。若有必要用温水或1:5000高锰酸钾溶液坐浴，每次15~20分钟，水温以40~50摄氏度为好。

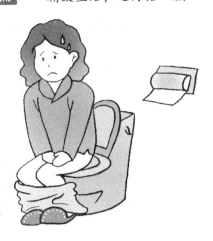

糖尿病患者春季如何严防传染病

春天，细菌病毒易于繁殖，常致一些传染病流行，糖尿病患者由于其特有的高血糖环境及免疫功能的降低，更易合并传染病，如合并肺结核、急性肝炎、流行性腮腺炎、风疹等。

对其预防首先要控制好血糖，增强机体抗病能力；其次，少去公共场合，不与有传染病的患者接触，搞好个人卫生；最后，若发现有感染征象如发热、咳嗽、恶心、乏力、食欲不振、两腮肿胀等，应及时到医院检查，以早发现、早治疗。

糖尿病患者春季如何护咽喉

糖尿病患者在春季护咽喉应遵循以下几点。

（1）在医生或营养师的指导下，严格遵守健康饮食计划，每天定时定量进餐。

（2）选择适宜的运动，每天运动30分钟左右。

（3）每天坚持按时服用降糖药物。

（4）每天监测血糖并做好记录，若连续几天血糖太高或太低，应立即看医生。

（5）每天温水洗脚，并认真检查双脚有无红肿和破溃。

（6）每天坚持刷牙2次。

（7）戒烟。

糖尿病患者要遵循"春捂"的原则吗

冬、春季节流行性感冒易发，糖尿病患者抵抗力弱，容易着凉感冒，引起感染，从而造成血糖控制难度加大，病情加重。所以，糖尿病患者应严格遵循"春捂"原则，不能突然骤减衣服，注意保暖，当天气变化时，要及时增减衣服。部分抵抗力差的糖尿病患者，必要时可考虑接种流感疫苗。

另外，许多病原体如细菌、病毒等在春季极易繁殖和传播，因此春季是呼吸道传染病易发的季节。糖尿病患者要特别注意防止呼吸道传染病，尽量避免受凉、感冒，避免去人员密集的地方。同时保持居室通风，空气新鲜。

还应经常到宽敞且有日照空气清新的地方锻炼。

春天糖尿病患者的足部护理很重要吗

春季天气渐暖，平时脚汗较多的人容易患足癣。由于糖尿病患者多有血管病变和神经病变，足部皮肤的小破损或癣病均可能发展为溃疡，甚至发展为坏疽导致截肢。糖尿病患者应当穿着宽松的棉袜和棉布鞋，并每天检查足部，天天换洗袜子。如发现有皮肤小破损，千万不要自行处理，应尽早去医院就诊。

糖尿病患者夏天防暑降温有什么讲究

夏日炎炎，出汗较多，腠理开泄，糖尿病患者在防暑降温的同时，要保证不受风寒湿邪的侵袭。睡眠时不要让风扇对着头部直吹，更不宜夜晚在户外露宿。有空调的房间，也不宜使室内外温差过大。纳凉时不要在房檐下、过道里，应远离门窗之缝隙。可在树荫下、水榭中、凉台上纳凉，但不要时间过长，以防风侵袭而着凉感冒。衣服被汗沾湿后要及时洗澡更衣，否则湿衣着身，影响散热，回冷后又容易着凉，引发感冒，加重病情。

每日洗一次温水澡，不仅能洗掉汗水，使皮肤清爽，消暑降温，而且对糖尿病患者来说，是一项值得提倡的健身措施。因为温水冲洗时的水压及机械按摩作用，可使神经系统兴奋性降低，体表血管扩张，血液循环加快，肌肤和组织的营养增加，肌肉张力降低，从而消除疲劳，改善睡眠，增强抵抗力。没有条件洗温水澡时，用温毛巾擦身也能起到相应作用。

下篇 加强糖尿病的日常保健
——精致生活，远离糖"腻"

糖尿病患者夏季午休有什么好处

夏季昼长夜短，气温很高，人体的新陈代谢旺盛，消耗较大，容易使人产生疲劳的感觉。因此，午间睡一会儿对调节身心，恢复精力，保持健康是很有益处的。

糖尿病患者如何防秋燥

秋季风大雨少，中医认为秋属"燥气当令"，而糖尿病患者多为阴虚燥热之症，对秋燥的反应更强烈。

因此，糖尿病患者秋天应注意补充水分，防止秋燥。

具体做法是，常喝开水、淡茶、果汁饮料、豆浆、牛奶等流质性食物，少量多次，以养阴润燥。秋燥最易伤人的津液，而多数蔬菜性寒凉，有生津润燥，清热通便之效；蔬菜中所含的大量水分能补充人体的津液，所含的维生素B族、维生素C及无机盐、纤维素，可改善秋燥造成的不良影响。另外，吃些蜂蜜、百合、莲子等清补之品，可顺应秋天的清肃之性。注意少吃辛辣、煎炸、热性食物，如韭菜、大蒜、葱、姜、八角、茴香等食物和调味品。煎炸的食物，如炸鸡腿、炸里脊、炸鹌鹑等，多吃会助燥伤阴，患者最好少吃或不吃。

糖尿病患者秋季如何保护双手

在日常生活中，手部不仅经常暴露在日光下，还要从事很多繁杂的工作，每天的频繁清洗，或是经常使用含消毒杀菌成分的香皂，都会对我们的手部造成损伤。特别容易损害的是手掌心，这个部位角质层厚，皮脂腺稀少，稍不注意就会粗糙、干裂，甚至脱皮；手背皮肤柔软、细嫩，比脸颊的皮肤还薄，也极易老化、松弛。秋天的气候干燥更容易损害皮肤，所以秋天更应注意呵护双手。

糖尿病患者"秋冻"有什么讲究

民间有"春捂秋冻"的说法，意在秋凉时不宜马上增加衣服，可适当地冻一下以锻炼自己的御寒能力，为适应寒冷的冬季作准备。春天气候多变，乍暖还寒时节不宜马上减少衣服以免受寒。这本是人们适应自然气候的一种做法，但糖尿病患者较具特殊性，应随时依据天气变化增减衣服。这是因为长期或间断的高血糖，抑制白细胞的吞噬能力，使血浆渗透压升高，使机体抵抗力下降。糖尿病患者尤其伴有糖尿病酮症酸中毒时，机体代谢严重紊乱，机体多种防御机能缺陷，对入侵微生物的反应如中和化学毒素、吞噬功能、细胞内杀菌作用、血清调理素和细胞免疫功能均受到抑制，从而使患者极易感染，且感染症状较为严重。并且糖尿病常合并血管神经病变，导致局部血供较差，微循环障碍，组织氧浓度降低，影响局部组织对感染的反应，还有利于厌氧菌生长，易引起坏疽和组织坏死。且寒冷可引起血管痉挛，使血流缓慢，容易诱发心脑血管疾患。寒冷还可使血糖升高，从而加重糖尿病病情，所以说糖尿病患者一般不宜秋冻。

冬季防流感对糖尿病患者有什么重要意义

流感是冬季里对糖尿病患者危害最大的疾病。冬季寒冷，当人们抵抗力下降时易诱发上呼吸道感染，糖尿病患者较正常人更易感冒，这是因为高血糖环境利于细菌繁殖；高血糖使血渗透压升高，抑制白细胞的吞噬能力，使机体对细菌的抵抗能力降低；糖尿病多伴有蛋白质分解加快、合成减少，使免疫球蛋白生成能力减弱，T细胞、β细胞和抗体数量减少，使免疫功能低下；加之寒冷时，肝糖原分解增加，血糖升高，而由于胰岛素缺乏，周围肌肉组织不能有效摄取葡萄糖产热，致使耐寒力下降。以上诸种因素决定了糖尿病患者冬季易患感冒。那么如何防治呢？关键还是要先控制好血糖，尽可能改善利于细菌生长和影响免疫功能的内环境，同时注意保暖，避免寒冷刺激，循序渐进地加强体育锻炼，以增强体质。注意室内通风，避免去公共场所，遇到周围有感冒者，先服板蓝根冲剂等加以预防，一旦感冒，积极治疗，以免引发肺炎，并要及时到医院检查以排除发生肺炎的可能。

为什么说冬天里糖尿病患者要注意护足

糖尿病容易诱发足部病变。糖尿病患者在冬季应特别注意保暖，不能冻伤；睡前用40摄氏度左右的温水足浴，有助于改善局部血液循环；注意修剪趾甲，避免甲沟损伤而引起足坏疽；选择鞋子应软硬适度，避免过硬、过紧，经常换袜子，保持脚清洁、干燥，还应穿防滑性较好的鞋子，以防摔跤。积极治疗足癣，以防细菌感染。

糖尿病患者冬季如何晒太阳

寒冷的冬季，晒太阳不仅给人以温暖，而且还可以促进血液循环和新陈代谢，增强人体对钙和磷的吸收。阳光中的紫外线有很强的杀菌能力，细菌和某些病毒在阳光下晒半小时或数小时就会被杀死（结核杆菌在阴暗潮湿的环境中能生存几小时）。晒太阳还能使人体内的维生素D生成增多，促进骨质的钙化和生长。但过度晒太阳又会使人变得反应迟钝，诱发皮肤病。盛夏不宜暴晒，冬季也不是晒太阳越多越好。一般应选择上午10时前，下午3时后的"黄金时段"每天坚持晒太阳30～60分钟。老年人宜选择"九点钟日出"后的半小时开始晒太阳，此时，空气湿润又新鲜，阳光温暖又柔和。

冬天里糖尿病患者情绪上需注意什么

冬季出门活动少，朋友很少聚会聊天，容易出现情绪波动。这与糖尿病有着密切而微妙的内在联系。由于情绪激动引起交感神经兴奋，可促使肝脏中的糖原释放进入血液，而使血糖水平升高，导致病情加重或降低治疗效果。因此，患者应学会控制情绪，避免消极情绪影响，保持情绪稳定。

性生活过分紧张对糖尿病患者有什么危害

糖尿病患者只要血糖控制得当，并且具有性生活的能力，适度的性生活（即性生活后不感到乏力）有益无损。但性交时不要过分紧张，因为紧张可导致血管收缩，而影响血供，同时还会促使升糖激素分泌增加，这些对糖尿病都不利。

女性糖尿病患者为何会出现性交痛

虽然患有糖尿病的男性普遍存在性功能障碍，但女性糖尿病患者也会经历这个问题。这些问题包括性欲低下、阴道干涩和性交疼痛，或者无力达到兴奋高潮。像这样的抱怨不仅来自男性糖尿病患者，而且常常更多出现在女性糖尿病患者中，尤其是更年期后的女性糖尿病患者。

性欲的减低可能是抑郁症的一种症状。对于这种情况常常可以用药物或者通过几次治疗后得到改善。然而在性交时你的疼痛或许很有可能是由于阴道干涩和性交前调情不够引起的。

如果已进入或过了更年期，那么这个问题可以使用雌性激素来代替治疗或者将雌性激素乳膏涂入阴道来加以改善。性交润滑剂的使用还可大大增进性交时的愉悦。

过度性生活对糖尿病患者有什么危害

糖尿病对男性患者性功能的影响是由多方面因素造成的。糖尿病患者阳痿的发生率达到40%~60%，最初可能只是勃起不坚，可以射精，也有正常性欲，最后随着病程延长会逐渐加重，可发展成完全性阳痿。糖尿病性阳痿基本上是因为糖尿病性神经病变引起的，这种神经病变导致控制勃起的自主神经脱髓鞘变和髓脂质合成障碍。

女性糖尿病患者的性问题主要是缺乏性高潮。在女性患者中，出现性高潮障碍的比例高达35.2%，其原因与神经受损害、血管病变和血清激素水平变化有关。女性患者还出现阴道润滑功能下降，会造成性交困难。此外，女性糖尿病患者很容易引发阴道炎，这也是糖尿病患者对性生活产生恐惧的原因之一。

女性糖尿病患者的最佳避孕方式是什么

糖尿病女性患者最好采用工具避孕器械，如男性避孕套和女性避孕隔膜，最好不用宫内避孕器械。如果糖尿病女性患者决定不生育的话，采取结扎绝育手术还是长久之计。安全期避孕法和体外排精法是最不安全的避孕方法，出现无计划妊娠的危险性高。有些糖尿病女性患者认为糖尿病控制不好，血糖水平高就可以起到避孕作用，这也是错误的。

加强糖尿病的日常保健
——精致生活,远离糖"腻"

性生活时要防低血糖吗

女性糖尿病患者,特别是应用胰岛素治疗的患者,性生活应规律,并应在性生活中注意预防低血糖的发生。

糖尿病会使女性体力受损,影响性生活的和谐,尤其是在性生活的过程中,血糖会随体力的消耗而下降,进而容易导致低血糖的发生。因此,在通常情况下,如果准备过性生活,应事先将当天应注射的胰岛素酌情减量。如果已经注射过胰岛素,也可以考虑在进行性生活之前适当补充些食物。

女性糖尿病患者如何进行经期的保健

糖尿病妇女行经前几天,血糖会有较大的波动,血糖增高,尿糖增多,此时患者的胰岛素用量需要增多。在增加胰岛素剂量的同时必须采取措施防止低血糖出现。多数糖尿病妇女在行经前几天通过少吃多餐,不改变胰岛素的用量,血糖也可控制得较好。行经后病情稳定,胰岛素用量又要恢复行经前的剂量。

女性糖尿病患者如何进行孕期的保健

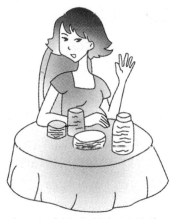

女性孕期应禁用口服降糖药,而是要改用胰岛素治疗。因口服降糖药能通过胎盘,易使胎儿出现低血糖,而且还可能导致胎儿的发育异常。在妊娠头3个月(即孕早期),因胰岛素敏感性改变不很明显,胰岛素用量变化不是特别大,具体可根据餐后及空腹血糖水平调整胰岛素的剂量;孕中期,胰岛素敏感性逐渐降低,所以胰岛素用量应逐渐增加;到孕晚期,胰岛素用量比孕前期增加2/3左右。若在胰岛素使用过程中,出现饥饿、出汗、心悸等低血糖症状时,应略进食物加以均衡。对于在妊娠中晚期最好以少吃多餐的方法来避免和纠正加大胰岛素用量后带来的不良反应。

▶ 哺乳期女性糖尿病患者如何进行自我保健

因分娩后，胎盘排出母体外，胰岛素拮抗激素的作用消失，胰岛素的敏感性增加。故胰岛素剂量需要减量，否则，产妇会出现低血糖。

另外需要注意哺乳期也不能使用口服降糖药，因为口服降糖药可以进入乳汁，容易导致小儿低血糖，对小儿健康成长产生消极影响。

第三节 出门在外需小心

▶ 糖尿病患者坐公车时为什么不宜坐窗边

糖尿病患者在出行时，最好不要坐在靠窗的位置。这是因为，车子在疾驶时，风会很大，现在多数公交车的车窗是推拉式的，有的密封不严，在行车的过程中会因为震动而出现缝隙，坐在靠玻璃的一侧，会有冷气吹过的感觉。

如果长时间将肩、臂部靠在玻璃上，会因此而受风着凉。特别是患有颈椎病或类似疾病的老年朋友更得注意。

▶ 糖尿病患者在什么情况下不宜开车

（1）**糖尿病眼病** 如白内障、视网膜病变等眼部并发症，造成视力下降或视野调节障碍者，最好不要开车。

（2）**糖尿病并发症** 合并高血压、冠心病、脑动脉硬化等大血管病变者：由于高速行驶时，易引起心率加快、血压升高、血糖升高，极易诱发心律失常、心绞痛发作等，易引发意外事故。

（3）**糖尿病引发神经病变** 这类患者在开车行驶过程中。常因四肢麻木、感觉迟钝、肢体疼痛、足部病变、血糖过高等导致注意力不集中，对临时出现的一些应激情况和突发事件不能及时地做出准确的反应从而造成意外事故。

（4）**发生低血糖反应** 糖尿病患者在服用降糖药或注射胰岛素后开车外出时，很容易导致低血糖。表现为心慌、头昏、出汗、视物模糊、反应迟钝、定向能力和自控能力降低，很容易发生意外事故。

糖尿病患者开车时会出现什么情况

糖尿病患者驾车时出现了低血糖症，就会出现饥饿、心慌、手抖、头晕、出汗、烦躁、焦虑、全身无力等症状。可以想象，如果在驾车过程中出现了上述的任何一个症状。对于驾车者来说都可能导致极其可怕的后果。

不少糖尿病患者驾车跑长途，为了赶时间，吃饭没有规律，甚至在跑车期间长时间空腹，总想着饿一会儿不会有什么问题。然而，正是这种想法可能导致车祸的发生。由于饮食、活动、情绪改变和降糖药物的使用这四者之间调节的失衡，更易使糖尿病患者发生低血糖症。

糖尿病患者乘坐飞机要注意什么

现在乘飞机旅行已经变得非常普通了。糖尿病患者长途飞机旅行时要注意以下几点：

（1）**多饮水**　在上飞机前或在飞行途中应多饮水，飞行时应每小时饮1杯无酒精饮料，最好是矿泉水，尤其是在飞机上没有提供时，也不要忘记。

（2）**询问飞行公司药品携带的有关规定**　不同的航空公司（特别是国外的公司）对药品携带会有不同的规定，如很多航空公司要求药品有生产厂家的标签，最好提前问清楚。

（3）**随身携带医生的处方**　出行前请医生将所用的药物和物品写在处方上，并放在随身的包里，保证安检时能随时出示，或万一行李丢失时使用。

（4）**提前到达机场**　早于航空公司要求的时间到达机场，因为糖尿病患者常需要出示与所用药品及注射器等设备有关的处方。

糖尿病患者出差前应做哪些准备

将病情告诉您的同行人员，并教会他低血糖的处理和胰高血糖素的应用。

病情材料、处理低血糖的零食、胰岛素注射装置及血糖监测仪等应随身携带，不要放在行李箱中。

胰岛素妥善保管在阴凉处，存放温度在4~25摄氏度。飞机的行李舱温度可以到零度以下，因此不要将胰岛素放在其中，否则胰岛素结晶了就不能再使用。

糖尿病患者旅游时应做好哪些准备

糖尿病患者外出旅行时,原有的生活规律被打乱,血糖可能会发生变化而不易控制,因此要在旅行前充分考虑到可能发生的变化,在心理上、物质上都做好应变准备。糖尿病患者在旅游时需要做以下准备:

(1) 旅行前最好做必要的体格检查,并征求医生的意见。

(2) 安排好旅程表、作息时间,尽量使旅游生活(用餐、用药及运动量等)接近平时的规律。

(3) 带有足够的治疗用药,包括胰岛素、口服降糖药及其他必需的药品,较长时间的旅行时最好有备份药品;注射胰岛素的患者要带好注射、消毒用具。

(4) 胰岛素要放在隔热旅行袋中保存,到了驻地及时放入4摄氏度冰箱中保存。

(5) 备有预防在旅行中发生低血糖的糖果或果汁。

(6) 带好血糖监测工具,做好血糖监测。

(7) 最好写旅游日记,记录好身体的感觉和血糖监测结果。

(8) 旅游中的服装要休闲舒适,特别是鞋要轻便、松软,鞋底不能太薄。

(9) 旅游要结伴而行,并且带好写有自己病情、急救时的联系方式等的患者卡片,以备急用。

(10) 带上其他平时旅行用的药品,如硝酸甘油、抗生素、止泻药、抗感冒药、防暑药等。

(11) 注意劳逸结合,避免过度疲劳。

(12) 一定要带全足部护理所需的东西,如乳液、指甲剪和棉毛袜等。

糖尿病患者可以登高吗

有些糖尿病合并并发症的患者不宜"登高",即不宜进入海拔3000米以上地区旅行。

(1) 糖尿病合并各种器质性心脏病,高血压Ⅱ期以上,各种血液病,脑血管疾病。

(2) 糖尿病合并慢性呼吸系统疾病,如支气管哮喘、支气管扩张、肺气肿、活动性肺结核、尘肺病等。

（3）患重症感冒、上呼吸道感染，体温在38℃以上或体温在38摄氏度以下，但全身及呼吸道症状明显者，应暂缓进入高原。

根据卫生部门和医生意见，旅客进入高原旅行前应做体检，经医生确认可进入高原旅行时，方可前往高原旅行。

糖尿病患者登山时应注意哪些事项

（1）最好有朋友或家人陪伴。

（2）登山时要避免皮肤破损。选择棉质袜子，以确保脚部的干燥；选择柔软舒适透气性好的鞋子，避免擦伤或者磨出水疱。

（3）最好在进餐1~3小时后登山，还要带上糖或巧克力，及时补充热量，防止低血糖。再带1瓶矿泉水，及时补充水分。

大部分糖尿病患者可以爬山的，建议活动时间应该控制在1小时左右。不宜过长，以免产生疲累感。

糖尿病患者在旅途中应注意哪些问题

（1）**饮食有讲究** 在饮食上，旅行时活动量一般都会比平时大，患者可根据活动量适当增加饮食。如在平时每天步行的时间一般在半小时以下，但旅行时可能走四五个小时的路，就餐时就应将饭量由一碗调到一碗半。

（2）**按时按量服药** 旅行时，还要按时服用药物或注射胰岛素。服药打针之后如还没安排吃饭，就要适当吃点随身携带的食物，防止出现低血糖。血糖偏低，一定要马上进食。

（3）**足部护理** 糖尿病患者要经常检查脚部有无破溃，如出现了外伤、发热、腹泻等症状，需及时到当地专科医院就诊，切勿拖延，以免耽误病情。

（4）**监测血糖** 旅行时，每天必做的功课是监测血糖，视条件固定检查一至数次。一旦觉得不舒服，就要马上检测，以利于及时掌握血糖的变化，尽快予以控制。

（5）**及时复查** 顺利返回出发地后，并不意味着可解除"警报"。回来休息之后，疲劳还不见消除，就要去医院做相关检查。出现血糖波动，更要及时就医。

旅途中如何不让胰岛素变质

旅行时，要考虑胰岛素的存放问题。虽然胰岛素不一定非要放在冰箱里面保存，但是如果温度太高或太低的话，胰岛素会失效。记住，不要把胰岛素放在驾驶室的储藏箱内或后备厢中。放在背包的时候也要注意，因为太阳直晒的情况下背包内温度也会很高。开车或骑车旅行的话，一定要防止以上事情的发生，保管好胰岛素。现在有很多种多功能的旅行包，能解决胰岛素的存放问题。

旅行时为什么不能改变药物治疗方案

如果是需要调整时差的长途旅行，糖尿病患者应向医生咨询用药或注射胰岛素的时间。糖尿病患者在旅行期间还要注意控制饮食和按时服药，不提倡为了旅行而改变药物治疗方案，使用胰岛素的患者最好也不要临时换成口服降糖药。

糖尿病患者可以出国旅游吗

近年来，随着社会的发展，国与国之间的交往日益广泛，到国外旅游，饱览异国风光，已经成为轻而易举的事情了。对于糖尿病患者来说，出国旅行要注意以下几点，同样可以享受异国风情。

（1）请你的医生推荐一位当地医生或通过朋友联系一位医生。

（2）如果你需要在国外购买胰岛素，请与胰岛素生产厂家联系，最好出示你所使用胰岛素的样品。

（3）请医生写一个简单的病情介绍，说明你有糖尿病，现正使用哪些药物治疗。如果你还有其他健康问题需要药物或其他特殊设备治疗，也请详细列出。一旦出现紧急情况，便于当地医生了解病情。

第三章
糖尿病的运动保健——与"糖"共舞

运动不仅能够强身健体，减轻体重，还能促进血液循环和内分泌，改善微循环和胰岛素的功能，辅助治疗糖尿病。

但是，对糖尿病患者来说，并不是什么时候都适合运动，也不是任何运动都可以进行。糖尿病患者要科学有效地运动，同时还应注意一些问题。

第一节 "糖"与运动的关系

运动对糖尿病有哪些方面的改善

（1）可以提高胰岛素的敏感性，改善糖代谢紊乱。

（2）有助于控制血糖，对轻度糖尿病或控制较好的糖尿病患者，因为运动使外周组织对葡萄糖的利用增加，可以不同程度地降低血糖水平。

（3）有利于改善脂类代谢，运动疗法具有降低患者血胆固醇的作用。

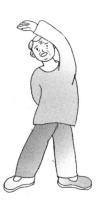

（4）有助于调整体重，体育锻炼能使糖尿病患者体内多余的脂肪组织得以清除，肌肉的量和体力有所增加。

（5）有助于防治其他与糖尿病相关联的疾病或并发症，运动锻炼能延缓胰岛素抵抗性的发展，降低血糖、调脂、降低血液黏稠度。

（6）运动能促进大脑疲劳的恢复，改善神经系统的功能，使患者在精神上感到很充实，自信心增强和充分享受生活乐趣，提高工作效率。

运动对血糖有什么影响

不同强度的运动对血糖的影响是不一样的。低到中等强度的运动可在运动中和运动后降低血糖的水平，增加发生低血糖的危险性。因此，应根据运动前后血糖的变化，调整胰岛素和降糖药物的剂量，并应在运动前和运动中相应增加糖类（如饼干等）的摄入量。

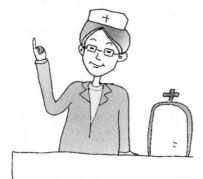

相反，高强度的运动可在运动中和运动后的一段时间内升高血糖的水平，并有可能造成持续性的高血糖。对Ⅰ型糖尿病患者或运动前血糖已明显增高的患者，高强度的运动还可诱发酮症或酮症酸中毒，因此应在血糖得到良好控制后进行运动。

运动会使注射在肢体中的胰岛素加速吸收，故运动前应该避免在肢体注射胰岛素。使用促胰岛素分泌剂和注射胰岛素的患者应避免在空腹时运动，运动的时间应在餐后1小时开始。酒精能抑制肝糖原输出，加大运动后发生低血糖的危险性。

糖尿病患者运动的原则是什么

（1）**要持之以恒** 因为糖尿病是终身性疾病，所以体育锻炼应持之以恒，坚持不懈，除有急性病外，切勿间断，运动疗法是治疗糖尿病的基本方法之一，如果认为血糖正常而停止锻炼，就等于中断了治疗，势必会引起血糖升高，并随之而带来一系列代谢紊乱。

（2）**要因人而异** 最好根据病情、体质、兴趣爱好的不同等选用不同的运动方式，不可勉强为之。勉强行事一方面达不到锻炼目的，另一方面会产生抵触情绪也不易坚持。如老年人可选用散步、慢跑、门球等运动，而年轻人则可选羽毛球、划船、骑自行车等活动。

（3）**要循序渐进** 糖尿病患者一般体质较弱，因此在开始进行体育锻炼时，就以短时间的轻微活动即小运动量开始，随着体质的增强，逐渐增加运动量，并延长活动时间，这样循序渐进的方法对糖尿病患者较为有利。

适宜糖尿病患者的运动项目有哪些

糖尿病患者的运动方式以有氧运动为主（也称耐力运动），是一种可以增强呼吸、心血管功能，改善新陈代谢，纠正血糖和血脂代谢紊乱的锻炼方法。通常采用有较多肌肉群参加的周期性运动，如步行、跑步、骑自行车、爬山、登楼、划船、游泳等，其中步行是简便易行且有效的。

剧烈运动对糖尿病患者有什么危害

合理的运动对糖尿病患者是有益无害的，但是如果过度或剧烈运动对糖尿病患者又是有害的。其不良后果有：

（1）可以造成应激状态，使升糖激素增加导致血糖升高。

（2）分解脂肪增加，致体内酮体生成增多，如同时伴有体内胰岛素水平很低，可以诱发酮症。

（3）糖尿病合并增殖性视网膜病变者可以诱发眼底出血。

（4）中老年或合并严重血管病变时可以诱发心脑血管意外。

（5）糖尿病合并肾病的患者可以使肾脏病变加重。

（6）Ⅰ型糖尿病患者、重度或消瘦的Ⅱ型糖尿病患者血糖控制不稳定时，尤其是反复发生低血糖期间，可以使病情进一步加重。

总之，无论是Ⅰ型还是Ⅱ型糖尿病患者只适宜做轻或中度的运动。

运动保健的适应症有哪些

临床实践证明，运动疗法对大多数Ⅰ型和Ⅱ型糖尿病都适用，但必须按具体病情制定方案，加强管理和指导。其主要适应证如下：

（1）首先适用于Ⅱ型糖尿病患者，尤其对肥胖者更有益。

（2）经胰岛素治疗病情较稳定的Ⅰ型糖尿病。

（3）空腹血糖一般应在7.8～8.9毫摩尔/升以下，餐后血糖应在11～13.9毫摩尔/升以下，糖基化血红蛋白在9.0%～10%以下者。

（4）对于某些并发症，如动脉硬化、高血压等，应根据具体病情，采用散步等小运动量的方式。

在什么情况下糖尿病患者不宜进行体育锻炼

以下情况下应避免运动或应减少运动量:

(1) 血糖控制很差。过量的运动可能引起血糖的进一步升高,甚至引起糖尿病酮症酸中毒。

(2) 较重的糖尿病大血管并发症。此时要严格选择好运动方式,并掌握好运动量,以避免血压升高以及脑血管意外、心肌梗死及下肢坏死的发生。

(3) 较重的糖尿病眼底病变。患者视网膜微血管异常,通透性增加,过量运动可加重眼底病变,甚至引起眼底较大血管的破裂出血,影响患者的视力;所以也不宜从事运动量较大的体育锻炼。

(4) 较严重的糖尿病肾病。过量运动会使肾脏的血流量增多,增加尿蛋白的排出量,加快糖尿病肾病的进展,此类患者也不适于较剧烈的体育锻炼。

(5) 并发急性感染,活动性肺结核患者。

(6) 合并严重心、肾并发症,酮症酸中毒者。

(7) 重型糖尿病患者,在清晨没有注射胰岛素时,不要进行体育锻炼,以防发生酮症。

(8) 应用胰岛素治疗的患者,在胰岛素发挥作用最强的时刻,如上午11时,不宜进行体育锻炼。如果进行,必须临时加餐,以防低血糖反映。

(9) 在注射胰岛素后及吃饭以前,也应避免体育活动,防止发生低血糖。

(10) 妊娠、呕吐、腹泻及有低血糖倾向者,宜避免体育锻炼。

(11) 控制不好的Ⅰ型糖尿病患者,血糖太高,胰岛素用量太大,病情波动较大情况下,宜暂时禁止运动疗法。

当然,除了存在急症情况之外,糖尿病患者没有完全卧床休息的必要,而应该坚持一定量的运动,哪怕是局部锻炼。关键的问题在于运动方式和运动量要适宜。

哪些患者不宜做无氧运动

无氧运动的特点是运动强度很大,以爆发力形式在很短时间内完成,需要大量的热量。糖作为能源材料,在来不及供应氧气时,以酵解的形式代谢,于是造成乳酸堆积,所以无氧运动会给人带来种种不适,而且,无氧运动都是竞技性强的体育项目，如短跑、举重等。因此，无氧运动是糖尿病患者及老年人不应参加的运动。

有氧运动的适应症是什么

所谓"有氧运动"，就是指能增强体内氧气的吸入、运送及利用的耐久性运动。在整个运动过程中，人体吸入的氧气和人体所需要的氧气量基本相等，也就是说吸入的氧气量基本满足体内氧气的消耗量，没有缺氧的情况存在，强度低、时间长、不中断、有节奏。有氧运动对人体，特别是对糖尿病等慢性疾病患者十分适宜，是能保持身心健康最科学、最有效的一种运动方式。

有氧运动有什么价值

有氧运动能够以较低的强度进行运动而收到提高心肺功能，特别是提高和改善人体新陈代谢功能的作用。有氧运动既安全又有效，是糖尿病患者、慢性患者及老年人可以接受并能长期坚持下去的一种运动。研究证明，科学地进行有氧运动可以防治糖尿病、糖耐量异常、脂代谢紊乱、高血压、骨质疏松、肥胖及衰老等。

运动量不足的表现有哪些

运动后身体无发热感，无汗，脉搏无任何变化或在2分钟内很快恢复，说明运动量不足，不会产生运动效果。

为了保证运动疗法的顺利进行，一般宜从低运动量（最大耗氧量小于40%）开始，持续时间为5~10分钟。若患者自我感觉良好，能够继续适应运动，再逐渐进入中等强度的运动（最大耗氧量50%~60%）。

运动量过大的表现有哪些

（1）在锻炼时讲不出话来。

（2）心跳次数高于正常的心率范围。

（3）对要达到的锻炼目标感到有些吃力或者太吃力。

（4）运动后大汗淋漓，胸闷，气喘，易激动，不思饮食，脉搏在运动后15分钟尚未恢复常态。次日周身乏力，酸疼。

若出现上述情况应及时停止运动原地休息，如果特征没有缓解应到附近医院就诊。

第二节 运动保健要科学

什么时候是糖尿病患者运动的最佳时间

糖尿病患者身体较弱，且病情反复，因此，一方面强调运动锻炼对缓解和改善糖尿病有积极意义；另一方面，也应强调必须结合每一个患者的具体病情，有计划、有步骤地开展一些轻体力、低负荷量的运动。开始进行体育活动时，应先做短时间的运动锻炼，取得身体适应后，才能逐渐增加运动量和活动时间。必须注意，适当的运动锻炼有益血糖、尿糖的控制；不适当的或过度运动，不仅无益，反而会引起病情恶化，损害身体。

有人习惯于早晨空腹时锻炼身体，也有人主张晚上餐后进行体育锻炼，到底什么时间锻炼身体最好呢？我们认为以早餐或晚餐后半小时或1小时后开始锻炼较为适宜。餐前锻炼身体有可能引起血糖波动，可能因延迟进餐造成血糖过低，也可能因没有服药而使血糖过高，当然还可能是血糖先低，而后又因苏木杰反应而过高，所以最好把运动时间放在餐后。为避免对消化系统功能的影响，体育锻炼最好在进餐结束后半小时以上再进行。晚餐后的体育锻炼值得提倡，因为中国人多半进晚餐比较多，而且多数人晚餐后就是看看报纸或电视节目，体力活动很少，这对降低血糖和减轻体重十分不利。对于注射胰岛素的患者来说，应选择在外源性胰岛素作用最强之前进行，如注射后（正规胰岛素）的作用最强时间是注射后2~4小时，若必须在胰岛素作用最强时进行运动锻炼，应少量加餐。重型糖尿病患者，清晨空腹时，应避免体力活动，否则易引起酮症，使病情恶化。若合并有并发症时，更应注意每日运动量，以免过度疲劳，加重病情。

怎样用心率计算适宜的运动量

衡量运动量是否适宜有很多种方法，其中用心率计算是比较简单而实用的方法。那么怎样用心率计算适宜的运动量呢？一般可在运动结束后立即数脉搏，可以数 15 秒，然后乘以 4 便得出每分钟心率。运动中的心率保持在（220 - 年龄）×60% ~ 85% 的范围之内，即可认为是运动量比较合适。比如一个 60 岁的人，在运动后的心率范围为：（220 - 60）×60% ~ 85% = 96 ~ 136 次/分比较适宜。也有人主张用更为简单的方法，直接用（170 - 年龄）作为运动中适宜的平均心率，60 岁的人平均心率应在 110 上下。

运动前应做哪些准备

（1）应全面详细地询问病史和进行体格检查。

（2）检查患者的糖代谢控制情况。如血糖、尿糖、糖化血红蛋白、尿酮等。

（3）心肺功能的检查。主要通过安静时血压测定、心电图、运动负荷试验、心脏彩超、胸片、肺功能测定等检查，以便了解心肺功能情况。若有心肺疾病者运动要有所限制，不要进行剧烈运动。

（4）测量侧立、卧位血压。

（5）血脂，肝肾功能检查。测血脂、肝功、肾功、尿常规、24 小时尿微量白蛋白。

（6）眼底检查。有无眼底出血、玻璃体出血、增值型视网膜病变等。

（7）神经生理方面的检查。了解有无合并神经病变。

（8）运动器官检查。脊柱、髋关节、膝关节、踝关节、双足检查。

（9）患者的一般情况。包括患者精神状态、生活习惯、运动爱好项目和运动量，以及其所处的生活环境。

糖尿病患者应如何掌握运动强度

运动强度决定了运动的效果。运动强度不足或过量均不能起到良好的治疗效果。通常衡量运动量用心率计算是比较简单而实用的方法，就是将能获得较好运动效果并能保证安全的运动心率称为靶心率。在临床工作中为了方便，常按年龄算出靶心率。最简单的计算：靶心率＝170－年龄。若运动中的心率接近靶心率，说明运动强度适度，若运动中的心率明显快于靶心率，可适当减少运动强度，反之可适当增加运动强度。判断运动量是否适度，还应根据患者运动后的反应作为标准。适量表现为运动后精力充沛，睡眠改善，不易疲劳，心率常在运动后10分钟内恢复至安静时的心率数。过量运动表现为运动后感到精神不振，疲乏无力，心率增快，需重新调整运动量；若运动后无任何感觉，心率无改变亦无微汗，说明运动量过小，需调整方案。

糖尿病患者的运动时间及频度如何掌握

运动的时间可从10分钟开始，逐步延长至30～40分钟，通常来说达到靶心率的累积时间以20～30分钟为佳。运动量多少取决于运动强度和运动持续时间，运动强度较大，那么持续时间可相应缩短；强度低，那么持续时间可相应延长；强度大者适于年轻人或身体状况较好的糖尿病患者，强度低者适于年老体弱的患者。运动频度因人而异，要求持之以恒。运动疗法最好每天都能进行，若做不到每日坚持，则每周至少坚持3天或隔天1次，否则就达不到改善胰岛素抵抗和控制血糖的目的。

糖尿病患者运动时的天气及环境如何选择

自然环境是影响锻炼效果的重要因素，因此运动可选择在公园、林间、草地、田野等空气质量好、环境清静处进行。早晨锻炼应该避开雾天。尤其是冬天的早晨常常有雾，使废气不易消散，雾天除了会使空气中苯、二氧化硫、硫化氢等多种有害化学物质含量增高外，还含有较多的病原微生物，人体若大量吸入会影响健康。

糖尿病患者如何根据服药时间做运动

为了防止运动与服药时间冲突，患者需要设计一个时间表，以服药时间为中心，去安排运动和其他生活。这样可以防止出现低血糖，以及其他危险情况的发生。

（1）一般来说，服用降糖药的患者，可以在餐后1小时左右开始活动。

这是因为运动能够降低血糖,饭后 1 小时,降糖药物的"威力"已经开始减弱,从而避免了降糖作用的叠加,降低了低血糖的发生概率。

(2) 在四肢注射胰岛素的患者,不能注射后马上就运动,否则会加快胰岛素的吸收量,很容易发生低血糖。

(3) 对于没有吃降糖药物,病情较轻的糖尿病患者,必须通过改变生活方式来调整血糖,可以选择空腹运动,运动时间可以随意些。

运动调理后的注意事项有哪些

(1) 每次运动后应做好放松活动,以加速代谢产物的清除,加快体力恢复。

(2) 进行运动后自我监测,每次运动后,患者应注意自我感觉,根据情况对运动方案进行相应调整。运动量适宜的标志:运动结束后,心率应在休息后 5~10 分钟内恢复到运动前水平,并且运动后自感轻松愉快,食欲和睡眠良好,虽有疲乏、肌肉酸痛,但经短时间休息后即可消失。运动量过大的标志:如果运动结束后 10~20 分钟心率仍未恢复,并且出现疲劳、心慌、睡眠不佳、食欲减退等情况,说明运动量过大,这时应减少运动量或暂停运动,作进一步检查,待身体情况好转后,再恢复运动。运动量不足的标志:运动后身体无发热感、无汗,脉搏无明显变化或在 2 分钟内迅速恢复,表明运动量过小,难以产生运动效果,应在以后的运动中逐渐增加运动量。

(3) 运动后如果出汗较多,不宜马上洗冷水浴和热水浴。因为运动后,皮肤血管处于显著扩张状态,血压较低,若用冷水冲浴,可引起皮肤血管收缩,导致血压升高,增加心血管负荷。如用热水冲浴,会对机体产生刺激作用,导致皮肤血管进一步扩张,血压更趋降低,严重时可引起脑缺血。正确的方法是在运动后心率恢复正常,汗已擦干,再进行温水淋浴。

糖尿病患者运动时如何选择食物或饮料

如果在注射胰岛素或口服糖尿病药物,需要在进行运动之前、运动中间或运动之后吃些点心。即使在停止运动之后,肌肉仍需要消耗血糖的。在进行运动期间,身体恢复到所存储的血糖水平可能需要 24 个小时。在进行紧张的运动之后,将需要每隔 1~2 个小时监测 1 次血糖。

如果正在运动，那么不要等到口渴了再喝大量的液体。脱水会影响运动强度和耐久力。对冷水的吸收要比热水快。冲淡后的果汁或运动饮料可为超过1小时运动提供糖类和液体。

怎样做好体育锻炼的防护工作

某些体育锻炼会造成对心脏、眼睛、脚或者神经的伤害，其后果甚至会很严重。因此应询问医生你做什么体育锻炼项目较安全。从这些项目中挑选那些能锻炼你所有肌肉的项目（腿和臀部、胸、后背、肩膀、手臂和腹部的肌肉）。挑选了你的锻炼项目，还要学会正确的锻炼方法。若你已挑选的体育锻炼需要应用器械设备，而你对设备生疏，你应学习如何应用和调整它，还要学会那些可以供你锻炼的有关设备的安全使用方法。

糖尿病患者锻炼时如何测试血糖

体育锻炼往往会降低你的血糖指标。若在开始运动时你的血糖就很高，体育锻炼将会使血糖升得更高。如果你短时间内做剧烈的锻炼，血糖也会升高。若你在接受注射胰岛素治疗或者服用治糖尿病的药物，锻炼能使你的血糖指标降得很低。要发现你的锻炼对你的血糖有多少影响，最好的方法是：在锻炼之前和之后都对你的血糖进行检测。

运动中出现低血糖如何处理

如果在运动中或运动后出现饥饿感、心慌、出冷汗、头晕及四肢无力或颤抖的现象时，可能你已出现低血糖，但不要惊慌，可按以下步骤处理：

（1）立即停止运动，并吃随身携带的食物，一般休息10分钟左右低血糖即可缓解。

（2）若10分钟后未能缓解，可再吃食物，并请求其他人通知你家人或送你到医院。

（3）若有条件，可要求医生为你准备胰高血糖素针剂，并随身携带，把注射方法简明扼要地列出。

下篇 加强糖尿病的日常保健
——精致生活,远离糖"腻"

如何让自己保持参加运动的积极性

(1)列出每天运动计划并放在醒目的地方,提醒自己,把运动对糖尿病的益处告诉家人,并把你的运动计划告诉他们,让他们监督你完成。

(2)与其他人结成运动伙伴。若患者对运动失去兴趣而欲放弃时,运动伙伴将会鼓励患者坚持下去。

(3)各种运动交替进行。长时间从事同一种运动,你会感觉单调,容易失去兴趣,因此,可以选择你喜欢的几项运动,每周轮流进行。

(4)制定切实可行的目标。不要寄希望在短时间内就可以达到减肥和强壮身体的目的。

(5)予以奖励。糖尿病患者的家人,在患者坚持一段时间的运动计划后,应该赞扬他(或她)激励他(或她),让他(或她)有一种成就感。

清晨运动的注意事项有哪些

许多人有清晨锻炼的习惯,但糖尿病患者却不宜在空腹时参加运动锻炼,这可以分成几种情况:

(1)如果空腹血糖在6毫摩尔/升以上,可进行运动。

(2)如果空腹血糖低于6毫摩尔/升,在运动前应吃点食物,如喝一杯牛奶、吃几块饼子,吃后15分钟左右再开始热身,而不要吃后马上开始运动。

(3)如果空腹血糖低于6毫摩尔/升,晚饭前又用长效或中效胰岛素或口服降糖药治疗,也可以适当将药量减少。

室外锻炼的注意事项有哪些

我们建议患者进行锻炼,尤其是进行户外锻炼,但运动中要注意:

(1)选择通气良好、场地开阔的地方活动,避免在强烈阳光下、大风、大雾及雨中锻炼,以免受凉。活动地点不应太偏僻。

(2)天寒时要注意保暖,防止冻伤。运动后身体发热,不要冒然脱衣,以免受凉。

(3)随身携带病历卡、少量食品、糖块及水,以防意外。外出最好和他人结伴而行。

家务劳动能代替运动吗

家务劳动并不能代替运动治疗,这是因为家务劳动中所做的是一些特定动作,有一定的局限性。如洗衣服,它仅需要双臂活动,动作局限于手、臂、肩等处。而且这种劳动方式一旦时间过长,还会导致腰酸背痛等反应。家务劳动不能对身体发挥全面、系统的锻炼作用。

而运动治疗则不同,它能对身体各个组织和器官都发挥锻炼作用,能避免家务劳动的局限,使各个系统得到必要的锻炼,从而促进机体的新陈代谢,加强糖代谢的调节,提高葡萄糖的利用率,达到控制血糖、增强体质的目的。

另外,家务劳动虽然繁琐、累人,但实际上消耗的热量是很少的,属于一种轻体力劳动。虽然比完全不活动要好得多,但很少有人能通过家务劳动减轻体重,所以说家务劳动不能代替体育锻炼,糖尿病患者还必须安排出单独的时间进行锻炼。

Ⅰ型糖尿病患者该怎样运动

Ⅰ型糖尿病患者体内的胰岛素绝对缺乏,血中的胰岛素水平基本上取决于外源性胰岛素的使用情况。如在外源性胰岛素作用的高峰期时进行运动就容易出现低血糖,所以要避免在此期间进行运动。如果要运动,可以在运动前进食少量食物,或适当减少胰岛素的使用剂量。反之,当外源性胰岛素作用处于低峰期,加上体内胰岛素缺乏和运动本身又可以使胰岛素进一步下降,在此时运动必定会造成体内胰岛素水平明显降低,而运动又会引起升糖激素升高,结果导致血糖升高。所以Ⅰ型糖尿病患者应该避免在胰岛素作用的低峰期进行运动,以防止血糖升高。

Ⅱ型糖尿病患者该怎样运动

轻度的Ⅱ型糖尿病患者可能经过单纯的饮食和运动疗法即可达到血糖控制的目的。运动不会出现低血糖。

中等度的Ⅱ型糖尿病患者最好在进餐半小时或1小时后进行1个多小时的轻微运动,这样有利于餐后血糖的下降。如血糖下降不十分满意可增加运动时间。但需注意如果运动时间延长加上药物作用高峰时有发生低血糖的危险。

重度和消瘦的Ⅱ型糖尿病患者体内内生胰岛素基本缺乏，多需要胰岛素治疗，血中胰岛素水平基本取决于胰岛素的使用情况。运动对糖代谢的改变与Ⅰ型糖尿病相似，所以这类患者也应该注重饮食和胰岛素治疗，待病情得到控制后才可以进行运动治疗。反之，则会导致病情的进一步恶化。具体可以参阅相关问题。

儿童糖尿病患者该怎样进行运动

适当的运动，对糖尿病儿童而言，既有利于身心健康，又可达到治疗糖尿病的目的。如何选择运动项目呢？在血糖控制比较好的情况下，可根据患儿的兴趣和爱好，选择一些情趣性活动，如跳绳、踢毽子、跳皮筋、打乒乓球、打羽毛球、踢足球，或同家人一起去野餐、郊游等。儿童的天性是活泼好动，情趣运动可有利于儿童坚持长期参加体育锻炼，但孩子的自制力比较差，玩得高兴时往往会忘记时间，延误打针、吃饭，甚至运动量太大……容易导致低血糖。因此，运动时一定要注意"适量"。运动时最好随身携带食物、糖果和水。如果患儿的血糖控制不好（有酮症酸中毒），或有感冒、发热等情况时，则应卧床休息，避免运动。

老年糖尿病患者该怎样进行运动

老年糖尿病患者，往往体质较差，并发症多，对环境适应性差。因此，在进行运动时，必须注意下述事项：

（1）运动前，先做一次体检，充分了解自己的病情，再选择适合自己的运动方式和运动量。

（2）随身携带病历卡、糖果、水，便于出现低血糖时，能得到及时的救助。

（3）运动宜"适可而止"，不要进行剧烈的、长时间的体育运动，以防发生心、脑血管急性并发症。

（4）运动中注意安全，保护好自己的皮肤与骨骼；为防止跌跤、摔伤，宜穿软底鞋。

糖尿病性心脏病患者该怎样进行运动

糖尿病患者一旦被诊断心脏病发作应立即接受专业护理,出院后必须进行心脏康复训练,以恢复安全自理生活的能力。经治疗后,如果在心脏负荷试验中没有出现胸痛和心电图异常的情况,可以逐渐恢复正常的活动。在运动中应做到:

(1) 做足够的伸展运动来热身和放松。

(2) 多次反复地轻举物体而非只举几下重物。

(3) 在专业医生的指导下,确定进行有氧运动时要达到的目标心率、最大心率及自我感觉能承受的强度。

(4) 在运动中只要感觉异常应立刻停止。

(5) 任何时候随身携带硝酸甘油片,并要掌握正确的服用方法。

糖尿病性肾病患者该如何进行运动

糖尿病性肾病、视网膜病变等均属于微血管病变。有这些并发症的糖尿病患者运动的耐力明显下降,在剧烈活动时容易加重微血管病变,故在运动过程中,心率应控制在正常人最快心率的80%~85%,血压不超过200/105毫米汞柱。如微血管病变已到晚期,应只从事轻度的体力活动,并且要量力而行,逐渐增加运动量,不可过累。

糖尿病性肾病患者经治疗病情稳定后,可以参加轻松的活动。患者应根据自己的病情及身体条件,选择适合自己的运动方式,如散步、打太极拳等。

运动量的大小、时间的长短应视个人的情况而定,一般以自己不感到劳累为宜;否则会引起酮症,使糖尿病性肾病加重或迅速恶化。

糖尿病并发视网膜病变该如何进行运动

糖尿病性视网膜病变的患者应谨慎对待剧烈运动,因为很容易导致运动过程中眼底出血,从而引起视网膜脱落。

为了保证运动的安全,应尽可能选择开阔的运动场地,避免对抗性强、节奏快的篮球、乒乓球等活动,以免频繁碰撞受伤。最好是选择那些体位移动相对小的运动,如养生功、太极拳、健身操、散步、游泳、匀速骑单车等。

（1）糖尿病患者仅有轻微单纯性视网膜病变，通常大多数运动都是安全的，应在进行运动的时候适当降低强度。

（2）糖尿病患者伴有中度或重度的单纯性视网膜病变，要限制那些会使血压升高的运动，如举重、俯卧撑、仰卧起坐、有屏气的运动及使头低于腰部的弯腰活动。因为这些运动，血压升高后，眼压随之升高，增加玻璃体、视网膜出血的危险。还要限制震动强度大的运动，如跳绳、快跑、拳击以及各种竞赛运动。

（3）糖尿病患者合并增殖型视网膜病变者，除避免上述运动外，还应避免体位移动大的运动，如球赛、赛跑、接触性的有氧运动和举重等。

第三节　运动方式应正确

为什么说散步是治疗糖尿病的良药

试验证明，散步能促使肌糖原和血液中葡萄糖的利用，能抑制饭后血糖值的升高，能减少糖代谢时胰岛素的消耗量。因此，专家们认为，散步对一些经控制饮食可不依赖胰岛素或需要少量胰岛素病情得到明显控制的糖尿病患者，是非常有益的。专家们还说，散步对糖尿病患者所产生的医疗效应，不单单是为了消耗能量所进行的减肥运动，更有着药理学方面的意义。

跑步也是糖尿病患者保健的有效"良方"吗

跑步，是一项方便灵活的锻炼方法，它具有显著的健身效果，老幼皆宜。对糖尿病患者更为合适，这是因为：

（1）跑步能促进新陈代谢，消耗大量血糖，减少脂肪沉积，故对糖尿病伴肥胖患者而言，是一剂有效的"药方"。

（2）慢跑可以增加机体的摄氧量、增强心肌收缩力，增加冠状动脉血流量，防止冠状动脉硬化。

（3）慢跑，可以使胃肠道蠕动增强，从而增进食欲，改善消化和吸收功能，防止中老年人及脑力劳动者的胃肠功能紊乱，保持大便通畅。

（4）经常坚持跑步，还可以防治老年肌肉萎缩，保持关节灵活。

（5）新近有研究报道，慢跑可使体内的自由基消除系统保持在较高的功能状态，降低体内自由基水平，从而减少自由基损伤，延缓衰老。

糖尿病患者跑步锻炼时的注意事项有哪些

糖尿糖患者在跑步锻炼时一定要注意以下几个事项。

（1）跑步前做3分钟准备运动，如肢体伸展、徒手操等；跑步结束后，不宜蹲下休息，也不要突然停下来不动，要缓行或原地踏步片刻，调匀呼吸，并用双手按摩面部、耳部，使气血流通。

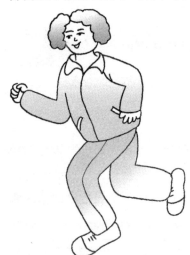

（2）跑步应避免在饭后马上进行或在非常冷、热、潮湿及大风的天气下进行。

（3）跑步时间宜选在每天上午9～10时和下午4～5时。如在饱餐后跑步，会使胃肠功能减弱，影响消化和吸收，甚至会出现腹痛、呕吐，而空腹跑步容易诱发低血糖，上述两段时间处于不饥不饱状态、各器官运转正常，有利于进行锻炼。临睡前一般也不宜跑步。

（4）跑步锻炼要循序渐进，持之以恒，注意控制运动量，从短距离、慢速度开始，做到量力而跑，跑有余力，不要弄得过分疲劳或使心脏负担加重；不要急于求成而盲目加快速度，延长距离，以免适得其反，也不要随意间断，偶尔跑1～2次，不但达不到运动治疗的目的，而且也容易发生意外。

游泳对糖尿病患者有哪些好处

游泳是一项积极的健身运动，还是一种调节情绪的重要方式。性格开朗，乐观向上，心情愉快是健康长寿的一个重要心理因素。糖尿病患者最忌出现意志衰退，情绪消沉，丧失对周围事物及大自然的热爱等不良情绪。当一个人出现焦虑、忧郁、浮躁、不安等不良情绪时，如果是在夏季，在有条件的

下篇 加强糖尿病的日常保健
——精致生活，远离糖"腻"

情况下，建议糖尿病患者到江、河、湖、海中去游泳。游泳时，划水和打水的动作能改善大脑对各系统的调节功能，有助于建立或维持一个健康向上的心理状态。另外，游泳时，水流和波浪对身体表面的摩擦和冲击，会对人体产生一种特殊的自然"按摩"作用，这种自然的按摩作用，不仅可以使人全身心放松，而且还会使人出现拥抱大自然，并与大自然融为一体的喜悦与陶醉。在这种情况下，糖尿病患者原有的忧愁、烦恼、悲观、失望等不良绪会一扫而光，并使人感到精神振奋，对生活充满着热情与希望！

这种与大自然融为一体的幸福感与奋发向上，积极进取的心理状态会激发人体潜在的抗病能力，对糖尿病患者的康复会产生重要而又深远的影响。

踢毽子可以降血糖吗

糖尿病患者不适合较长时间的运动，而踢毽子运动量不大，能使全身得到活动。同时，踢毽子还能使居高不下的血糖值有所下降。

踢毽子不仅使下肢的关节、肌肉、韧带得到很大的锻炼，同时也能充分活动腰部。跳踢是踢毽子中较难的动作，不但要跳，腰部的协调动作也很重要，上肢、颈部也要随之运动，连续跳踢数十次，心跳可增加到每分钟150～160次经常参加这项运动，可调节全身血流量，加速血脂的代谢，降低血糖。

中老年糖尿病患者踢毽子的注意事项有哪些

中老年人踢毽子应从不十分激烈的动作开始，以不出现心悸、气促为度。

踢毽子前先做15分钟的热身，以免运动中出现肌肉拉伤。生理学研究表明：踢20～30分钟毽子降血糖的效果最佳；超过40分钟，虽然可以降低血糖，但血液中脂肪增加，会起到适得其反的作用。而踢毽时间过短也达不到降低血糖的目的。刚开始锻炼时，可从5～10分钟开始，在1～2个月将运动时间延长到20～30分钟。每次锻炼结束时，再做10分钟的恢复运动，不要突然停止。

如果身体感到不适，应立即停止运动。有严重糖尿病并发症者，不宜从事此项活动。

体操可以降血糖吗

体操可以根据不同的需要，有目的、有选择地锻炼身体的各个部位。它还可以按照人体的解剖部位分别选择动作，加以组合变化，使身体从头到脚，从上肢到下肢，从胸腹到腰背都得到活动和锻炼，从而加强骨骼肌肉的力量和关节的灵活性，使其运动更加协调准确，使四肢、腰背的肌肉得到均衡的发展。做操时，身体需要的血液和氧气增多，就要求心脏加快跳动，从而有助于心肺功能的提高。同时，由于做体操能量消耗较大，身体需要营养，这就使消化功能、新陈代谢功能显著提高。

而拍手操就是一种简易运动，可以改善上下肢协调性，促进全身血液循环，舒筋活血，特别是末梢神经的改善。如果每日散步后1小时做拍手操（20～30分钟活动），还可以降低餐后血糖。

糖尿病患者怎样做拍手操

（1）第一节（四八拍）

①双手交替拍手。

②双脚原地踏步。

（2）第二节（四八拍）

①双手向左、向右、向上、向下各拍打二拍。

②双脚向左、向右、向前、向后各移动二拍。

（3）第三节（四八拍）

①双手向左、向右各拍打二拍；向左再拍手二拍。

②双脚向左移动四拍。

③双手向右、向左各拍打二拍，向右再拍手二拍。

④双脚向右移动四拍。

（4）第四节（四八拍）

①双手向左、向右各拍手二拍，中间拍手二拍。

②双脚向前、向后"V"字步各四拍。

（5）第五节（四八拍）

与第一节相同。

下篇 —— 加强糖尿病的日常保健
——精致生活，远离糖"腻"

▍放风筝可以有利于控制糖尿病吗

放风筝有利于糖尿病的控制，Ⅱ型糖尿病患者多为肥胖或超重者，经常放风筝，进行全身运动，可以促进能量的消耗，有效控制体重，降低胰岛素抵抗，提高胰岛的敏感性，有利于血糖、血脂代谢紊乱的改善，减少和延缓糖尿病并发症的发生。放风筝时精神专注，还可排除杂念，心情放松，血压下降。

▍放风筝时糖尿病患者要注意哪些问题

一方面，要评估身体状况，做好运动前的准备活动；要穿宽松、舒适、吸水性强的服装。穿运动鞋或旅游鞋；备好食品以防低血糖的发生；最好佩戴信息卡，以防意外。另一方面，出现下列情况时不宜放风筝：注射胰岛素而未进食、血糖过高或过低、出现糖尿病急性并发症（如糖尿病酮症等）、高血压控制不佳或心绞痛、心肺功能不全，以及其他严重并发症等。

▍登楼梯对糖尿病患者有什么好处

登楼梯是比较有益于糖尿病患者的运动方式。因为上10分钟的楼梯可以消耗热量200千卡，下楼梯消耗的热量为上楼梯的1/3，是极佳的健身方式。这是一种有氧代谢运动，能够消耗体内脂肪，增强心肺功能。人过中年，由于活动相对减少，如经常上下楼，能增强冠状动脉的血流量，预防冠心病的发生。

▍糖尿病患者登楼梯时的注意事项有哪些

登楼梯以慢登为宜。一秒一个台阶，速度要均匀，步伐要沉稳而有节律，可增强腰背肌肉的力量和下肢肌肉韧带活动能力，并能保持关节的灵活性，日久，双腿就能变得强健有力。每次登楼梯的运动时间不宜过长，以10~20分钟为宜。登楼梯的速度和运动强度应保持适中，以不感到明显的紧张和吃力为度。楼梯过道要相对宽敞、明亮、空气新鲜，不要在堆放物品的楼梯和拐弯处锻炼。锻炼前应先活动腰、膝和踝关节，锻炼时应穿软底鞋，不要勉强做难度高的动作，要量力而行。

哑铃对糖尿病患者有什么影响

研究显示，多从事力量训练，能有效缓解Ⅱ型糖尿病的症状。研究指出，力量训练可以增加肌肉体积和重量，从而使更多的肌肉组织参与到帮助机体从血液中摄取糖并加以利用的工作中来，使身体对胰岛素的依赖降低，Ⅱ型糖尿病自然得到了缓解。

瑜伽对糖尿病有哪些好处

这些年来，瑜伽风靡全球，受到了社会各界的热烈欢迎。瑜伽集医学、科学、哲学之大成，是一门广博而深奥的运动科学。

糖尿病患者通过练习瑜伽，可以有效地改善体质、平衡血糖，消除种种不适症状，从而促进自身的早日康复。首先，可以做瑜伽经典的"向太阳致敬式"，太阳给予了人体热量，同时阳光中又包含了七轮的彩虹色彩，这并不是一种奇妙的巧合，而是古代的瑜伽创造者通过观察和感悟大自然所得出的结果，七色阳光投射在人体内，形成相应的七轮。轮穴对应七种色彩和腺体，顶轮对应紫色和脑垂体，额轮对应青色和松果体，喉轮对应蓝色和甲状腺，心轮对应绿色和胸腺，脐轮对应黄色和胰腺，腹轮对应橙色和肾上腺，根轮对应红色和生殖腺。在治疗的过程中，应保持平静的心态。要做到宁静，不妨试试瑜伽。

适合糖尿病的瑜伽姿势有哪些

（1）蝗虫式具体做法

①俯卧在地上，双手置在身旁两侧，手心向上，脸向下，头保持在正中位置。双脚并拢及用力向后伸展，感觉整个身体被拉长了。收紧臀部及大腿肌肉。尾椎内收，然后指向脚跟。

②呼气，头、胸部、双手及双脚同时慢慢向上提起，利用腰背的力量将肋骨部位尽量向上抬，只剩下盆骨和腹部在地上支撑身体。手脚、脊骨尽量

伸展。保持呼吸自然。保持这个姿势约 10 秒或更久。然后返回步骤①休息。

功效：改善肾脏功能，强健臀肌和腹肌；有助消化，缓解胃炎、肠胃胀气，减少腹部脂肪；刺激肝脏、胰腺，对于糖尿病有益。

禁忌：心脏病患者不要做。

（2）炮弹式具体做法

①仰卧，两腿伸直。

②吸气，同时屈右膝，收起右腿，把右大腿尽量抬起。

③呼气，两手十指相交，抱着右膝。

④彻底呼气，让两肺叶尽量把气呼完；闭气不吸，并把头抬到右膝处，用下巴接触膝部。

⑤吸气，慢慢把头部放回地面上。呼气，放开十指，同时把右腿伸直，放回地面上。

然后，吸气，屈左腿，按同上的步骤做。左、右两腿各做 6 次。然后两腿均屈膝，把两大腿收近胸膛，两臂抱着双膝。把注意力放在呼吸上。

注意：在下巴抵着膝盖的时候可轻轻地呼吸。

功效：去除腹部多余脂肪，消除腹胀，改善胰腺、肝脏、大肠和胃部的血液循环。有助于缓解糖尿病的症状。

禁忌：背痛、严重腹痛、近期做过腹部手术、呕吐患者请不要做。

（3）简易脊柱扭动式具体做法

①坐立，两腿伸直；两手平放在地上，略微在臀部的后方，两手手指向外，把左手移过两腿，放在右手之前。

②把左脚放在右膝的外侧，右手掌进一步伸向背后，吸气，尽量把头部转向右方，从而扭动脊柱。

③蓄气不呼，保持这个姿势若干秒；呼气，把躯干转回原位；换另一侧。

注意：练习时，背不要弯曲。对于近期进行胃部手术，或者有严重胃病的患者，不要做这个体位。

功效：刺激胰腺，有助于治疗糖尿病，去除腹部脂肪；由于身体侧扭，改善了消化能力，增强脊柱的柔韧性和脊神经的功能；有助于治疗便秘、增强肺活量。

（4）船式具体做法

①仰卧，两腿伸直。两臂平放体侧，掌心向下。

②吸气，两腿上抬45度，同时将头部、上身躯干、双臂全部抬起来，离开地面。如果能够，双臂应向前仲直并与双腿平行，屏气，尽量长久地保持这个姿势，但以不勉强费力为限。

③一边渐渐地把你的双腿和躯干放回地面，一边慢慢呼气，放松全身。重复做这个练习6次。

舞蹈对糖尿病患者有什么影响

舞蹈是通过有节奏的、经过提炼和组织的动作和身体造型来表达思想感情的艺术，是一种可供人欣赏和调节情绪的艺术形式和娱乐行为。至今，全世界不少民族还保留着古代盛行的舞蹈习俗，用以欢乐生活，调节情绪，解除忧郁。

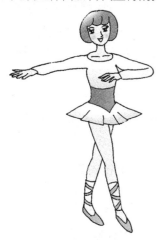

舞蹈通常分为艺术舞蹈和生活舞蹈两大类。作为休闲娱乐的舞蹈当然是以不受过分严格艺术限制的生活舞蹈为主。生活舞蹈与人们的生活和交往密切相关，是人人都可以参与的群众性自娱舞蹈。如交谊舞、习俗舞、健身舞、秧歌舞、青少年喜欢的太空舞、霹雳舞、迪斯科等，因此，当今许多人选择跳舞作为新潮化的休闲方式。

跳舞有益于健康，这是因为舞蹈具有增强心肺功能，调节新陈代谢的作用。有人统计过，跳1小时华尔兹，相当于步行两千米，从而达到了消耗体能，促进糖脂分解代谢，减轻胰岛负担的目的。跳舞还可以使血脉流通，经络畅达。当人在随着悠扬的音乐跳舞时，身体可以分泌一些有益于健康的激素，调节大脑神经，促进肠胃蠕动，调整血压，减少消化不良、肥胖、痔疮、高血压和动脉硬化等疾病的发生。

舞蹈融入了音乐、造型和节奏，能激发人们强烈的审美意识和丰富的感情体验。舞蹈还是调节心理平衡的重要手段，医学心理学认为情感是人体本能的需要，很多疾病产生于超负荷的情感压抑，人只有疏通了情感的表达渠道，能够正确而适度地表达情感之后方能保持情绪上的平衡。而舞蹈可以使人内心的压抑得以宣泄，躯体积累的能量得以释放，人们能够从健康优雅的舞姿中消除疲劳，获得情绪的调节和身心健康。

加强糖尿病的日常保健
——精致生活,远离糖"腻"

太极拳对糖尿病患者有什么影响

最新的研究显示,打太极拳有助于提高Ⅱ型糖尿病患者的免疫功能,改善其对血糖的控制能力。研究人员发现,Ⅱ型糖尿病患者连续打太极拳12周后,其AIC(衡量长期血糖控制的一种标准)水平有了大幅度降低,其体内的调节性细胞也有所增加。这种细胞有助于保持免疫系统功能的正常。Ⅱ型糖尿病患者会出现慢性炎症,而有关研究虽然证明锻炼对人的身体有益,但剧烈运动可能使炎症加剧,甚至引起其他疾病。打太极拳能改善人体的平衡能力和心肺功能。研究还发现,打太极拳对健康人的免疫系统也有益处。

五禽戏对糖尿病患者有什么益处

五禽戏是我国古代名医华佗通过观察虎、鹿、熊、猿、鸟五种禽兽的神态和动作,结合古代导引、吐纳、熊经、鸟伸之术,根据人体脏腑、经络和气血的功能而编写的一套具有显著民族风格的运动健身术。华佗编五禽戏的目的不仅为了保健,也是为了治病。他说:"身有不快,起做一禽之戏,怡而汗出,因以著粉,身体轻便而欲食。"由于五禽活动的特点各有不同,所以做每一禽戏都各有不同的收效。一般来说,经常练虎势能使人肺气充沛,精力旺盛;练鹿势能使脾胃功能增强,强肝益肾;练熊势能平疏肝火,壮体力,静安眠;练猿势能灵活脑筋,增强记忆,开展心胸,增进气血流通;练鸟势能舒畅经络,易筋活血,活动关节,提高平衡能力。练五禽戏时,不仅要求形似,而且要求神似。如模仿虎的刚威勇猛,鹿的奔驰反顾,熊的倒卧翻滚,猿的攀援跳跃,鸟的展翅高飞。同时要求注意力集中,以意引气,呼吸均匀,轻松自然,拉伸肢体,动静结合,刚柔相济。一般而言,体弱者宜练熊戏和鸟戏,体力较好者可连续演练。

骑马对糖尿病患者有哪些益处

研究人员对6名糖尿病患者利用骑马机进行连续训练,他们要求患者每天骑"马"约30分钟。结果发现,患者体内的肌肉把糖分作为能源吸收的功能比训练前平均提高45%,和正常人基本相同。药物治疗糖尿病的效果有限,在服药的同时还必须要注意饮食和运动,但是过于激烈的运动有可能带来负作用。欧洲流行一种"骑马疗法",并不是真正骑马,而是用骑马机再现骑马的情形。受此启发,日本研究人员将类似的疗法用于糖尿病的辅助治疗,他们新的研究成果表明,骑马机训练可以帮助改善糖尿病患者的症状。

糖尿病患者可以骑自行车吗

自行车运动,和走路、跑步一样属于周期性的有氧运动,经常骑自行车到风景优美、空气清新的地方,不仅可使心情愉快,而且能有效地提高心脏功能、增强肺活量和改善血管壁的弹性,可以预防或延缓糖尿病血管并发症的发生和发展。骑自行车是全身运动,据有位学者研究,骑自行车时,人体100多块肌肉都参加活动,特别是对下肢肌肉、关节和韧带的锻炼尤为明显。

因此,对坐办公室的"白领"而言,骑自行车可活动活动那长时间置于椅子上的双腿,恰是身体最好的放松形式,对消除疲劳也颇有收益;另外,骑自行车还能锻炼人的平衡能力,对提高中枢神经系统的灵活性、保护视力、延年益寿等均有一定的效果,故糖尿病患者可选择此种运动项目。

骑自行车的正确姿式和有效方法有哪些

在骑自行车时,应注意正确的姿势和有效的方法,即:

(1) 选好车的尺寸,踏板和车座要与人的身高相适应。

(2) 骑车时,上体要稍前倾,两臂伸直,两眼平视;踏车时,要用脚前掌,身体不要左右摇摆,保持身体平衡,上坡和逆风时上体要前倾,下坡或顺风时,上体要正直。

(3) 呼吸要与车速配合,最好采取腹式呼吸的方法,尽量用鼻腔呼吸,吸气时尽量鼓腹,可使膈肌下降,让肺脏吸进更多的空气;呼气时收腹,使肺脏的空气充分排出;不要张口呼吸,防止尘土、凝物进入口腔。

(4) 骑自行车要注意安全,人多或过交叉路口时要推行,还要经常检查车铃、刹闸是否有效,车座是否舒适等。

糖尿病患者如何进行足球、篮球和排球运动

球类运动主要包括篮球、排球、足球、乒乓球、网球、羽毛球,糖尿

加强糖尿病的日常保健
——精致生活,远离糖"腻"

病患者如何进行足球、篮球和排球运动?糖尿病患者可根据自己的爱好和适应性,自行选择。足球、篮球、排球,这三大球类运动量大,对抗性强,糖尿病患者在运动锻炼时,要把握适量的原则,可以打半场比赛,或1/4场,以防运动量太大而出现低血糖,并且运动时随身携带糖果或适量加餐。

观看篮球比赛对糖尿病患者有哪些帮助

篮球比赛竞争激烈,对抗性强,速度快,因此,篮球运动需要机智、灵敏及集体合作精神的培养。观赏一场精彩的篮球比赛无疑也是一种人生享受,对糖尿病患者的情绪也起到了调节作用。

观看足球比赛对糖尿病患者有哪些帮助

足球是令亿万球迷痴醉的体育运动,对喜欢足球运动的糖尿病患者来说,欣赏一场足球比赛,无疑会带来喜悦和享受,为糖尿病患者的生活增添无限的乐趣,有助于患者调节情绪和病情的稳定。

观看排球比赛对糖尿病患者有哪些好处

排球比赛则更需要在紧张激烈中保持冷静、沉着,并且发挥弹跳、扣杀等技巧,对全身均可达到较好的运动锻炼效果。糖尿病患者在闲暇或精神抑郁的时候,观看一场排球比赛会起到很好的心理调节作用。

羽毛球对糖尿病患者的健康有哪些好处

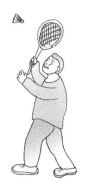

羽毛球是人们喜爱的一项球类运动,它方便灵活,既可竞技又可锻炼,娱乐性、趣味性均强。羽毛球是一项全身运动,它可以锻炼上肢的力量和头脑的敏捷,又可以锻炼下肢的灵活,运动量可随意控制。因此,无论对青少年还是中老年患者,都是很好的运动项目。

乒乓球对糖尿病患者的健康有哪些好处

乒乓球运动场地小，运动量适中，运动的关节和肌肉可达全身。观看球赛时还可使运动眼球的肌肉得到锻炼，左右摆头使头颈关节和颈部肌群得到锻炼。乒乓球不但适合青少年患者运动，对中老年患者也是一种好的运动锻炼方法。

台球对糖尿病患者的健康有什么好处

台球运动量小，无身体接触的对抗，台球讲究的是技巧，打台球时精神要集中，每次操杆都应对进球角度和打击力量严格计算，另外还要合理使用各种击球技法。在击球时要求呼吸平稳，状态稳定。打台球时不仅要头脑冷静，思想清晰，判断准确，更需要心平气和，禁止浮躁。所以，打台球既可强身健体，促进智力发展，又可兼得修身养性之道。